全国高等院校数字化课程规划教材

供高职高专护理、助产等相关专业使用

中医护理

主　编　刘　琳

副主编　潘永昕　韩新荣

编　者　（按姓氏汉语拼音排序）

戴奕爽（重庆医药高等专科学校）

丁　琳（许昌学院）

董建栋（泰山护理职业学院）

韩新荣（内蒙古医科大学）

刘　琳（泰山护理职业学院）

刘爱军（安阳职业技术学院）

潘永昕（包头医学院职业技术学院）

曲　锋（运城护理职业学院）

王　珊（毕节医学高等专科学校）

王彩霞（宁夏医科大学）

王俊磊（山东省泰山医院）

王晓叶（鄂尔多斯应用技术学院）

余小波（南阳医学高等专科学校）

张玉泉（鹤壁职业技术学院）

科学出版社

北　京

内 容 简 介

《中医护理》教材分上下两篇。上篇主要介绍了中医护理的基本理论和基本知识。包括阴阳五行、藏象、病因病机、诊法与辨证、治则与治法、中药基本知识及用药护理、养生与预防、经络与腧穴总论。下篇重点介绍了中医常用护理技术的具体运用。按身体部位设计了头面部、颈肩部、胸部、腹部、背腰部、上肢部及下肢部保健7个项目，每个项目下设保健按摩、保健刮痧、拔罐及艾灸2～3个工作任务。以工作过程为主线，按流程介绍了经络、腧穴、按摩、刮痧、艾灸及拔罐的相关知识和操作方法等并将其贯穿其中，构建了以实际问题为知识载体，以解决问题为教学主线，以强化技能应用为教学重点，基于典型工作任务、工作过程的课程体系。并录制了操作教学视频，以方便学生学习。附录介绍了毫针刺法、熏洗法、热熨法、湿敷法的应用。

本教材主要供高职高专护理、助产等相关专业学生使用。

图书在版编目（CIP）数据

中医护理 / 刘琳主编. —北京：科学出版社，2018.1

全国高等院校数字化课程规划教材

ISBN 978-7-03-055353-9

Ⅰ. 中…　Ⅱ. 刘…　Ⅲ. 中医学–护理学–高等学校–教材　Ⅳ. R248

中国版本图书馆 CIP 数据核字（2017）第 280831 号

责任编辑：刘恩茂　丁海燕 / 责任校对：张凤琴

责任印制：徐晓晨 / 封面设计：张佩战

科学出版社出版

北京东黄城根北街16号

邮政编码：100717

http://www.sciencep.com

北京凌奇印刷有限责任公司印刷

科学出版社发行　各地新华书店经销

*

2018年1月第一版　开本：787×1092　1/16

2020年8月第五次印刷　印张：12

字数：285 000

定价：29.80元

（如有印装质量问题，我社负责调换）

全国高等院校数字化课程规划教材
评审委员会名单

前　言

中医护理是祖国医学的重要组成部分，以其独特的理论和技术为保障我国人民的健康发挥了巨大作用。近年来，从《中医药发展战略规划纲要（2016—2030 年）》到《中华人民共和国中医药法》的颁布和实施，无不体现着中医药在维护大众健康方面的作用和地位越来越受到人们的重视。为贯彻《国家中长期教育改革和发展规划纲要（2010—2020）》《高等职业教育创新发展行动计划（2015—2018）》和《教育信息化十年发展规划（2011—2020）》的精神，执行国家卫生和教育工作方针，编者在各方的支持和帮助下编写了本教材。

本教材在编写理念上突出了职业教育特点，较以往教材更加注重学生职业能力的培养，力求使学生能最大限度地掌握中医护理操作技能。

本教材有三大特点：一是在上篇中医护理基本知识主要章节中穿插了多个案例，旨在培养学生用所学知识分析解决实际问题的能力。二是构建了项目引导、任务驱动、工作过程导向的课程体系。在下篇中医护理技术部分,按身体部位设计了 7 个保健项目，每个项目下设 2～3 个工作任务，以工作过程为主线，整合了经络、腧穴及常用护理技术的理论知识、操作手法等教学内容。教师以真实工作任务为驱动，按工作过程组织教学，实现“教学做”一体化，使学生所学即临床所做，真正让学生掌握并运用中医常用护理技术解决工作中实际问题的能力。三是录制了大量中医护理技术方面的数字化教学资源，在科学出版社打造的“爱一课”数字化互动教学平台上呈现，便于学生直观学习、碎片化学习。

本教材立足于编者们丰富的教学和临床经验，充分吸收了临床一线专家的意见，参考了国内相关教材和资料，同时还得到了相关院校的大力支持，在此一并致谢！

本教材在编写过程中，各位编者认认真真、兢兢业业，进行了多次审改，但因水平所限，书中疏漏之处在所难免，希望各院校师生在使用过程中提出宝贵意见，以便今后修正错误，完善内容，提高质量。

编　者

2017 年 9 月

目　录

CONTENTS

上篇

中医护理基本知识

绪　论

● 案例 1-0-1

《三国志·魏志·华佗传》：府吏倪寻、李延共止，俱头痛身热，所苦正同。佗曰："寻当下之，延当发汗。"或难其异，佗曰："寻外实，延内实，故治之宜殊。"各与药，明旦并起。

问题： 1. 掌握中医护理学的基本特点，分析华佗为何用了极为不同的治疗方法？

2. 熟悉中医发展过程中的重要典籍、重要人物，谈谈你的认识。

中医护理学是研究探讨中医护理理论和技术的一门应用学科，是护理学的重要组成部分。它有着悠久的历史，也是我国非物质文化遗产的重要组成部分，为中华民族的繁衍生息做出了巨大贡献，至今仍然发挥着重要作用。那么，它是怎样发展起来的，又有什么样的特点呢？

一 中医护理学的发展概况

（一）医学理论的发展促进了中医护理学体系的形成和完善

在远古时期，先民在与大自然作斗争的过程中，不断地积累处理伤病的经验，直到春秋战国时期，以至秦汉时期，逐渐完成了中医药的原始经验积累，出现了以《黄帝内经》《难经》《神农本草经》《伤寒杂病论》为代表的中医药奠基之作，标志着中医护理学理论体系的基本形成。

《黄帝内经》包括《素问》和《灵枢》两部分，据考证大概成书于春秋战国时期。书中以黄帝和岐伯等人问答的形式阐述了中医的基本理论观念，包括阴阳五行、藏象、经络、病因、病机、诊法、治法、养生、针刺等内容。书中论述了中医护理的基本原则，包括生活起居、饮食宜忌、情志护理、服药护理等。该书是中国医学史上现存最早的典籍，奠定了中医护理学的理论基础。

《难经》相传系秦越人（扁鹊）所作。该书以一问一答的设问形式写作，探讨了 81 个问题。书中内容涉及脉学、经络、脏腑、疾病、腧穴、针灸等各个方面，尤其对脉学有较详细而精当的论述和创见，其中"独取寸口"的诊脉方法沿用至今。对经络学说及藏象学说中命门、三焦的论述，则在《黄帝内经》的基础上有所阐扬和发展，与《黄帝内经》同为后世指导临床实践的重要理论性著作。

《神农本草经》是我国现存最早的药物学专著，它总结了汉代以前的药物学知识，书中载药 365 种，其中关于麻黄定喘、常山截疟、海藻治瘿、水银疗疥疮等记载，不但疗效确切，也是世界药物史上记载最早的。

东汉末年，杰出的医学家张仲景总结前人经验，撰写了我国第一部临床医学专著《伤寒杂病论》，该书被后世分为《伤寒论》和《金匮要略》两部分。该书以六经辨伤寒，以脏腑论杂病，确立了理、法、方、药在内的中医学辨证论治的临床诊疗模式，使中医护理学的基础理论和临证实践紧密结合起来。该书记载了许多经典名方，为后世遵循。在护理方面，张仲景提出了辨证施护的原则，书中不但有丸、散、膏、丹等服药护理，还有洗浴、熏蒸、滴耳、吹鼻、阴道放药等外用药护理，以及汗、吐、下、和、清、温、消、补八法的护理，如书中所载的桂枝汤服法，方后注明“啜热稀粥一升余，以助药力，温服令一时许。”张仲景首创了药物灌肠法，如用猪胆汁及“蜜煎导方”灌肠的方法。书中还指出五脏病食忌、四时食忌、冷热食忌、妊娠食忌和合食禁忌。《金匮要略》还记载了抢救“上吊”患者的体外胸部按压法，是最早开展复苏护理的典范。

（二）医学名家对中医护理学做出了巨大贡献

医学鼻祖扁鹊曾“望齐侯之色，有起死回生之术”。故被称为“望而知之谓之神”的神医。精于内、外、妇、儿、五官各科，常用针灸、按摩和热熨等方法治疗疾病，为民众解除痛苦。

东汉末年的著名医学家华佗，擅长外科，首创了世界最早的麻醉药“麻沸散”。因其能对患者进行全身麻醉，实行剖腹、扩创等外科手术治疗疾病而闻名于世，故后世尊称他为“外科鼻祖”。此外，他还发明了“五禽戏”，开创了我国体育运动保健的先河。

三国时期的名医董奉，居住庐山脚下，医术高明，医德高尚，治病不收诊金，只求患者病愈后在山上种植一棵杏树，久而久之，杏树成林，他将杏子换成粮食救济穷人，留下了脍炙人口的“杏林”佳话。

唐代孙思邈编撰《备急千金要方》（简称《千金要方》）和《千金翼方》（两书合称《千金方》），《备急千金要方》可称我国第一部医学百科全书。两书详述了唐以前的医学理论、方剂、诊法、治法、食养等，代表了盛唐的医学发展水平。在《备急千金要方》和《千金翼方》中，不但每个病的治法中有灸法和针法部分，还有专篇论述针灸，并且创制了“明堂三人图”，创用阿是穴和指寸定位取穴法。该书还详细论述了中医护理学的有关内容，包括饮食、起居、按摩、口腔卫生、妇科护理、小儿护理等，还特别重视养生护理。“避瘟”篇记载了井水消毒、空气消毒的方药，首载葱管导尿法，对消毒技术、疮疡切开引流术和换药术都有详细记载。孙思邈对医德尤为重视，《备急千金要方》的首篇《大医精诚》对医生的职业道德提出了要求和应要达到的境界，告诫医者对患者不能分贫富贵贱、老幼美丑等，应一视同仁；应怀有慈悲同情之心，全心全意救护患者。孙思邈是古今医德医术堪称一流的名家，世人尊称“药王”。

链接

《备急千金要方·卷二十·膀胱腑》记载：“凡尿不在胞内，为胞屈僻，津液不通，以葱叶除尖头，纳阴茎孔中深三寸，微用口吹之，胞胀，津液大通即愈。”这段文字记载了导尿术的适应证、导尿工具，以及导尿管插入尿道的深度和操作方法，被认为是我国历史上最早的导尿术。

明代著名药物学家李时珍，参考历代有关书籍，进行大量调查研究，并结合自身经验，历时30余年，写成了《本草纲目》。该书分为52卷，载药1892种，绘图1100多幅，收集方剂11 000余首，共计190万字，是16世纪以来中国药物学发展的全面总结。

金元时期的刘完素、张从正、李杲、朱震亨等人，对中医学理论的发展做出了重要贡献，后人尊称为“金元四大家”（表1-0-1）。

表 1-0-1　金元四大家

代表人物	主要观点	治疗特点	派别	代表著作
刘完素	百病多因于火	寒凉清热	寒凉派	《素问玄机原病式》
张从正	邪去正自安	汗吐下攻邪	攻邪派	《儒门事亲》
李杲	内伤脾胃，百病由生	温补脾胃	补土派	《脾胃论》
朱震亨	阳常有余，阴常不足	滋阴降火	滋阴派	《格致余论》

中华人民共和国成立后，国家大力扶持和发展中医护理事业，相继成立了中医院校和各级中医医院，中医护理队伍日益壮大。

当今中医护理学运用整体观念，辨证施护，重视生活起居、饮食及情志护理，应用针灸、推拿、拔罐、刮痧等简便而有效的中医传统疗法在世界上日益发挥着防病治病和养生保健的重要作用。

二　中医护理学的基本特点

中医护理学的基本特点，一是整体观念，二是辨证施护。

（一）整体观念

整体观念，是指人体自身的完整性及人与自然、社会环境的统一性和协调性的思想。

1. 人体是一个有机整体　人体是由脏腑、形体、官窍组成的，而各个脏腑、形体和官窍各有不同的结构和功能，但它们不是孤立的，而是相互关联、相互制约和相互为用的。各个脏腑形体官窍，是人体整体结构的一部分；各个脏腑形体官窍的功能，是整体功能的一部分。

人体以五脏为中心，通过经络系统“内属于腑脏，外络于肢节”的联络作用，构成了心、肝、脾、肺、肾五个生理系统。人体正常的生命活动，一方面要靠各脏腑正常发挥自己的功能，另一方面要靠五个生理系统间的相辅相成的协同作用和相反相成的制约作用，才能维持平衡（表 1-0-2）。

表 1-0-2　人体生理系统简表

系统	五脏	六腑	五体	官窍
心系统	心	小肠	脉	舌
肝系统	肝	胆	筋	目
脾系统	脾	胃	肉	口
肺系统	肺	大肠	皮毛	鼻
肾系统	肾	膀胱	骨	耳及二阴

由于人体是一个内外紧密联系的整体，脏腑之间在生理上协调统一、密切配合，因而在病理上必然会相互影响，内脏有病，可反映于相应的形体官窍，即所谓“有诸内，必形诸外”（《孟子·告子下》）。在分析形体官窍疾病的病理机制时，应处理好局部与整体的辨证关系。一般地说，局部病变大都是整体生理功能失调在局部的反应。如目的病变，既可能是肝之精气的生理功能失调的反应，又可能是五脏精气功能失常的表现。因而对目病之病理机制，不能单从目之局部去分析，而应从五脏的整体联系的改变去认识。

2. 人与自然环境的统一性　人类生活在自然界中，自然界存在着人类赖以生存的必要条件。大自然存在的阳光、空气、水、温度、植物、动物等，构成了人类赖以生存的环境，同时，自然环境的变化又可直接或间接地影响人体的生命活动。

自然环境主要包括自然气候和地理环境。一年四季正常气候变化的规律是春温、夏热、秋凉、冬寒。自然界的生物在这种规律性气候变化的影响下，出现春生、夏长、秋收、冬藏等相应的适应性变化，而人体生理也随季节气候的规律性变化出现相应的适应性调节。地理环境和生活习惯的不同，在一定程度上也影响着人体的生理活动和脏腑功能，进而影响体质的形成。如江南多湿热，人体腠理多稀疏；北方多燥寒，人体腠理多致密。长期居住某地的人，一旦迁居异地，常感到不适应，或生皮疹，或生腹泻，习惯上称为“水土不服”。

人类适应自然环境的能力是有限的，如果气候变化过于剧烈或急骤，超越了人体的适应能力，或机体的调节功能失常，不能对自然环境的变化做出适应性调节时，就会导致疾病的发生，或使原有疾病加重。

3. 人与社会环境的统一性　人体的生命活动，不仅受到自然环境变化的影响，还受到社会环境变化的制约。社会环境的不同，造就了个人的身心功能与体质的差异。这是因为社会的变迁，会给人们的生活条件、生产方式、思想意识和精神状态带来相应的变化，从而影响人的身心功能的改变。一般说来，良好的社会环境，融洽的人际关系，可使人精神振奋，勇于进取，有利于身心健康；而不良的社会环境，可使人精神压抑，或紧张、恐惧，从而影响身心功能，危害健康。如家庭纠纷、邻里不和、亲人亡故、同事之间或上下级之间的关系紧张等，可破坏人体原有生理和心理的协调和稳定，不仅易引发某些身心疾病，而且常使某些原发疾病如冠心病、高血压等病情加重或恶化，甚至死亡。

（二）辨证施护

辨证施护是中医认识疾病、护理疾病的根本法则。

“证”即证候，是机体在疾病发展过程中某一阶段的病理概括。如风寒感冒、肝火上炎、气血不足、气滞血瘀等，都属证候的范畴。“症”是症状和体征，是疾病的临床表现，既包括患者主观的异常感觉和行为表现，如头痛、肢体麻木、呕吐等症状，又包括医生检查患者时发现的异常征象，如面色苍白、舌质紫黯等体征。“病”即疾病，是指有病因、病机、发病形式、发展变化及转归预后的一定规律的病理全过程。如感冒、痢疾、中风，皆属疾病的范畴。

辨证，是指将四诊（望、闻、问、切）所收集的有关疾病的所有资料，包括症状和体征，运用中医学理论进行分析、综合，辨清疾病的原因、性质、部位及发展趋向，然后概括、判断为某种性质的证候的过程。依据辨析的结果对疾病进行护理的过程，称为施护。辨证与施护是护理疾病过程中相互衔接、不可分割的两个方面：辨证是认识疾病，确立证候；施护是依据辨证的结果，实施护理。辨证是施护的前提和依据，施护是辨证的延续，也是对辨证正确与否的检验。

中医辨证施护有同病异护、异病同护。同病异护，是指同一种病，由于发病的时间、地域不同，或所处的疾病的阶段或类型不同，或患者的体质不同，故反映出的证候不同，因而护理方法也不同。如感冒病可因其病因病机和患者体质的不同而出现风寒感冒、风热感冒等不同的证候，对于风寒感冒来说，患者恶寒无汗，护理要以散寒保暖为主；而风热感冒者，患者大多热势较高，护理要以散热降温为主。

异病同护，是指不同的疾病，在其发展变化过程中出现了基本相同的病机及证候，故可用相同的原则和方法护理。如胃下垂、肾下垂、子宫脱垂、脱肛等不同的病变，因都属于“中气下陷”证，故皆可用补益中气的施护方法。

目标检测

一、选择题

A$_1$型题

1. 我国现存医学文献中最早的一部典籍是（　　）
   A.《伤寒杂病论》 B.《黄帝内经》
   C.《难经》 D.《神农本草经》
   E.《本草纲目》
2. 我国医学史上，开创临床辨证施护先河的著作是（　　）
   A.《黄帝内经》 B.《难经》
   C.《神农本草经》 D.《伤寒杂病论》
   E.《备急千金要方》
3. 我国第一部药物学专著是（　　）
   A.《本草纲目》 B.《新修本草》
   C.《黄帝内经》 D.《备急千金要方》
   E.《神农本草经》
4. 属“金元四大家”中的“寒凉派”医家是（　　）
   A. 刘完素 B. 张从正
   C. 李杲 D. 朱震亨
   E. 李中梓
5. 中医学认为构成人体有机整体的中心是（　　）
   A. 命门 B. 脑 C. 五脏
   D. 六腑 E. 经络
6. 中医诊治疾病，在辨病辨证和对症治疗中，主要着眼于（　　）
   A. 病 B. 症 C. 体征
   D. 证 E.病因
7. 下列不属于“症”的是（　　）
   A. 头痛 B. 发热 C.感冒
   D. 出血 E. 呕吐

二、名词解释

1. 证　2. 整体观念　3. 辨证施护

三、简述题

如何理解人是一个有机的整体。

（余小波）

第1章 阴阳五行

阴阳五行学说，是古人用以认识自然和解释自然现象发生、发展和变化规律的世界观和方法论，是我国古代朴素的唯物论和辩证法，属于中国古典哲学范畴。我国古代医家通过长期医疗实践将其引入到医学领域，用以说明人体的生命活动规律、生理和病理变化、临床诊断和治疗，贯穿中医理论的各个方面，是中医理论体系形成和发展过程中最具有影响和指导意义的哲学思想。那么，这两种学说的基本内容是什么？在中医学中如何运用呢？

第1节 阴阳学说

案例 1-1-1

患者，女性，12 岁。5 天前咳嗽，痰液稀白，不发热。由于没有及时治疗，自昨日起出现烦热口渴，咳嗽加重，咳痰黄稠而黏，舌质红，苔黄腻，脉滑数。

问题：1. 掌握划分阴阳属性的标准，判断此证属于阴证还是阳证？

2. 掌握阴阳学说的基本内容，对此证的阴阳关系进行描述。

3. 掌握阴阳学说在中医学中的应用，确定此证的护治原则。

阴阳学说是揭示宇宙间万事万物之间的关系，研究事物发生、发展和变化内在规律的一种古代哲学理论。天、地、人、万物都是因阴阳而变化的，天地之气的交汇、气候的轮转、人体的生长都蕴含着阴阳变化的道理。故《素问·阴阳应象大论》说：“阴阳者，天地之道也，万物之纲纪，变化之父母，生杀之本始，神明之府也，治病必求于本。”疾病作为事物运动变化的现象之一，也遵循阴阳变化的法则，故在认识人体、诊治疾病时，必须寻求阴阳变化之道理。

一 阴阳的基本概念

阴阳，是对自然界相互关联的事物或现象对立双方属性的抽象概括。阴和阳既可代表两个相互对立的事物如日和月，又可用以分析一个事物内部所存在着的相互对立的两个方面，如明和暗。阴阳的最初含义极为朴素，就是指日光的向背，即向日者为阳，背日者为阴。随着人类对客观事物认识的逐渐深入，人们将阴阳的含义渐次引申，用以阐释自然界所有对立统一的事物或现象，如气候、方位、季节、运动等。一般来说，凡是向上的、向外的、温热的、明亮的、运动的、兴奋的、无形的都属于阳；凡是向下的、向内的、寒冷的、晦暗的、静止的、抑制的、有形的都属于阴。引入医学领域，凡是具有推动、温热、兴奋等作用的属阳；凡是具有凝聚、滋润、抑制等作用的属阴。以气候而言，温热为阳，寒冷为阴。以人体而言，肌表属阳，脏腑属阴；气属阳，血属阴。

阴阳有无限的可分性，阴阳双方的任何一方又可再分阴阳。例如，就昼与夜而言，昼为阳，夜为阴，但昼与夜之中还可再分阴阳。上午与下午相对而言，则上午为阳中之阳，下午为阳中之阴；前半夜与后半夜相对而言，则前半夜为阴中之阴，后半夜为阴中之阳。故事物和现象阴阳属性的划分不是绝对的，而是相对的。

二 阴阳学说的基本内容

（一）阴阳对立制约

阴阳的对立制约，是指属性相反的阴阳双方在一个统一体中相互排斥、相互制约和相互斗争的关系。一方面是说事物阴阳属性的对立性，如天与地、上与下、寒与热、虚与实等。另一方面则是指在阴阳属性对立的基础上，彼此之间相互制约。如寒能制热，热亦能制寒；水能灭火，火亦能煮水。任何事物的双方都是在对立和斗争中推动事物不断发展，而相互制约则是防止了对方过于亢盛，从而保持了事物的相对稳定。阴阳双方在对立斗争中相互制约，使事物达到动态平衡。

（二）阴阳互根互用

阴阳互根是指相互对立的事物之间相互依存、互为根本的关系，任何一方都不能脱离另一方而单独存在。阴阳双方均以对方的存在为自身存在的前提和条件。故曰："阳气根于阴，阴气根于阳，无阳则阴无以生，无阴则阳无以化。"（《素问·生气通天论》）。阴阳互根深刻地揭示了阴阳两个方面的不可分离性。如上属阳，下属阴，没有上之属阳，也就无所谓下之属阴；没有下之属阴，也就无所谓上之属阳。热属阳，寒属阴，没有热之属阳，也就无所谓寒之属阴；没有寒之属阴，也就没有热之属阳。

阴阳互用是指阴阳之间还存在相互滋生、促进和助长的关系。如《素问·阴阳应象大论》中说："阴在内，阳之守也；阳在外，阴之使也。"指出阳以阴为物质基础，阴以阳为功能表现，阴阳相互为用，不可分离。

（三）阴阳消长平衡

阴阳消长，是阴阳对立双方的增减、盛衰、进退的运动变化。阴阳对立双方不是处于静止不变的状态，而是始终处于"阴长阳消"或"阳长阴消"运动变化之中，并在彼此消长的运动过程中保持着动态平衡。而导致阴阳出现消长变化的根本原因在于阴阳之间存在着的对立制约的关系。以一年四季的气候变化而言，从夏至及秋冬，气候由炎热逐渐转凉变寒，这是"阴长阳消"的过程；由冬至春夏，气候从寒冷逐渐转暖变热，这是"阳长阴消"的过程。但从一年的总体情况来看，阴阳还是处于相对的平衡状态（图 1-1-1）。

阴阳消长多指的是数量和程度上的变化，属于量变过程，但这一消长运动是在一定范围、限度内进行，如果超出了正常限度，便将出现阴阳某一方面的偏盛或偏衰，就意味着阴阳平衡被破坏，在自然界则形成灾害，在人体则出现疾病。

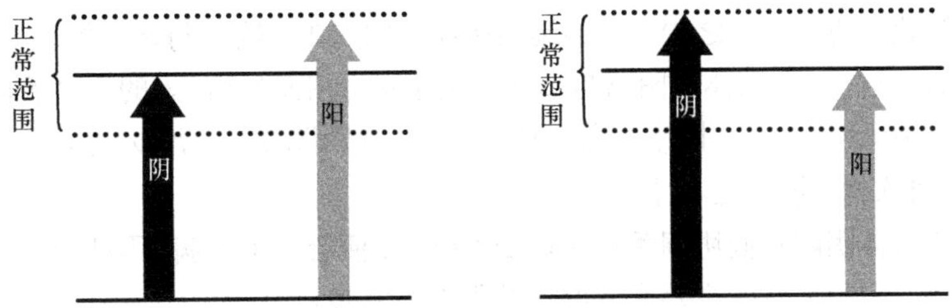

图 1-1-1 阴阳平衡

（四）阴阳相互转化

转化即转换、变化。阴阳转化，是指阴阳对立的双方，经过斗争，在一定条件下可以向与自己相反的一面进行转化，阴可以转化为阳，阳可以转化为阴。如果说“阴阳消长”是一个量变的过程，那么“阴阳转化”便是一个质变的过程。

阴阳转化是事物运动变化的基本规律。在阴阳消长过程中，事物由“化”至“极”，即发展到一定程度，超越了阴阳正常消长的阈值，事物必然向着相反的方面转化。阴阳的转化，必须具备一定的条件，这种条件中医学称之为“重”或“极”。故曰：“重阴必阳，重阳必阴”“寒极生热，热极生寒”（《素问·阴阳应象大论》）。阴阳之理，极则生变。

阴阳的消长（量变）和转化（质变）是事物发展变化全过程密不可分的两个阶段，阴阳消长是阴阳转化的前提，而阴阳转化则是阴阳消长的必然结果。还是以季节气候变化为例，当寒冷的冬季结束转而进入温暖的春季，便是由阴转化为阳；当炎热的夏季结束转而进入凉爽的秋季，则是由阳转化为阴。

总之，阴阳的对立制约、互根互用、消长平衡、相互转化，不是孤立的，而是互相联系、互相影响、互为因果的。

三 阴阳学说在中医学中的应用

阴阳学说贯穿于中医理论体系的各个方面，用来说明人体的组织结构、生理功能、病理变化，并指导临床诊断和治疗。

（一）说明人体的组织结构

阴阳学说在阐释人体的组织结构时，认为人体是一个有机整体，人体内部充满着阴阳对立统一现象。人的一切组织结构，既存在于同一整体内部相互密切联系，又可以划分为相互对立的不同部分，所以说：“人生有形，不离阴阳”（《素问·宝命全形论》）。例如：就人体部位来说，上半身属阳，下半身属阴；体表属阳，体内属阴；背部属阳，腹部属阴；四肢外侧为阳，四肢内侧为阴。

按脏腑功能特点分，五脏为阴，六腑为阳。五脏之中，心肺为阳，肝脾肾为阴；心肺之中，心为阳，肺为阴；肝脾肾之间，肝为阳，脾肾为阴。而且每一脏之中又有阴阳之分，如心有心阴、心阳，肾有肾阴、肾阳，肝有肝阴、肝阳等。

（二）说明人体的生理功能

中医学认为人体正常的生理活动，是机体阴阳双方保持着对立统一协调平衡的结果。人体的生理活动可概括为阴精（物质）与阳气（功能）的运动变化。阴精是阳气的物质基础，没有阴精则无以化生阳气，即没有物质基础，就不可能产生能量；阳气是阴精的能量表现，没有阳气则无以化生阴精，即没有功能活动，就不能产生营养物质。只有阴精与阳气处于相互对立、互根、消长与转化的协调统一之中，才能维系机体内阴与阳、物质与能量的动态平衡，人体的生理活动才能有序进行。若人体内阴精与阳气不能相互为用而分离，人的生命活动也就终止了。故《素问·生气通天论》说："阴平阳秘，精神乃治；阴阳离决，精气乃绝。"

（三）说明人体的病理变化

中医学认为机体阴阳平衡协调关系一旦受到破坏，便会产生疾病。因此，疾病的发生是"阴阳失调"的结果。阴阳失调的主要表现形式是阴阳的偏盛和偏衰。

疾病的发生和发展关系到正气和邪气两方面因素。正气是指人体的机能活动及其抗病能力；邪气泛指各种致病因素。正气有阴精和阳气之分，邪气有阴邪（如寒邪）和阳邪（如热邪）之别。阴邪与阳邪侵犯机体导致的是阴阳的偏盛，阴精和阳气不足导致的是阴阳的偏衰（图1-1-2）。

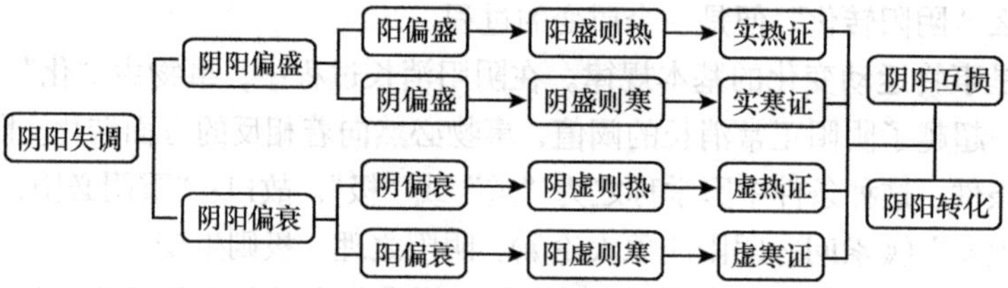

图1-1-2　阴阳失调

（四）用于指导疾病的诊断

中医诊断疾病的过程，包括诊察疾病和辨别证候两个方面。"察色按脉，先别阴阳"（《素问·阴阳应象大论》）。如望诊中，躁动不安的属阳证，蜷卧安静的属阴证。闻诊中，语声高亢洪亮、呼吸声高气粗者多属阳证；语声低微无力、呼吸声低气怯者多属阴证。

阴阳是辨别证候的总纲。在临床辨证时只有先分清疾病性质、邪正盛衰的属阴属阳，才能正确把握疾病的本质，从而为正确治疗和护理奠定基础。

（五）用于指导疾病的防治

1. 指导养生防病　中医学十分重视对疾病的预防，主张顺应自然，要遵循自然界阴阳的变化规律来调整机体的阴阳，使人体的阴阳与四时的阴阳相适应，从而保持人与自然界的协调统一，达到增进健康、预防疾病的目的。

2. 用于疾病的治疗　由于疾病的基本病机是阴阳失调，因此，调整阴阳、损其有余、补其不足、恢复阴阳的相对平衡，是疾病治疗和护理的基本原则。

阴阳偏盛是阴邪或阳邪的过盛有余，形成的是实证，所以治护原则应是"损其有余"，即"实则泻之"。阴阳偏衰是机体内阴液或阳气的虚损不足，形成的是虚证，所以治护原则应是"补其不足"，即"虚则补之"。

第2节　五行学说

案例1-1-2

患者，男性，40岁。平时急躁易怒，前段时间出现食欲下降、腹胀、腹泻现象，近几天又出现胸闷、咳嗽症状。

问题：1. 掌握五行学说的基本内容，说明此患者出现这两种现象的五行关系。

2. 掌握五行学说在中医学中的应用，说明五脏之间的五行关系及病变情况下的相互影响。
3. 根据五行学说的基本内容，判断此时医生应如何处理？

五行学说是研究木、火、土、金、水五种物质的概念、特性、生克乘侮规律并用以阐释宇宙万物发生、发展、变化及相互关系的一种古代哲学思想。属于中国古代唯物论和辩证法的范畴。

自然界各种事物和现象的发展变化，都是这五种物质不断运动和相互作用的结果。自然界的一切事物和现象都可按照木、火、土、金、水的性质和特点归纳为五个系统。五个系统乃至每个系统之中的事物和现象都存在一定的内在关系，从而形成了一种复杂的网络状态。五行学说和阴阳学说都是中医学理论体系的重要组成部分。

一 五行的概念、特性及归类

（一）五行的概念

“五”，是指木、火、土、金、水五种基本物质；“行”，即运动变化。五行，即木、火、土、金、水五种物质及其运动变化。

五行学说中的“五行”，不再指木、火、土、金、水五种物质本身，它已从这五种物质中抽象出来，上升为哲学概念，古人用抽象的五行特性来归纳自然界各种事物和现象，并说明他们之间的相互关系。

（二）五行的特性

五行的特性是古人在对木、火、土、金、水五种物质朴素认识的基础上，进行抽象引申而逐渐形成的基本概念。

1. 木的特性　“木曰曲直”。“曲直”是指树木的枝条能屈能伸，向上、向外舒展的特性，引申为凡具有生长、升发、条达、舒畅等性质或作用的事物和现象均归属于木。

2. 火的特性　“火曰炎上”。“炎上”是指火具有温热、向上的特性，引申为凡具有温热、升腾、光明等性质或作用的事物和现象，均归属于火。

3. 土的特性　“土爰稼穑”。稼，指种植谷物；穑，指收获谷物。土具有播种和收获庄稼的特性，引申为凡具有生化、承载、受纳等性质或作用的事物和现象均归属于土。

4. 金的特性　“金曰从革”。“从革”即顺从、变革之意。金，因其质地坚硬可做成兵器用于杀戮，引申为凡具有收敛、肃杀、沉降等性质或作用的事物和现象均归属于金。

5. 水的特性　“水曰润下”。“润下”是指水具有滋润、向下的特性。引申为凡具有滋润、向下、闭藏等性质或作用的事物和现象均归属于水。

（三）事物属性的五行归类

古人根据五行的特性，运用取象比类法和推演络绎法，将自然界各种事物和现象，以及人体脏腑组织、生理、病理现象分别归属于木、火、土、金、水五行之中，借以阐述人体脏腑组织之间的复杂联系及其与外界环境之间的相互关系，从而形成了联系人体内外环境的五行结构系统，用以说明人体及人与自然环境的统一性（表 1-1-1）。

表 1-1-1 事物属性的五行归类表

自然界						五行	人体						
五味	五色	五化	五气	五方	五季		五脏	五腑	五体	五志	五液	五官	五华
酸	青	生	风	东	春	木	肝	胆	筋	怒	泪	目	爪甲
苦	赤	长	暑	南	夏	火	心	小肠	脉	喜	汗	舌	面
甘	黄	化	湿	中	长夏	土	脾	胃	肉	思	涎	口	唇
辛	白	收	燥	西	秋	金	肺	大肠	皮	悲	涕	鼻	毛
咸	黑	藏	寒	北	冬	水	肾	膀胱	骨	恐	唾	耳	发

1. 取象比类法　是根据两个或两类事物在某些属性或关系上的相似或相同而推出它们在其他方面也可能相同或相似的一种逻辑方法。如方位配五行，旭日东升，与木之升发特性相类，故东方归属于木；南方炎热，与火之炎上特性相类，故南方归属于火。又如五脏配五行，脾主运化而类于土之化物，故脾归属于土；肺主肃降而类于金之肃杀，故肺归属于金等。

2. 推演络绎法　是根据已知的某些事物的属性，推衍至其他相关事物，以得知这些事物属性的推理方法。以木行推衍为例，已知肝属于木，而肝合胆，主筋，开窍于目，故胆、筋、目皆属于木。其他四行均类此。

二　五行学说的基本内容

五行学说并不是静止的，而是以五行之间的相生和相克关系来探索阐释事物之间的相互滋生和相互制约的关系，在人体中属于生理现象；以五行之间的相乘和相侮来阐释事物之间协调平衡被破坏后的相互影响，在人体中属于病理现象。

（一）五行的相生相克

1. 相生　生，即资生、助长、促进之意。五行相生是指五行之间存在相互资生和促进的关系。五行相生的顺序：木生火，火生土，土生金，金生水，水生木。

在相生关系中，任何一行都存在“生我”“我生”两方面的关系，构成“母子”关系。“生我”者为母，“我生”者为子。以木为例，水生木，故水为木之母；木生火，则火为木之子。

2. 相克　克，即制约、克制、抑制之意，五行相克是指五行之间存在相互制约的关系。五行相克的顺序：木克土，土克水，水克火，火克金，金克木。

在相克关系中，任何一行都存在“我克”“克我”两方面关系，构成“所胜”和“所不胜”关系。“我克”者为所胜，“克我”者为所不胜。以木为例，木克土，故土为木之所胜；金克木，则金为木之所不胜。

没有生就没有事物的发生与成长；没有克，就不能维持事物间的平衡协调关系。五行之间既相互资生，又相互制约，维持着事物在平衡协调的状态下发展变化，称为五行制化（图 1-1-3）。

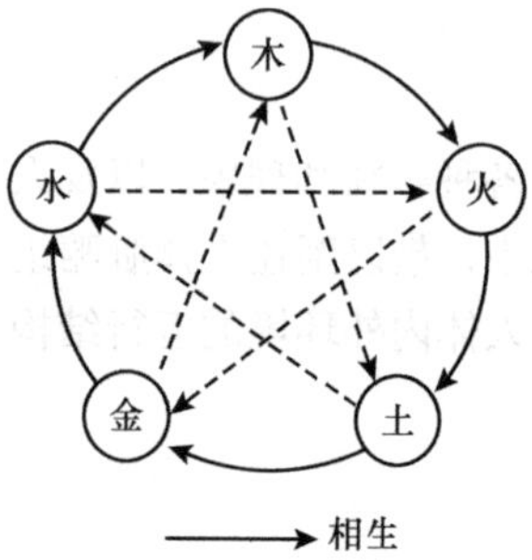

图 1-1-3　五行生克

（二）五行的相乘相侮

1. 相乘　乘，即以强凌弱之意。五行相乘是指五行中的一行对其所胜一行的过度制约或克制。五行相乘的次序与相克的次序相同，即木乘土，土乘水，水乘火，火乘金，金乘木。因相乘属过度相克，会使事物之间的协调平衡遭到破坏。

导致五行相乘的原因有二：一是五行中的某一行过于亢盛，对其“所胜”一行克制太过，使其虚弱，如木过度亢盛会对土过度克制，造成土的虚弱，即为“木旺乘土”；二是五行中的一行过于虚弱，难以抵御其“所不胜”一行正常的克制而更加虚弱，如土自身不足，木虽然处于正常的水平，但仍可出现木对土的克制力量相对太过使土更加虚弱，即为“土虚木乘”。

2. 相侮　侮，即欺侮之意。五行相侮是指五行中的一行对其所不胜一行的反向制约。又称反克、反侮。五行相侮的次序与相克的次序相反，即木侮金、金侮火、火侮水、水侮土、土侮木。

导致五行相侮的原因有二：一是五行中的某一行过于强盛，使其“所不胜”一行不仅不能克制它反而受到它的反向克制。如木过度亢盛，不仅不受金的制约，反而对金进行反克，即为“木侮（反克）金”。二是五行中的某一行过于虚弱，不仅不能制约其“所胜”一行，反而受其“所胜”一行的反向克制。如金过度虚弱时，不仅不能去克制木，反而受到木的反克。

总之，五行的相乘和相侮都是异常的相克现象，既可单独出现，又可同时发生，即在发生相乘时，也同时发生相侮（图 1-1-4）。

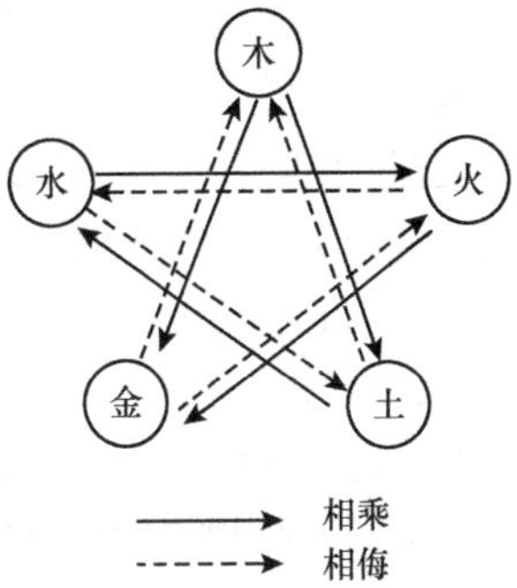

图 1-1-4　五行乘侮

三 五行学说在中医学中的应用

中医学主要以五行的特性来分析归纳人体脏腑组织的生理功能，以五行的生克乘侮来分析研究脏腑组织之间的相互关系、病理影响，并指导临床诊断及疾病治疗。

（一）说明五脏的生理功能及相互关系

1. 说明五脏的生理功能　五行学说将人体的五脏分别归属于五行并以五行的特性来说明五脏的生理功能。木有生长、升发、枝叶条达的特性，肝喜条达而恶抑郁，有疏泄的功能，故肝属木。火有温热的特性，心阳有温煦之功，故心属火。土有生化万物的特性，脾可运化水谷，化生营养物质以养脏腑形体，故脾属土。金有清肃、收敛的特性，肺气以肃降为顺，故肺属金。水有滋润、下行、闭藏的特性，肾主藏精，主水，故肾属水。

2. 说明五脏间的相互关系

（1）以五行的相生说明五脏之间相互滋生的关系。肝藏血以济心血；心火温热脾阳，以助脾之运化；脾化生水谷精微以养肺；肺清肃下行，通调水道，以助肾水；肾藏精以滋养肝血。

（2）以五行的相克说明五脏之间相互制约的关系。肝疏泄条达，可防脾气壅滞；脾运化水湿，可防肾水泛滥；肾水上济于心，可防心火过亢；心火的阳热向上，可防肺气清肃下降太过；肺之清肃下降，可抑制肝阳上亢。

（二）说明五脏病变的相互影响

中医学运用五行生克乘侮理论来说明人体五脏病变的相互影响，相互传变。

1. 相生关系的传变　相生关系的传变包括“母病及子”及“子病及母”两个方面。母病及子，是指疾病的传变由母脏传及子脏。如因肾水不足，不能滋养肝木，而致肝阳上亢证，即属母病及子的传变。子病及母是指疾病的传变由子脏传及母脏。如心血不足累及肝血亦亏虚而致的心肝血虚证，即为子病及母。

2. 相克关系的传变　相克关系的传变包括“相乘”和“相侮”两个方面。如肝气郁结，影响脾胃的运化功能，而出现脘腹胀痛、呕吐、腹泻等症状，即为肝郁犯脾的木乘土现象。肝火亢盛而犯肺，造成肺失肃降出现急躁易怒、面红目赤、咳嗽、胸痛等症状，即为肝火犯肺的木侮金现象。

（三）指导疾病的诊断与治疗

由于五脏、五色、五味、五脉等都归属于五行，因此，临床上可综合望、闻、问、切四诊所得的资料，根据五行的归属及其生克乘侮的规律，来推断病情，如面见青色，喜食酸味，脉见弦象，可判断为肝病；脾虚的患者，若面见青色，可诊断为肝乘脾土。

五行学说在治疗上的应用，主要是用来指导控制疾病的传变和确定治疗原则。根据五行生克乘侮的理论，五脏中一脏有病，可以波及他脏，因此，除了对本脏进行治疗外，还应根据传变规律，调整其他脏腑。如肝气亢盛，为防止木旺乘土，治疗时在疏肝理气的基础上先健脾胃。所以《难经·七十七难》说："见肝之病，则知肝当传之与脾，故先实其脾气。"

根据五行相生的规律确定的治疗疾病的原则主要是"补母"和"泻子"。如肺气不足时，除用补肺气的药物外，还可用补益脾气的药物，此为"虚则补其母"；肝火炽盛时，除清泻肝火外，还可加泻心火的药物，此乃"实则泻其子"。

根据五行相克的规律确定的治疗疾病的原则主要是抑强和扶弱。肝气亢盛乘脾犯胃，属"木亢乘土"，治疗应以疏肝泻肝为主，此乃抑强；脾胃虚弱，肝气会乘虚过度制约脾土，属"土虚木乘"，治疗应以健脾益气为主，此乃扶弱。

目标检测

一、选择题

A_1型题

1. 阴阳最初的含义是指（ ）
   A. 对立统一　B. 水火
   C. 动静　D. 一分为二
   E. 日光的向背
2. "无阴则阳无以化，无阳则阴无以生"说明了阴阳的（ ）
   A. 对立制约　B. 互根互用
   C. 消长平衡　D. 相互转化
   E. 相互交感
3. 前半夜为（ ）
   A. 阳中之阴　B. 阴中之阳
   C. 阳中之阳　D. 阴中之阴
   E. 以上都不是
4. 四季的更替变化属于（ ）
   A. 阴阳消长　B. 阴阳对立
   C. 阴阳制约　D. 阴阳互根
   E. 阴阳转化
5. 在五行相生的理论中属于脾的"子"脏的是（ ）
   A. 心　B. 肺　C. 肝
   D. 肠　E. 肾
6. "见肝之病，知肝传脾"是指（ ）
   A. 木克土　B. 木疏土
   C. 木乘土　D. 木侮土
   E. 火侮金
7. 五行相克规律的正确描述是（ ）
   A. 木→火→土→金→水→木
   B. 木→土→水→火→金→木
   C. 木→水→火→土→金→木
   D. 水→火→土→金→木→水
   E. 土→木→金→水→火→木
8. 下列属于"虚则补其母"治法的是（ ）
   A. 培土治水　B. 佐金平木
   C. 滋水涵木　D. 抑土扶木
   E. 泻火补水

A_3/A_4型题

赵某，女性，6岁。3天前开始咳嗽、咽痛，继之高热。父母给其灌服感冒药效果不明显。昨天到医院经检查诊断为"支气管肺炎"，收住院治疗。患儿面红，烦躁不安，咳喘气粗，咳痰黏稠，体温40℃且持续不退。

9. 根据患儿的临床表现，正确的诊断是（　　）

A. 阳偏盛　　B. 阴偏盛
C. 阳偏虚　　D. 阳偏虚
E. 阴阳偏盛

10. 今晨5时患儿出现大汗淋漓，继之面色苍白，四肢发凉，体温骤降至35.9℃。此时的变化为（　　）

A. 阴阳相互依存　　B. 阳消阴长
C. 阴消阳长　　D. 阳转化为阴
E. 阴转化为阳

李某，女，20岁。为追求身材苗条，半年多来几乎不吃主食，饮食以蔬菜水果为主，也不吃饱。两个月前出现了厌食，吃东西稍微不慎即腹泻，身体也明显消瘦，近段时间又感到呼吸气短，咳喘无力。

11. 根据五行理论，可诊断为（　　）

A. 母子相生　　B. 母病及子
C. 子病及母　　D. 相侮
E. 相乘

12. 应采取何种治疗措施（　　）

A. 虚则补其母　　B. 实则泻其子
C. 补母泻子　　D. 补子泻母
E. 抑强扶弱

二、名词解释

1. 阴阳　2. 五行

三、简答题

1. 怎样确定事物或现象的阴阳属性？
2. 简述阴阳学说的基本内容。
3. 如何用阴阳学说说明人体的病理变化？
4. 简述五行学说的基本内容。
5. 用五行学说说明五脏病变的相互影响。

（潘永昕）

第2章 藏　　象

“藏象”二字，首见于《素问·六节藏象论》。“藏”指藏于体内的内脏，“象”指表现于外的生理、病理现象。藏象学说是研究人体各个脏腑的生理功能、病理变化及其相互关系的学说。

脏腑是人体内脏的总称。根据形态结构和生理功能特点，脏腑分为五脏、六腑和奇恒之腑三类。

五脏，即心、肝、脾、肺、肾。其共同特点是：形态上为实质性器官；功能上能生化和贮藏人体生命活动所必需的各种精微物质，如精、气、血、津液等。六腑，即胆、胃、小肠、大肠、膀胱、三焦。其共同特点是：形态上为中空性器官；功能上传导和运化饮食物，对饮食物起消化、吸收、输送和排泄的作用。奇恒之腑，即脑、髓、骨、脉、胆、女子胞。奇者异也，恒者常也。奇恒之府，形多中空，与腑相近，内藏精气，又类于脏，似脏非脏，似腑非腑，故称之为“奇恒之府”。

人体是一个有机的整体，五脏六腑和奇恒之腑之间密切联系，它们不仅在生理功能上相互制约，相互为用，而且以经络为联系通道，在气血津液环周于全身的情况下，形成一个非常协调和统一的整体。

第1节 脏　　腑

●案例 1-2-1

徐某，男性，50岁。腹泻、消瘦6个月，心慌气短1个月。患者10个月前因“胃溃疡病”行“胃大部切除术”。术后身体日益虚弱，口淡乏味，食后脘腹部胀满。6个月前出现大便溏薄，一日3～4次，体重渐减，伴四肢疲倦乏力，清晨牙龈经常出血。1个月前感到心慌气短，失眠多梦，头晕眼花，活动后尤甚。查体：周身轻度浮肿，以下肢为甚，面色萎黄，口唇淡白，舌淡，脉细弱。

问题： 1. 掌握脏腑的生理功能和病理表现，判断该患者病变的脏腑。

2. 运用藏象学说理论，分析症状的发生机制。

一 五脏

（一）心

心位于胸腔，有心包卫护于外。心为神之居，血之主，脉之宗，起着主宰生命活动的作用，故《素问·灵兰秘典论》称之为“君主之官”“生之本”。心的主要功能是：主血脉和藏神。心在体合脉，其华在面，在窍为舌，在志为喜，在液为汗。

1. 主血脉　全身的血液都在脉中运行，依赖于心脏的搏动而输送到全身，发挥其濡养的作用。包括主血和主脉两个方面。

（1）主血：一方面是指心脏不停地搏动，推动血液在全身脉管中循环无端，周流不息，成为血液循环的动力。二是指心有生血作用，使血液不断地得到补充。饮食水谷经过脾胃化生为水谷精微，上输心肺，在肺部吐故纳新之后，贯注心脉变化而赤成为血液。

（2）主脉：脉，即脉管，为血之府，是血液运行的通道。心主脉是指心脏通过心脏搏动调控脉管的舒缩，使脉道通利，血流通畅。心脏和脉管相连，形成一个密闭的系统。心脏有规律地跳动，与心脏相通的脉管亦随之产生有规律的搏动，称之为“脉搏”。中医通过触摸脉搏的跳动，来了解全身气血的盛衰，作为诊断疾病的依据之一，称之为“脉诊”。在正常生理情况下，心脏的功能正常，气血运行通畅，全身的功能正常，则脉搏节律调匀，和缓有力。否则，脉搏便会出现异常改变。

由此可见，心脏、脉和血液所构成的这个相对独立系统的生理功能，都属于心所主，都有赖于心脏的正常搏动。

2. 藏神　又称主神志，是指心有主司精神、意识、思维和情志等心理活动的功能。

神有广义和狭义之分。广义之神，是指整个人体生命活动的外在表现。狭义之神，即人的精神、意识、思维活动。心所藏之神，既包括广义之神，也包括狭义之神，但主要是狭义之神。人体各脏腑、经络、形体、官窍的生理活动必须在心神的主宰和调节下，分工合作并协调统一，才能共同完成人体正常的生命活动；人的精神、意识、思维活动也是在心神的主导下，由五脏共同完成的。

神在人体生命活动中具有极其重要的作用。心主神志的生理功能正常，则精神振奋，神志清晰，思维敏捷，对外界信息的反应灵敏和正常。如果心主神志的生理功能异常，不仅可以出现精神意识思维活动的异常，如失眠、多梦、神志不宁，甚至谵狂，或反应迟纯、精神萎靡，甚则昏迷、不省人事等，还可以影响其他脏腑的功能活动，甚至危及生命。

3. 与形、窍、志、液的关系

（1）在体合脉，其华在面：心在体合脉，是指全身的脉管都由心所主。其华在面，是指心脏的功能正常与否，常可从面部的色泽反映出来。由于人体面部血脉极为丰富，全身气血皆可上注于面，所以面部的色泽能反映出心脏精气的盛衰和生理机能正常与否。心气旺盛，血脉充盈，则面部红润有泽。心气不足，则见面白无泽；心脉瘀阻，则见面色青紫；心火上炎，则见面色红赤。

（2）开窍于舌：心开窍于舌，是指心脏的功能正常与否常可从舌的色泽形态变化反映出来。心的功能正常，则舌体红活荣润，柔软灵活，味觉灵敏，语言流利。若心有病变，也可以从舌上反映出来。如：心火上炎，则舌尖红赤；心脉瘀阻，则舌质紫暗，或有瘀点瘀斑；如心主神志的功能异常，则可现舌强、语謇或失语等。

（3）在志为喜：喜是一种情志活动，一般来说，喜对于人体是属于良性刺激，有益于心主血脉和藏神的生理功能。但是，喜乐过度，则又可使心神受伤。

（4）在液为汗：心在液为汗，是指汗液的生成、排泄与心的关系非常密切。由于心主血脉，血液中的水液渗出脉外则为津液，津液是汗液化生的源泉。心血充盈，津液充足，汗化有源，一方面起到润泽肌肤作用，另一方面也可排出体内部分废水。因为汗为津液所化，血与津液又同出一源，因此有“汗血同源”之说。血又为心所主，汗为血之液，气化而为汗，故有“汗为心之液”之称。

● 案例 1-2-2

患者，女性，42 岁，教师。近 4 年来经常失眠，入睡困难，有时彻夜不眠，时有心悸，每日头目昏沉，记忆力明显下降。查体：面色苍白，精神疲惫，舌淡白，脉细弱。

问题：判断病变部位在哪脏？并分析症状的产生机制。

附：心包

心包，是心脏外面的包膜，为心脏的外围组织，有保护心脏、代心受邪的作用。所以，外邪侵袭于心时，首先侵犯心包。

（二）肺

肺居胸腔，左右各一，在膈膜之上，是五脏六腑中位置最高者，故有“华盖”之称。肺叶娇嫩，不耐寒热，易被邪侵，故又称“娇脏”。其主要功能有：主气、司呼吸，主宣发肃降，主通调水道，朝百脉，主治节。肺在体合皮，其华在毛，在窍为鼻，在志为悲（忧），在液为涕。

1. 主气，司呼吸　肺主气，包括主呼吸之气和主一身之气两个方面。

肺主呼吸之气即是指肺有司呼吸的作用。肺是体内外气体交换的主要场所，人体通过肺，从自然界吸入清气，呼出体内的浊气，从而保证人体新陈代谢的正常进行。肺司呼吸，功能正常，则气道通畅，呼吸调匀。若病邪犯肺，影响其呼吸功能，则出现胸闷咳嗽、喘促、呼吸不利等症状。

肺主一身之气的生理功能具体体现在两个方面：首先体现在气的生成方面，特别是宗气的生成，主要依靠肺吸入的清气与脾胃运化的水谷精气相结合而成；其次体现在对全身气机具有调节作用，肺有节律的一呼一吸，对全身之气的升降出入运动具有重要调节作用。因此，肺主一身之气的功能异常，可影响宗气的生成和全身气机升降出入运动，表现为少气不足以息、声低气怯、肢倦乏力等气虚之候。

2. 主宣发肃降　肺主宣发，是指肺气具有向上升宣、向外布散的生理功能。主要体现在：一是通过肺的宣发，排出体内的浊气；二是将卫气、津液和水谷精微布散周身，外达于皮毛，以充养身体，温润肌腠和皮毛。肃降，即清肃、洁净和下降之意。肺主肃降的功能主要体现在三个方面：一是吸入自然界的清气；二是将吸入的清气和脾转输来的津液和水谷精微向下布散；三是肃清肺和呼吸道内的异物，以保持呼吸道的洁净。

肺的宣发和肃降，是相反相成的两个方面。如果两者失调，就会出现“肺气不宣”或“肺失肃降”的病变，表现为咳嗽、喘息、胸闷等。

3. 通调水道　通调水道又称肺主行水，是指肺的宣发和肃降功能对于体内的水液代谢起着疏通和调节的作用。肺气宣发，一是使水液迅速向上向外输布，布散到全身，外达皮毛；二是使经肺代谢后的水液，即被身体利用后的废水和剩余水分，通过呼吸、皮肤汗孔蒸发而排出体外。肺气肃降，使体内代谢后的水液不断地下行到肾，经肾和膀胱的气化作用生成尿液而排出体外。因肺位居最高，参与全身的水液代谢，故有“肺为水之上源”之说。

肺通调水道的功能异常，则水的输布、排泄障碍，出现小便不利、水肿和痰饮等病症。

4. 朝百脉，主治节 肺朝百脉，是指全身的血液通过百脉都流注于肺，经肺的呼吸作用进行体内外气体的交换，然后再通过肺的宣发肃降作用，将富含清气的血液通过百脉输送到全身。治节，即治理调节。肺主治节是指肺具有治理调节肺的呼吸和全身之气、血、津液的作用。肺的治节作用实际上是对肺主要生理功能的概括。

5. 与形、窍、志、液的关系

（1）在体合皮，其华在毛：皮毛指皮肤、汗腺、毫毛等组织，是一身之表。它们依赖于肺宣发敷布的卫气和津液的温养、润泽，具有抗御外邪、调节水液代谢、调节体温和辅助呼吸的作用。

肺对皮毛的作用，主要体现在两个方面：一是肺气宣发，输精于皮毛，也就是肺将津液和水谷精微向外布散于全身皮毛和肌腠以滋润和濡养之。二是肺气宣发卫气于体表，发挥卫气温分肉、肥腠理、司开合和抵御外邪侵袭的屏障作用。肺的生理功能正常，皮毛得养，则皮肤致密，毫毛有光泽，抗御外邪的能力强。若肺气虚弱，其输精于皮毛和宣发卫气的生理功能减弱，皮毛失于温养，则皮肤、毫毛憔悴枯槁，抵御外邪的能力低下，容易招致外邪的侵袭。

（2）在窍为鼻：鼻为呼吸之气出入的通道，具有通气和主嗅觉的功能。肺在窍为鼻，是指鼻的通气和嗅觉功能均依赖于肺气的作用，故有“鼻为肺窍”之说。肺气和利，则呼吸通畅，嗅觉灵敏。鼻为肺窍，故鼻又为邪气侵犯肺脏的通路。外邪袭肺，肺气不利，常见鼻塞、流涕、嗅觉不灵，甚则鼻翼扇动、咳嗽喘促等症状。

（3）在志为忧（悲）：在志为忧（悲），是指忧和悲同属于肺志，由肺精、肺气所化生。悲忧属于人体正常的情志活动，但过度忧伤或悲哀则属于不良的情志变化，往往会损伤机体正常的生理活动。悲忧对人体的影响，主要是损耗人体之气。因肺主气，所以悲忧过度易于伤肺，所以说“悲则气消”（《素问·举痛论》）。

（4）在液为涕：涕，即鼻涕，是由鼻内分泌的黏液，有润泽鼻窍的功能。鼻为肺之窍，五脏化液，肺为涕。肺的生理功能正常时，鼻涕润泽鼻窍而不外流。若肺感风寒，则鼻流清涕；肺感风热，则鼻流浊涕；若燥邪犯肺，则鼻干涕少或无涕。

● 案例1-2-3

患者，男性，51岁，工人。2天前淋雨，昨日开始咳嗽，咳痰稀薄，鼻塞，流清涕，嗅觉下降，舌苔薄白，脉浮。

问题：判断病变部位在哪脏？并分析症状产生的机制。

（三）脾

脾位于腹腔。脾胃是人体主要的消化器官，人出生后其生命活动的维持和气血津液的化生，都有赖于脾胃运化的水谷精微，故称脾胃为“气血生化之源”“后天之本”。其主要功能是主运化、主升清和统血。脾在体合肌肉，主四肢，在窍为口，其华在唇，在志为思，在液为涎。

1. 主运化 运，即转运输送；化，即消化吸收。脾主运化，指脾具有将饮食水谷化为水谷精微和津液，并将水谷精微和津液吸收、转输至全身各脏腑组织的功能。脾主运化的生理功能包括运化水谷和运化水液两个方面。

（1）运化水谷：水谷，泛指各种饮食物。脾运化水谷，是指脾对饮食物的消化和吸收，并转输其精微物质的作用。饮食物经脾胃消化吸收后，须赖于脾的运化功能，才能将水谷转化为精微物质，并依赖于脾的转输和散精功能，才能将水谷精微布散于全身，从而使五脏六腑、四肢百骸等组织、器官得到充足的营养，以维持正常的生理功能。脾的运化功能强健，习惯上称作“脾气健运”。只有脾气健运，则饮食水谷才能化为精微，生成精、气、血、津液，以充养人体，进行正常生理活动。反之，若脾失健运，则出现食欲不振、腹胀、便溏、消化不良，以致倦怠、消瘦等气血生化不足的病变。

（2）运化水液：又称运化水湿，是指脾对水液的吸收和转输，调节人体水液代谢的作用。脾在运化水谷的同时，还把人体所需要的水液，通过心肺而运送到全身各组织中去，以起到滋养濡润作用。脾居中焦，为人体气机升降的枢纽，故在人体水液代谢过程中起着重要的枢纽作用。脾运化水湿的功能健旺，既能使体内各组织得到水液的充分濡润，又不致使水湿过多而潴留。反之，如果脾运化水湿的功能失常，必然导致水液在体内的停滞，而产生水湿、痰饮等病理产物，甚则形成水肿。故曰：“诸湿肿满，皆属于脾”（《素问·至真要大论》）。

脾运化水谷和运化水湿两个方面的作用，是相互联系、相互影响的，一种功能失常可导致另一方面的功能失常，故在病理上常常互见。

2. 主升清　升，即上升之意。清，是指水谷精微等营养物质。脾主升清主要体现在以下两方面：一是将水谷精微物质上输于心、肺，通过心肺的作用化生气血，以营养全身。二是升举内脏，维持人体内脏位置相对恒定，防止其下垂。

若脾不升清，则水谷精微上升布散失职，可出现神疲乏力、头目眩晕、腹胀泄泻等症；脾气下陷，还可引发内脏下垂，如胃下垂、子宫脱垂等。

3. 主统血　统，是统摄、控制的意思。脾主统血，是指脾能统摄、控制血液，使之正常地循行于脉内，而不溢出于脉外。脾统血的作用是通过气摄血作用来实现的。脾的运化功能健旺，则气血充盈，气能摄血；气旺则固摄作用亦强，血液也不会逸出脉外而发生出血。反之，脾的运化功能减退，化源不足，则气血虚亏，气虚则统摄无权，血离脉道，从而导致出血。由此可见，脾统血实际上是气对血作用的具体体现。如脾气虚弱失去统血的功能，则血不循经而溢于脉外，可出现各种出血证，如便血、皮下出血、子宫出血等，并伴有一些脾气虚的症状。

4. 与形、窍、志、液的关系

（1）在体合肉，主四肢：脾在体合肉，是指脾能够化生精微物质以充养肌肉，全身肌肉的壮实与否和脾气的盛衰有着密切的关系。人身之肌肉全赖脾胃运化的水谷精微和津液的滋养濡润，才能丰满壮实，并发挥其收缩运动功能。若脾胃运化功能失常，水谷精微和津液生成或输布障碍，肌肉得不到水谷精微和津液的滋养和濡润，就会出现消瘦、软弱无力，甚至萎缩不用。

四肢的运动有赖于肌肉的伸缩，故脾气健运，营养充足，肌肉丰满、壮实，则四肢活动轻劲有力；反之，若脾失健运，水谷精微和津液生成或输布障碍，肌肉消瘦，则四肢乏力，甚则痿废不用。

（2）在窍为口，其华在唇：脾在窍为口，是指人的食欲和口味与脾的运化功能有着密切关系。脾的经脉“连舌本，散舌下”，舌又主司五味，故人的食欲和口味可以反映脾的运化功能正常与否。脾气健旺，则食欲旺盛，口味正常。若脾失健运，则可见食欲不振、口淡乏味和口甜、口腻等湿浊内生之证。

脾之华在唇，是指口唇的色泽可以反映脾气的盛衰。脾气健旺，气血充足，上濡于唇，则唇红而润泽。脾失健运，气血不足，唇失其养，则见口唇淡白无泽。

（3）在志为思：思即思虑，属人体情志活动的一种形式。一般来说，正常限度内的思虑对机体并无不良影响。但思虑太过或所思不遂常导致脾的运化功能失常，引起脾运失健，脾不升清，胃不降浊，而出现食欲不振、脘腹胀满、头晕目眩等症。

（4）在液为涎：涎为口津，唾液中较清稀的部分称作涎，由脾气化生和输布于口，故说“脾在液为涎”。涎具有保护和清洁口腔的作用。在进食时涎分泌较多，可湿润和溶解食物，使之易于吞咽和消化。脾的生理功能正常，涎液化生适量，并上行于口但不溢于口外。若脾胃不和或脾气不摄，则往往导致涎液分泌大量增加，而发生口涎自出现象。

案例1-2-4

患者，女性，62岁，农民。自述脘腹反复重坠作胀5年余，饭后尤为明显，曾到当地医院就医，诊断为“胃下垂”。目前患者神疲乏力，面色无华，食欲不振，饮食稍多即腹泻，舌淡，脉弱。

问题：判断病变部位在哪脏？试分析症状产生的机理。

（四）肝

肝位于上腹部，横膈之下，右胁之内。其生理特性是主升、主动，喜条达而恶抑郁。其主要功能是主疏泄和藏血。

肝在体合筋，其华在爪，开窍为目，在志为怒，在液为泪。

1. 主疏泄　疏，即疏通。泄，即发泄。肝主疏泄，是指肝具有疏通、舒畅、条达以保持全身气机疏通畅达，通而不滞，散而不郁的作用。

肝主疏泄功能主要体现在以下方面。

（1）调畅气机：肝主疏泄，关系到人体全身的气机调畅。气机，即气的升降出入运动。人体脏腑经络、气血津液、营卫阴阳，无不赖气机升降出入而相互联系，维持其正常的生理功能，肝的疏泄功能，对全身各脏腑组织的气机升降出入之间的平衡协调，起着重要的疏通调节作用。因此，肝的疏泄功能正常，则气机调畅、气血和调、经络通利，脏腑组织的活动也就正常。

（2）调节情志：肝通过其疏泄功能对气机的调畅作用，可调节人的精神情志活动。人的精神情志活动，除由心神所主宰外还与肝的疏泄功能密切相关。在生理情况下，肝的疏泄功能正常，肝气升发，既不亢奋，也不抑郁，舒畅条达，人就能较好地协调自身的精神情志活动，表现为精神愉快、心情舒畅。若肝失疏泄，则易于引起人的精神情志活动异常。疏泄不及，则表现为抑郁寡欢、多愁善虑等；疏泄太过，则表现为烦躁易怒、头胀头痛、面红目赤等。

（3）促进消化吸收：脾胃是人体主要的消化器官。胃主受纳，脾主运化。肝主疏泄是保持脾胃正常消化吸收的重要条件。肝促进食物的消化吸收，是通过协调脾胃的气机升降和分泌、排泄胆汁而实现的。如肝失疏泄，可影响脾胃的升降和胆汁的排泄，从而出现消化功能异常的症状，如食欲不振、消化不良、嗳气泛酸，或腹胀、腹泻等，称为“肝胃不和”或“肝脾不调”。

2. 主藏血　肝主藏血，是指肝脏具有贮藏血液、防止出血和调节血量的功能。肝内贮存一定的血液，既可以濡养自身，以制约肝阳而维持肝的阴阳平衡、气血和调，又可以防止出血。

在生理情况下，人体各部分的血液量是相对恒定的。但人体各部位的血液，常随着不同的生理状态而改变其血量。当机体活动剧烈或情绪激动时，人体各部位的血液需要量也就相应地增加，于是肝脏所贮藏的血液向机体的外周输布，以供机体活动的需要。当人们在安静休息及情绪稳定时，由于全身各部分的活动量减少，机体外周的血液需要量也相应减少，部分血液便归藏于肝。所谓“人动则血运于诸经，人静则血归于肝脏”。

如肝藏血的功能异常，不仅可以出现肝血不足，阳气升腾太过，而且还可能导致出血。

3. 与形、窍、志、液的关系

（1）在体合筋，其华在爪：筋，即筋膜、肌腱。筋附着于骨而聚于关节，是联结关节、肌肉，主司运动的组织。肝在体合筋，是指筋需要肝血的濡养才能运动灵活有力，发挥其正常生理功能。一般来说，肝血充足则筋力强健，运动灵敏。如果肝血虚少，血不养筋，则可见肢体麻木、屈伸不利，甚则拘挛震颤；若热邪侵袭人体，燔灼肝经，劫夺肝阴，筋膜失养，则可见四肢抽搐、颈项强直、角弓反张等动风之象。

爪，即爪甲，包括指甲和趾甲。中医认为，爪乃筋之延伸到体外的部分，其营养来源与筋相同，故有“爪为筋之余”之说。与肝在体合筋一样，肝之华在爪是指人体的爪甲同样需要肝血的滋养。在生理情况下，肝血充足，则爪甲坚韧明亮，红润有泽。若肝的阴血不足，爪甲失养，则爪甲软薄、色泽枯槁，甚则变形、脆裂。可见爪甲的荣枯，可反映肝血的盛衰。

（2）在窍为目：目，即眼睛。肝在窍为目是指肝的经脉上连于目系，肝血循脉上注于目，使其具有视觉功能。眼睛的视力正常与否，有赖于肝气之疏泄和肝血之荣养。肝血充足，肝气调和，目才能发挥其正常的视物辨色的功能。若肝之阴血不足，不能上注于目，则可见两目干涩、视物昏花或夜盲等症；若肝火上炎，则可见两目红肿热痛。由于肝与目在生理病理方面的密切关系，所以临床上治疗目疾常以治肝为主。

（3）在志为怒：怒是人在情绪激动时的一种情志变化，由肝之血气所化生，所以说肝在志为怒。怒对人体而言虽属一种不良的情志刺激，但在生理情况下，当怒则怒，怒而有节，对维持机体的生理平衡还是具有重要意义的。若郁怒不解，则可引起肝气郁结，气血津液运行输布障碍，导致气滞、血瘀、痰饮，甚至癥瘕积聚内生。若大怒不解，则可使肝气上逆，血随气逆，导致呕血、咯血或中风昏厥等症。故肝的生理病理与怒有密切关系，尤以病理为最。如大怒暴怒可伤肝，使肝的阳气升发太过而出现烦躁易怒，称为“大怒伤肝”；郁怒不解，致肝气郁结，表现为情绪抑郁，闷闷不乐，称为“郁怒伤肝”。

（4）在液为泪：泪为两目分泌的液体，具有润泽和保护眼睛的功能。肝开窍于目，是指泪由肝内精血所化生。在正常情况下，泪液的分泌量适中，濡润目窍而不外溢。在病理情况下，则可见泪液的分泌异常。如肝的阴血不足，则常感两目干涩，实质是泪液分泌不足；肝经风热，则可见两目红赤、羞明流泪；肝经湿热，则可见目眵增多、迎风流泪等症。

案例1-2-5

患者，女性，32岁，农民。因长期家庭不和，近1年来乳房、胁肋部胀痛，胸闷善太息，情绪抑郁，月经前和月经期上述症状加重。近2个月来经常感到胃脘部胀痛，饮食量减少。

问题：判断病变部位在哪脏？试分析症状产生的机理。

（五）肾

肾位于腰部，左右各一，故有“腰者，肾之府”之说。由于肾藏精，主生殖，为人体生命之本源，故称为“先天之本”。肾的主要功能是：主藏精，主水，主纳气。

肾在体合骨，生髓，通脑，其华在发，在窍为耳及二阴，在志为恐，在液为唾。

1. 藏精，主生长发育和生殖　肾藏精是指肾具有贮存、封藏人身精气的作用。肾所藏的精气包括“先天之精”和“后天之精”。先天之精是禀受于父母的生殖之精，是构成胚胎发育的原始物质，所以称“肾为先天之本”。后天之精是指出生以后，来源于摄入的饮食物，通过脾胃运化功能而生成的水谷之精气，以及脏腑生理活动中化生的精气通过代谢平衡后的剩余部分，藏之于肾。

肾中精气具有促进机体生长、发育和生殖的作用。人从幼年开始，肾精逐渐充盛，则有齿更发长等生理现象。到了青壮年，肾精进一步充盛，乃至达到极点，机体也随之发育到壮盛期，则真牙生，体壮实，筋骨强健。待到老年，肾精衰退，形体也逐渐衰老，全身筋骨运动不灵活，齿摇发脱，呈现出老态龙钟之象。由此可见，肾气的充盈与否与人体的生、长、壮、老、已的生命过程密切相关。如果肾精亏少，影响到人体的生长发育，会出现生长发育障碍，如发育迟缓、筋骨痿软等；成年则现未老先衰、齿摇发落等象。

人发育到青春时期，由于肾精的不断充盛，便产生了一种促进生殖功能成熟的物质，称作“天癸”。于是，男子就有了精液的排泄，女性就有了月经来潮，性功能逐渐成熟，具备了生殖能力。以后，随着肾精由充盛逐渐趋向亏虚，人也从中年进入老年，天癸的生成亦随之而减少，甚至逐渐耗竭，生殖能力亦随之而下降，以至消失。故男女生殖器官的发育成熟及其生殖能力，均有赖于肾精的充盛，故有“肾主生殖”之说。如果肾藏精功能失常就会导致性功能异常，生殖机能下降。

肾精化为肾气，肾气又分为肾阴和肾阳两个方面。肾阴，又称元阴、真阴，对机体各脏腑起着滋润、宁静、抑制的作用；肾阳，又称元阳、真阳，对机体各脏腑起着温煦、推动、兴奋的作用，二者相互制约，相互为用，共同维护各脏腑的阴阳平衡。若肾阴不足，可出现五心烦热、潮热盗汗、耳鸣、遗精、早泄等症状；若肾阳虚弱，可出现形寒肢冷、疲惫乏力、小便清长、性功能减退等症状。

2. 主水　肾主水，是指肾具有主司全身水液代谢、维持体内水液平衡的作用，故肾有“水脏”之称。人体的水液代谢包括两个方面：一是将水谷精微中具有濡养滋润脏腑组织作用的津液输布周身；二是将各脏腑组织代谢利用后的浊液排出体外。这两方面，均赖肾的气化作用才能完成。

在正常情况下，水饮入胃，通过脾的运化而上输于肺，在肺的宣发肃降和通调水道作用下，使清者通过三焦而输送到全身，发挥其生理作用；浊者则化为汗液、尿液和水气等分别从皮肤汗孔、尿道、呼吸道排出体外。在这一代谢过程中，肾的气化使肺、脾、膀胱等脏腑在水液代谢中发挥各自的生理作用。另外被脏腑组织代谢后的水液从三焦下行而归于肾，经肾的蒸腾气化，升清降浊，使清者再通过三焦而上归于肺，布散于周身；浊者变成尿液，下输膀胱，从尿道排出体外，如此循环往复，以维持人体水液代谢的平衡。若肾主水功能失调，气化失职，开阖失度，就会引起水液代谢障碍。气化失常，关门不利，阖多开少，小便的生成和排泄发生障碍可引起尿少、水肿等病理现象；若开多阖少，又可见尿多、尿频等症。

3. 主纳气　纳，即收纳、摄纳的意思。肾主纳气，是指肾有摄纳肺所吸入的清气，并使之下归于肾，从而保持一定的呼吸深度，防止呼吸表浅的作用。肾主纳气，对人体的呼吸运动具有重要意义，只有肾气充沛，摄纳正常，才能使肺的呼吸均匀和调。如肾虚不能纳气，可出现呼多吸少、吸气困难、动则喘甚等症，称为“肾不纳气”。

4. 与形、窍、志、液的关系

（1）在体合骨，生髓，其华在发：肾在体合骨、生髓实际上是肾藏精，促进机体生长发育功能的一个重要组成部分。肾中精气充盈，精能生髓，髓充盈于骨中并为骨的生长发育提供营养。肾精充足，化生为髓，充养于骨，使骨骼坚固强硬有力；肾精亏虚，髓化无源，骨失髓养，就会出现小儿囟门迟闭、骨骼痿软无力，老年人骨质疏松，容易发生骨折。

齿与骨同出一源，牙齿也是由肾中精气所充养，故有“齿为骨之余”之说。肾中精气充沛，则牙齿坚固而不易脱落；肾中精气不足，则牙齿易于松动，甚至早脱。

发，即头发，又名血余。发之营养来源于血，故称“发为血之余”。但发的生机根源于肾。因为肾藏精，精能化血，精血旺盛，则毛发壮而润泽，所以发的生长与脱落、润泽与枯槁，与肾精的关系极为密切。临床上见少年头发枯萎、脱落、早白等，大多与肾精不足有关，治疗上应考虑补益肾精。

（2）在窍为耳和二阴：肾开窍于耳，是指耳的听觉灵敏与否，与肾中精气盈亏密切相关。肾中精气充盈，髓海得养，则听觉灵敏；如果肾中精气亏虚，脑髓不足，则多表现为听力减退或见耳鸣、耳聋。老年人由于肾精衰少，多表现为听力减退。临床常以耳的听力变化作为判断肾中精气盛衰的重要标志。

肾开窍于二阴，是指前阴的排尿和生殖功能，以及后阴的排泄大便功能都与肾关系密切。尿液的排泄虽在膀胱，但尿液的生成及排泄必须依赖于肾的气化功能才能完成。因此，尿频、遗尿、尿失禁、尿少或尿闭，均与肾的气化功能失常有关。大便的排泄，本是大肠传导糟粕的功能，但亦与肾的气化功能有关。如肾阴不足，肠失濡润，则大便秘结；肾阳亏虚，气化无权，可致阳虚便秘或阳虚泄泻；肾失封藏，则可见久泄滑脱等。

（3）在志为恐：恐，即恐惧、害怕，是人们对事物惧怕时的一种情志活动状态，与肾的关系密切。恐惧是人体对外界刺激的生理和心理反应，对人体健康影响不大。但过度的恐惧，有时可使肾气不固，气泄于下，导致二便失禁。

（4）在液为唾：唾与涎同为口津，即唾液。较稠者为唾。唾液出于舌下，有润泽口腔、滋养肾精之功。肾之液为唾是指唾液由肾精所化生，沿足少阴肾经直达舌下。因唾液为肾精所化生，所以古代养生家主张吞咽唾液以养肾精。

案例 1-2-6

患者，男性，52 岁，个体老板。自述近半年来常感腰膝酸软并出现阳痿现象，伴四肢发凉，夜尿多，舌淡胖苔白，脉沉弱无力。

问题：判断病变部位在哪脏？试分析症状产生的机理。

二 六腑

六腑的共同生理功能是“传化物”，其生理特点是“泻而不藏”“实而不能满”。故六腑有“以降为顺，以通为用”之说。

（一）胆

胆其形呈囊状，与肝相连。胆的主要生理功能是：贮藏和排泄胆汁，主决断。

1. 贮藏和排泄胆汁　胆汁的化生和排泄由肝的疏泄功能所控制和调节。其由肝之精气所化生，汇集于胆，泄于小肠，以助饮食物消化吸收。若肝失疏泄，则可导致胆汁生成和排泄异常，影响饮食消化吸收，则可出现多种消化不良症状，如厌食、腹胀、便溏等；胆汁外溢则发为黄疸，表现为目黄、身黄和尿黄等。

由于胆本身并无传化饮食物的生理功能，且贮藏精汁，故又属奇恒之腑。

2. 主决断　胆主决断，指胆在精神意识思维活动过程中，具有判断事物、作出决定的作用。胆主决断对于防御和消除某些精神刺激（如大惊大恐）的不良影响，以维持和控制气血的正常运行，确保脏器之间的协调关系有着重要的作用。人的精神心理活动与胆之决断功能有关，胆气豪壮者，剧烈的精神刺激对其所造成的影响不大，且恢复也较快。胆气虚弱的人，在受到精神刺激的不良影响时，则易于形成疾病，表现为胆怯易惊、善恐、失眠、多梦等精神情志病变。

（二）胃

胃居于膈下，腹腔上部，分为上、中、下三部。胃的主要生理功能是：受纳与腐熟水谷，主通降。

1. 受纳与腐熟水谷　受纳是接受和容纳的意思。腐熟是饮食物经过胃的初步消化，形成食糜的意思。饮食入口，经过食管，容纳于胃，故胃有“太仓”“水谷之海”之称。容纳于胃中的饮食水谷，经过胃的腐熟后，精微物质被吸收，并由脾气转输而营养全身。如果胃的这一功能发生障碍，可出现食欲不振、食少、消化不良、胃脘胀痛等。

2. 主通降　胃主通降，是指胃的气机宜通畅、下降的特性。饮食物入胃，经过胃的腐熟，下行入小肠，再经过小肠的分清泌浊，其浊者下移于大肠，然后变为粪便排出体外，从而保证了胃肠虚实更替的状态。这是由胃主通降的作用完成的。所以，胃贵乎通降，以降为和。若胃失和降，则影响食欲，并出现口臭、脘腹胀满疼痛等；胃气上逆则出现嗳气吞酸、呃逆、恶心、呕吐等。

（三）小肠

小肠位居腹中，其上口在幽门处与胃之下口相接，其下口在阑门处与大肠之上口相连。小肠的主要生理功能是：受盛化物和泌别清浊。

1. 受盛化物　受盛，接受，以器盛物之意。化物，变化、消化、化生之意。小肠的受盛化物功能主要表现在两个方面：一是小肠盛受了由胃腑下移而来的初步消化的饮食物，起到容器的作用，即“受盛”作用；二指经胃初步消化的饮食物，在小肠内必须停留一定的时间，由小肠对其进一步消化和吸收，将水谷化为可以被机体利用的营养物质，精微由此而出，糟粕由此下输于大肠，即“化物”作用。小肠这一功能异常，可导致消化吸收障碍，表现为腹胀、腹泻、便溏等。

2. 泌别清浊　泌，即分泌。别，即分别。清，即精微物质。浊，即代谢产物。所谓泌别清浊，是指小肠对饮食物做进一步消化的同时，也进行分别水谷精微和代谢产物的过程。泌清，就是将饮食物中的水谷精微进行吸收，通过脾之升清散精的作用，上输心肺，输布全身，供给营养。别浊，则体现为两个方面：其一，是将饮食物的残渣糟粕，通过阑门传送到大肠，形成粪便；其二，是将多余的水分经肾脏气化作用渗入膀胱，形成尿液。

（四）大肠

大肠居于下腹中，上接小肠，下接肛门。其主要功能是传化糟粕。

大肠接受经过小肠泌别清浊后所剩余的食物残渣，吸收多余的水分，形成粪便，经肛门而排出体外。如大肠传导失常，可出现大便质、量及次数的异常变化，如泄泻或便秘等。

大肠在传导食物残渣过程中，将其中的部分水液再吸收，重新参与体内的水液代谢，故有“大肠主津”之说。

（五）膀胱

膀胱，为中空囊状器，位于下腹部。其主要功能是贮尿和排尿。

尿液为津液所化，在肾的气化作用下，其浊者下输于膀胱，并由膀胱暂时贮存，当贮留至一定程度时，在膀胱气化作用下排出体外。

（六）三焦

三焦是上焦、中焦、下焦的合称。其概念含义有二：一为六腑之一，属脏腑中最大的腑，无与匹配，故有“孤府”之称，其主要功能是通行诸气和运行水液；其二是部位划分之三焦，膈以上为上焦，膈以下到脐为中焦，脐以下为下焦。

1. 三焦的功能

（1）通行诸气：三焦是诸气上下运行的道路。肾中元气通过三焦而输布到五脏六腑，充沛于全身。胸中之宗气，自上而下达于脐下以资先天元气，皆以三焦为通道。

（2）运行水液：人体水液代谢是由肺、脾、肾等多个脏腑参与，共同完成的一个复杂生理过程。但必须以三焦为通道，水液才能升降出入运行。

2. 三焦的功能特点

（1）上焦如雾：是指上焦主宣发卫气、敷布精微的作用。上焦接受来自中焦脾胃的水谷精微，通过心肺的宣发敷布，布散于全身，发挥其营养滋润作用，若雾露之溉，故称“上焦如雾”。

（2）中焦如沤：是指脾胃运化水谷、化生气血的作用。胃受纳腐熟水谷，由脾之运化而形成水谷精微，以此化生气血，并通过脾的升清转输作用，将水谷精微上输于心肺以濡养周身。因为脾胃有腐熟水谷、运化精微的生理功能，故喻之为“中焦如沤”。

（3）下焦如渎：是指肾、膀胱、大小肠等脏腑主分别清浊、排泄废物的作用。大肠将饮食物的残渣糟粕变成粪便，从肛门排出体外；代谢后的水液，通过肾和膀胱的气化作用变成尿液，从尿道排出体外。这种生理过程具有向下疏通、向外排泄之势，故称“下焦如渎”。

三 奇恒之腑

奇恒之腑，即脑、髓、骨、脉、胆、女子胞。其共同特点是它们同是一类相对密闭的组织器官，却不与水谷直接接触，即似腑非腑；但具有类似于五脏贮藏精气的作用，即似脏非脏，故名奇恒之腑。

（一）脑

脑居颅内，由髓汇集而成。脑的功能是：主宰人体的生命活动和精神活动。但藏象学说将脑的生理功能归于心而分属于五脏，认为心是“君主之官，神明出焉”，同时，把人体的精神情志活动与五脏做了联系。

（二）女子胞

女子胞位于小腹内，在膀胱之后，直肠之前，呈倒置的梨形。其主要功能为主持月经和孕育胎儿。

女子胞的生理功能主要与心、肝、脾、肾及冲任二脉有关。这是因为其主持月经、孕育胎儿的功能无不与血、精有关。而心主血，肝藏血，脾统血，肾藏精，任主胎胞，冲为血海。在病理上，当各种因素导致上述脏器、经脉功能异常，即影响女子胞的功能，常可引起月经失调与不孕。

四 脏腑之间的关系

人体是由脏腑、经络、形体、官窍所构成的一个有机整体，它们在生理上存在着相互制约、相互依存、相互为用的关系，在病理上又常按一定的规律相互影响、相互传变。脏腑之间的关系主要有脏与脏之间的关系、脏与腑之间的关系、腑与腑之间的关系。

（一）脏与脏之间的关系

1. 心与肺 心与肺的关系，主要体现在气和血相互依存、相互为用的关系。因为心主血，肺主气。血的运行有赖于气的推动，而气的输散分布也需要血的运载。如果肺气虚或肺失宣降，会影响心的行血功能，从而导致血瘀，出现胸闷、唇青、舌紫等症状体征。若心气不足或心阳不振，血液运行不畅，也将影响肺的宣发肃降，出现咳嗽、气促等临床表现。

2. 心与脾 心与脾的关系主要表现在血的生成和运行两个方面。因为心主行血，脾主生血、统血。脾气旺盛，生血功能正常，则心有所主；而心血充足，则可营养脾气。血液在体内的循行，一方面要靠心气的推动，另一方面还要靠脾气的统摄。如果思虑过度，耗伤心血，脾的运化功能也会受到影响，出现食欲不振、疲倦乏力等症状；若脾气虚弱，气血生化不利，或脾不统血，血液外溢，则可致心血虚，心无所主，临床表现为心悸、失眠、多梦等。

3. 心与肝 心与肝的关系主要表现在行血和藏血及精神调节方面。因为心主行血，肝藏血，心行血功能正常，则血液供应充分，肝有所藏；肝藏血充盈，疏泄有度，则有利于心主行血。另外心藏神，肝主疏泄、调畅情志，因此人的精神情志活动与这两脏均有密切关系。心、肝病变也都可表现有精神情志活动的异常。

4. 心与肾 心与肾的关系主要体现于心肾阴阳水火互制互济。心居于上属阳，五行属火；肾居于下属阴，五行属水。在生理情况下，心火降于肾，以温肾水，使肾水不寒；而肾水上济于心，以制心火，防止心火过亢。心肾之间这种正常的相互帮助、相互制约关系，被称为“心肾相交”。如果肾水不足，不能滋润心阴以制约心阳，就会出现心阳过亢，临床可见心烦、失眠、多梦、遗精等症。若心阳不振，心火不能下温肾水，使肾水不能化气，反而上凌于心，则可出现心悸、水肿等症。

5. 肺与脾 肺与脾的关系主要体现在气的生成和津液的代谢两方面。人体之气，尤其是宗气主要由肺吸入的清气和脾胃运化的水谷之气所组成。另一方面，津液在体内的代谢主要由肺的宣发肃降、通调水道及脾的运化水液、输布津液的功能完成。肺以脾所运化输布的水谷精微为营养，才能使其功能活动得到保障；而脾运化水谷和水湿的功能，也需要肺的宣降、通调水道功能来实现。如果脾气虚损，会导致肺气不足，出现疲乏倦怠、少气懒言等症。若脾虚运化失调，水湿内停，生成痰饮，也会影响肺的宣降功能，出现咳嗽、喘息等症。而肺气虚衰，无法通调水道，水湿内停，则会使脾阳受阻，出现腹胀、便溏、水肿等症。

6. 肺与肝 肺与肝的关系主要体现在气机升降的调节方面。肺主肃降，肝主升发，二者升降协调，则气机通畅。如果肝升太过，或肺降不及，则会出现肝气上逆，表现为胁痛、易怒、咳逆、咯血等症，即所谓“肝火犯肺”。如果肺失清肃，燥热内停，亦会导致肝失疏泄，气机郁结，出现咳嗽、胸胁胀满、头晕头痛等症。

7. 肺与肾 肺与肾的关系主要体现在津液代谢和呼吸运动两方面。肾主水，能升清降浊，负责水液的蒸腾气化；肺为水之上源，主宣发肃降，通调水道。肺肾两脏相互配合，共同维持体内水液代谢的平衡。如果肺失宣降，或肾的气化失调，均可影响水液代谢，出现尿少、水肿、喘促、喘逆等症。

肺司呼吸，肾主纳气，人体的呼吸运动由肺肾二脏相互配合，共同完成。故有“肺为气之主，肾为气之根”之说。如果肾气虚损，不能摄纳肺吸入之清气，气浮于上，则会出现呼多吸少、活动后喘甚的情况。

8. 肝与脾 肝与脾的关系主要体现在饮食的消化和血液运行两方面。脾运化水谷的功能及脾胃升降功能有赖于肝的疏泄功能，而肝又需要依靠脾胃运化水谷精微提供营养，才能保持疏泄功能的正常。若肝失疏泄，影响脾胃功能，则可见抑郁、胸闷、腹胀、腹泻、便溏等肝脾不和之证。而脾失健运，水湿内停，则可使肝胆疏泄不利，出现黄疸。

血液的正常运行，虽由心所主，但与肝脾亦有密切关系。脾为气血生化之源，且脾主统血，而肝主藏血、调节血量。脾气健旺，生血有源，统血有权，使肝有所藏；肝血充足，藏泄有度，气血才能正常运行。

9. 肝与肾　肝与肾的关系主要是精和血之间相互滋生、相互转化的关系。肝藏血，肾藏精。肝血需要肾精的滋养，肾精又依赖于肝血的化生。中医称之为精血同源，或肝肾同源。如果肾精亏损，则会导致肝血不足，而肝血不足，也会影响致肾精亏损。此外，肝主疏泄功能与肾主封藏功能之间也是相互制约、相反相成的。如果肝之疏泄与肾之封藏功能失调，则会影响女子的月经来潮和男子的泄精功能。

10. 脾与肾　脾与肾的关系主要体现在先后天互促互助和水液代谢方面。肾为先天之本，脾为后天之本，脾气的健运，要依靠肾阳的温煦；肾所藏先天之精也需要脾所运化水谷精微的不断充养和培育，方能充盛。此外，脾主运化水湿，肾为水脏，负责气化水液，脾肾两脏相互配合，维持体内津液代谢的协调平衡。

（二）脏与腑之间的关系

脏与腑的关系是阴阳表里的关系。脏属阴，为里；腑属阳，为表。脏腑之间通过经脉形成相互络属的关系。它们在生理上相互联系，病理上相互影响。

1. 心与小肠　心与小肠通过手少阴心经及手太阳小肠经互相络属形成表里关系。心经实火可移热于小肠，出现尿少、尿热、尿赤、尿痛等小肠实热症状。而小肠热盛，亦可循经上炎于心，出现心烦、口舌生疮等心经火热症状。

2. 肺与大肠　肺与大肠通过手太阴肺经和手阳明大肠经互相络属构成表里关系。肺气肃降可以促进大肠的传导功能，有利于糟粕排出。大肠传导正常，又有助于肺气的肃降。若肺失肃降，津不下行，则会导致大肠腑气不通，出现便秘。而大肠传导不利，腑气不通，也可影响肺的肃降，出现咳喘、胸闷等症。

3. 脾与胃　脾与胃通过足太阴脾经和足阳明胃经互相络属构成表里关系。脾主运化，胃主受纳；脾气主升，胃气主降；脾属阴喜燥恶湿，胃属阳喜润恶燥。两脏一运一纳，一升一降，一燥一润，相互配合，共同完成食物的消化吸收和水谷精微的传输，故脾胃共称为后天之本、气血生化之源。临床上如果脾虚运化功能不良，胃的受纳和降功能也会同时受影响，出现食少、恶心、呕吐等症。同样，如果饮食不节，胃失和降，也会影响脾的运化功能，出现腹胀、腹泻等症。

4. 肝与胆　肝胆通过足厥阴肝经与足少阳胆经互相络属形成表里关系。肝主疏泄，分泌和排泄胆汁；胆附于肝，贮藏胆汁。胆汁排泄依赖于肝的疏泄功能，而胆汁排泄的通畅与否，也会影响肝的疏泄。临床上，肝病常影响到胆，胆病也常波及肝，出现肝胆同病的现象。

5. 肾与膀胱　肾与膀胱通过足少阴肾经和足太阳膀胱经互相络属而成表里关系。膀胱贮尿排尿功能有赖于肾的气化。肾气充足，固摄正常，则膀胱开合有度，水液代谢正常。如果肾气虚，气化失常，膀胱固摄不利，开合失职，则会出现小便不利或小便失禁、遗尿、尿频等症。

（三）腑与腑之间的关系

六腑之间的关系主要体现在饮食水谷的消化、吸收和排泄过程中的相互联系和相互配合方面。饮食先进入胃，经胃的腐熟形成食糜，下传至小肠，通过小肠的进一步消化和胆汁的助消化作用，泌别清浊。其中水谷精微，通过脾的转输以营养全身；剩余的水液经肾入膀胱，成为尿液排出体外；食物残渣进入大肠成为粪便，从肛门排出。三焦是元气和津液运行的道路，与消化、吸收、排泄功能均有密切关系。

第2节 气 血 津 液

● 案例1-2-7

患者，女性，35岁，农民。患者4年来月经量偏多，近4个月来，月经来潮提前，出血量大，行经10余日方净，血色淡而质清稀。素感头晕眼花、乏力气短。此次月经来潮已有6日，量多色淡质稀，精神不振，乏力懒言。查体：腿部多处有淡暗紫斑，面白无华，舌淡苔白，脉细无力。

问题：掌握气血的功能，分析上述症状出现的原因及机理。

气、血、津液是构成人体和维持人体生命活动的基本物质。气、血、津液的生成、代谢有赖于脏腑组织器官的生理活动，它们之间存在着相互为用、相互依存，又相互制约的关系。

一 气

（一）气的概念

在中国传统哲学中，气通常是指一种活力很强、极细微的物质，是构成世界万物的本原。中医学从气是宇宙的本原，是构成天地万物最基本的元素这一基本观点出发，认为气是构成人体的最基本物质，也是维持人体生命活动的最基本物质。生命的基本物质，除气之外，尚有血、津液、精等，但血、津液和精等均是由气所化生的。所以说，气是构成人体和维持人体生命活动的最基本物质。

（二）气的生成

气的来源有三：一是禀受于父母的先天之精气；二是饮食物中的水谷之精气；三是自然界的清气。人体之气就是在肺的呼吸、脾胃的运化和肾的摄纳等综合作用下，将先天之精气、水谷之精气、自然界之清气三者结合而生成的。气的生成，必须满足两个条件：一者肾中精气、水谷精气和自然界清气供应充足；二者肾、脾胃、肺三脏功能的正常。若气的来源不足或肺脾肾脏腑功能失常，影响气的生成，就会出现神疲乏力、少气懒言等气虚症状。

（三）气的功能

1. 推动作用　气的推动作用是指人体内的阳气具有激发和推动作用。具体表现在：①激发和促进人体的生长发育及生殖功能；②激发和维持脏腑、经络等组织器官的生理功能；③推动血液的生成、运行；④推动津液的生成、输布、代谢和排泄等。

2. 温煦作用　气的温煦作用是人体内的阳气具有促进产热，消除寒冷，使人体温暖的作用。具体表现在三个方面：一是温煦机体，维持体温相对恒定；二是温煦脏腑、经络等组织器官，保证其正常的生理活动；三是温煦血液和津液，保证其正常运行而不致凝滞、停聚。

3. 防御作用　气的防御作用是指气护卫肌表、抗御邪气、保护机体健康的作用。具体表现在三个方面：一是护卫肌表，抵御外邪。皮肤是人体的藩篱，具有屏障作用。肺合皮毛，肺宣发卫气于皮毛，而发挥防御外邪侵袭的作用；二是正邪交争，驱邪外出。邪气侵入机体之后，机体正气奋起与之抗争，正盛邪却，疾病便不能发生；三是自我修复，恢复健康。在疾病之后，可以使机体阴阳恢复平衡，身体康复。

4. 固摄作用　气的固摄作用是指气对血、津液、精液等液态物质的稳固、统摄，以防止无故流失的作用。具体表现在三个方面：一是统摄血液，使其在脉管中正常运行，防止其溢于脉外；二是固摄津液，控制和调节汗液、尿液、唾液的分泌和排泄，防止其无故流失；三是固摄精液，使之不因妄动而频繁遗泄。

5. 气化作用　气化作用即通过气的运动可使人体产生各种正常的变化，包括精、气、血、津液等物质的新陈代谢及其相互转化。

饮食物转化为水谷精气；水谷精气化生为精、气、血、津液；津液转化为汗液、尿液。所有这些变化都是通过脏腑的功能活动即“气化”作用来完成的。所以说，气化就是体内物质代谢的过程，是物质转化和能量转化的过程。人体就是一个不断发生气化作用的机体，人体的生命活动全赖气化，气化是生命活动的本质所在。

（四）气的运动

气的运动又称为气机。人体的气处于不断的运动之中，它流行于全身各脏腑、经络等组织器官，无处不有，时刻推动和激发着人体的各种生理活动。气的运动一旦停止，人的生命活动也就终止了。

气运动的基本形式包括升、降、出、入四个方面。人体脏腑经络，精气血津液，均赖气机升降出入而相互联系，维持正常的生理功能，并与它周围环境不断地进行新陈代谢。就人体某个脏腑而言，气的升降出入运动有所侧重，如脾主升、胃主降。但从整个机体而言，升与降、出与入之间必须保持协调平衡，人体的生命活动才能正常进行。

气的运动失常，即气机失调。气机失调主要包括气滞、气逆、气陷、气闭、气脱等方面。

气滞，是指气机郁滞，气的运行不畅的病理状态。主要由于情志抑郁，或痰饮、食积、瘀血等实邪阻滞，导致局部或全身的气机不畅。临床常表现为局部的胀满、疼痛，甚至出现血瘀、水湿、痰饮等病理产物。

气逆，是指气的上升太过或下降不及，以致脏腑之气逆上为特征的一种病理状态。多因七情内伤，或饮食失调，或痰浊阻滞等所致。临床多见于肺、胃和肝等脏腑之气上逆。如肺气上逆，则见咳嗽、气喘；胃气上逆，则见恶心、呕吐；肝气上逆，则见头痛、眩晕、胸胁胀满、易怒等症。

气陷，是以气的升举无力为主要特征的一种病理状态，多由气虚发展而来。若患者素体虚弱，或因久病耗伤，脾气虚损不足，常导致脾不升清，中气下陷，临床可见腹泻，甚至胃下垂、子宫脱垂等。

气闭与气脱，都是以气的出入异常，或为闭塞，或为脱失的病理状态，临床常表现为昏厥或亡脱等病证。

（五）气的分类

人体的气，根据所在的部位、功能特点及来源不同，可分为元气、宗气、营气和卫气。

1. 元气　元有本始之意，元气为生命本始之气，在胚胎中已经形成，秘藏于肾中，是人体生命活动的原动力。

（1）生成与分布：元气根于肾，其组成以肾所藏的精气为主，依赖于肾中精气所化生。元气虽以先天之精为基础，又赖后天水谷精气的不断补充和培养。因此，元气的充沛与否，决定于父母先天之精是否充沛和脾胃化生的后天之精气是否充盛。

元气根源于肾，通过三焦循行于全身，内至脏腑，外达肌肤腠理，作用于全身各个脏腑组织。

（2）生理功能：元气的生理功能主要体现在两个方面：一是推动和促进人体的生长发育，并使机体逐步具备生殖能力；二是推动和激发脏腑、经络等组织器官的生理活动。

综上可知，元气作为构成人体和维持人体生命活动的本始物质，其越充沛，脏腑越强盛，身体越健康。若元气不足，则脏腑功能低下，容易产生多种疾病。

2. 宗气　宗气即胸中之气。宗气在胸中积聚之处，称作“上气海”，又名膻中。

（1）生成与分布：宗气是由肺吸入之清气和脾胃运化的水谷精气结合而生。饮食物经过脾胃的受纳、腐熟，化生为水谷精气，上输于肺，与由肺吸入的自然界清气相结合而化生为宗气。因此，肺的呼吸功能和脾胃之运化功能正常与否，直接影响着宗气的盛衰。

宗气积聚于胸中，通过上走息道（呼吸道），贯注心脉及沿三焦下行而布散全身。

（2）生理功能：宗气的生理功能主要体现在两个方面：一是上走息道以行呼吸。宗气上走息道，推动肺的呼吸。所以凡言语、声音、呼吸的强弱，均与宗气的盛衰有关。故临床上对语声低微、呼吸微弱、脉弱无力之候，称肺气虚弱或宗气不足。二是贯注心脉以行气血。宗气贯注心脉之中，帮助心脏推动血液循行，所以气血的运行与宗气盛衰有关。由于宗气积于胸中，临床上常以心尖搏动部位（虚里）的搏动情况和脉象来了解宗气的盛衰。

3. 营气　营气是运行于脉中、具有营养作用的气。因其富于营养，故称为营气。由于营气行于脉中，而又能化生血液，故常常“营血”并称。营气与卫气相对而言，属于阴，故又称为“营阴”。

（1）生成与分布：营气主要由脾胃运化的水谷精气所化生。其进入脉中，循脉运行全身，内入脏腑，外达肢节，终而复始，营周不休。

（2）生理功能：营气的生理功能，一是注入脉中，化生血液；二是循脉上下，营养全身。

4. 卫气　卫，有护卫、保卫之义。卫气与营气相对而言，属于阳，故又称“卫阳”。

（1）生成与分布：卫气同营气一样，也是由水谷精微所化生。其慓疾滑利，活动力强，不受脉管约束而敷布于脉管之外，外而皮肤肌腠，内而胸腹脏腑，布散全身。

（2）生理功能：卫气的生理功能主要体现在三个方面。一是护卫肌表，防御外邪入侵。卫气既可抵御外邪的入侵，又可驱邪外出。卫气充盛，抗御病邪能力强，机体就不易感受病邪，即使病邪已经入侵，也可祛除之。二是温养脏腑、肌肉、皮毛。卫气可以保持体温，维持脏腑进行生理活动所适宜的温度条件。三是调节控制汗孔的开合和汗液的排泄，以维持体温的恒定。卫气根据人体生命活动的需要，通过调节肌腠的开合来调体温，以维持人体内外环境的平衡。

二 血

（一）血的基本概念

血，即血液，是循行于脉中富有营养的红色液态物质，是构成人体和维持人体生命活动的基本物质之一。血主于心，藏于肝，统于脾，有规律地循行脉管之中，在脉内营运不息，以营养周身。脉作为血液的循行通道，被称为血之府。

（二）血的生成

血主要是由营气和津液所组成，营气和津液都来源于脾胃运化的水谷之精气，所以说脾胃为气血生化之源。

此外，肾藏精，精也是化生血液的基本物质。

（三）血的功能

1. 营养滋润全身　血的营养作用是由其组成成分所决定的。血循行于脉中，内达脏腑，外至肌肉、皮肤、筋骨，不断地为全身各脏腑器官提供营养，从而维持正常的生理活动。血的营养滋润作用正常，则面色红润，肌肉丰满壮实，肌肤和毛发光滑。当血的营养滋润作用减弱时，机体除脏腑功能低下外，还可见到面色不华或萎黄，肌肤干燥，肢体或肢端麻木、运动不灵活等表现。

2. 神志活动的物质基础　血是人神志活动的物质基础。血液充盈，则人精神旺盛，思维敏捷，活动自如。若血虚或运行失常，心神失养，则会出现惊悸、失眠、多梦等神志不安的症状。

（四）血的运行

血液在脉管中运行不息，流布于全身，环周不休，以营养全身的脏腑组织器官。血液正常地循行需要两种力量：推动力和固摄力。推动力是血液循环的动力，具体体现在心主血脉、肺助心行血及肝主疏泄功能方面。另一方面是固摄的力量，它是保障血液不致外溢的因素，具体体现在脾统血和肝藏血的功能方面。这两种力量的协调平衡维持着血液的正常循行。若推动力量不足，则可出现血液流速缓慢、滞涩，甚者血瘀等改变；若固摄力量不足，则可导致血液外溢，出现出血症。

三　津液

（一）津液的概念和分类

津液是人体一切正常水液的总称，包括各脏腑组织的正常体液和正常的分泌物，如胃液、肠液、唾液、关节液等。

一般地说，性质清稀，流动性大，主要布散于体表皮肤、肌肉和孔窍等部位，并渗入血脉，起滋润作用者，称为津；其性较为稠厚，流动性较小，灌注于骨节、脏腑、脑、髓等组织器官，起濡养作用者，称为液。因为津与液都来源于饮食水谷，且代谢过程中常相互转化，所以津液常并称。

（二）津液的代谢

津液在体内的代谢主要是依靠脾、肺、肾和三焦等脏腑的功能。脾主运化，将津液上输于肺；肺主行水，通调水道，通过宣发肃降使津液输布全身而灌溉脏腑、形体和诸窍，并将人体代谢后浊液通过三焦输送至肾；肾为水脏，将代谢后的浊液化成尿液通过膀胱排出体外。

（三）津液的功能

1. 滋润濡养　津液以水为主体，具有很强的滋润作用，富含多种营养物质，具有濡养功能。内而脏腑筋骨，外而皮肤毫毛，莫不赖津液以滋润和濡养。

2. 充养血脉　津液渗入血脉之中，成为血液的基本成分之一。津液使血液充盈，并濡养和滑利血脉。

四 气血津液的关系

气、血、津液之间有着相互渗透、相互为用、相互依存，又相互制约的密切关系。

（一）气与血的关系

气属阳，血属阴，气的功能以推动、温煦为主，血的功能以营养、滋润为主。两者之间存在着“气为血之帅”“血为气之母”的关系。

1. 气为血之帅　气为血之帅是指气能生血、气能行血和气能摄血。

（1）气能生血：指气的运动变化是血液生成的动力。从摄入的饮食物转化成水谷精微，从水谷精微转化成营气和津液，入脉中转化成赤色的血液，每一过程都离不开气的运动变化。故气旺则血充，气虚则血少。

（2）气能行血：指血液在脉中的循行有赖于气的推动，即所谓“气行则血行，气滞则血瘀”。心气的推动、肺气的宣发布散、肝气的疏泄条达均与血液的运行密切相关。

（3）气能摄血：即气对血的统摄作用。气摄血，实际上是脾统血的作用。如脾气虚，气不摄血，临床上就会出现各种出血病证，被称为“气不摄血”。

2. 血为气之母　血为气之母是指血能生气、血能载气。

（1）血能生气：指血不断为气的生成和功能活动提供营养，使气的生成与运行得以正常地进行。所以说血盛则气旺，血衰则气少。

（2）血能载气：指气存于血中，依附于血并赖血之运载而达全身。若血不载气，则气将飘浮不定，无所归附。所以临床上，出现大出血时，气亦随之散失，形成气随血脱之候。

（二）气与津液的关系

气与津液的关系主要表现在气能生津、气能行津、气能摄津和津能载气四个方面。

1. 气能生津　指气是津液生成与输布的物质基础和动力。津液源于水谷精气，而水谷精气赖脾胃之腐熟运化而生成。气推动和激发脾胃的功能活动，使中焦之气机旺盛，运化正常，则津液充足。所以气旺则津充，气弱则津亏。

2. 气能行津　指津液在体内的输布和排泄依赖于肺、脾、肾、三焦等脏腑之气的升降出入运动。由于气虚、气滞而导致的津液停滞，称作气不行水。故临床上治疗水肿时，行气与利水法常常并用。

3. 气能摄津　指气对津液具有固摄作用，能调节和控制津液的排泄，维持体内津液代谢的平衡。如果气虚固摄作用减弱，则会发生体内津液无故流失，如卫气不固而自汗，肾气不固而尿频、遗尿等。

4. 津能载气　如同血一样，津液也是气的载体，气必须依附于津液而存在。因此，津液的丢失，必导致气的耗损。如出汗过多，或大量呕吐、腹泻等不仅导致津液丧失，同时也会导致气随津脱。

（三）血与津液的关系

血和津液都是由水谷精气所化生，全身组织中的津液渗于脉中即成为血液的组成部分，而血液渗出脉外，则成为津液，故有“津血同源”之说，即“失津即失血，失血即失津”。所以在临床上，对失血者不宜用汗法，对大汗伤津者则不宜动血，即“夺血者无汗，夺汗者无血”。

目标检测

一、选择题

A_1型题

1. 气血生化之源是（　　）
A. 心　B. 肝　C. 脾　D. 肺　E. 肾
2. “君主之官”是（　　）
A. 心　B. 肝　C. 脾　D. 肺　E. 肾
3. 有“华盖”之称的脏是（　　）
A. 心　B. 肝　C. 脾　D. 肺　E. 肾
4. 具有“泌别清浊”功能的腑是（　　）
A. 胆　B. 三焦　C. 膀胱
D. 胃　E. 小肠
5. 具有运化水液功能的脏是（　　）
A. 三焦　B. 脾　C. 肝
D. 肾　E. 肺
6. 具有藏神功能的脏是（　　）
A. 心　B. 肝　C. 脾　D. 肺　E. 肾
7. “先天之本”是（　　）
A. 心　B. 肝　C. 脾　D. 肺　E. 肾
8. 抵御外邪侵袭有赖于气的（　　）
A. 推动作用　B. 温煦作用
C. 防御作用　D. 固摄作用
E. 气化作用
9. “肝肾同源”的理论依据为（　　）
A. 同居下焦　B. 水能生木
C. 同寄相火　D. 精血互化
E. 同源于水谷
10. 用理气活血法治疗血瘀的理论依据是（　　）
A. 气能生血　B. 气能行血
C. 气能摄血　D. 血能载气
E. 血可化气
11. 具有行呼吸、助心行血功能的气是（　　）
A. 卫气　B. 元气　C. 宗气
D. 营气　E. 心气
12. 既属六腑，又属奇恒之腑的是（　　）
A. 脑　B. 胆　C. 心包
D. 三焦　E. 膀胱
13. 对全身各脏腑起着温煦推动作用的是（　　）
A. 脾阳　B. 肺气　C. 心阳
D. 胃气　E. 肾阳
14. 易感冒，是气的什么功能减弱的表现（　　）
A. 推动作用　B. 温煦作用
C. 固摄作用　D. 防御作用
E. 气化作用
15. 气机失调包括（　　）
A. 气逆　B. 气陷　C.气滞
D. 气结　E. 以上均是
16. 具有主行血功能的脏是（　　）
A. 心　B. 肝　C. 脾
D. 肺　E. 肾
17. 具有主统血功能的脏是（　　）
A. 肝　B. 心　C. 脾
D. 肺　E. 肾
18. 维持人体体温相对恒定，依靠气的（　　）
A. 推动作用　B. 固摄作用
C. 防御作用　D. 温煦作用
E. 营养作用
19. 肝失疏泄最易造成（　　）
A. 气滞血瘀　B. 气不摄血
C. 气随血脱　D. 气血两虚
E. 气虚血瘀
20. 脾不统血可造成（　　）
A. 气滞血瘀　B. 气不摄血
C. 气随血脱　D. 气血两虚
E. 气虚血瘀

A_2型题

21. 临床上出现尿少、水肿、喘促等症，可判断是哪两脏功能失调（　　）
A. 心与肾　B. 脾与肾
C. 肺与肾　D. 肝与肾
E. 肝与脾
22. 临床上出现心悸、怔忡、心烦、腰膝酸软或见遗精，可判断是哪两脏功能失调（　　）
A. 心与肾　B. 脾与肾
C. 肺与肾　D. 肝与肾
E. 肝与脾

23. 患者突发心胸剧烈疼痛，如刺如绞，痛有定处，舌质紫黯，脉沉涩。其病变部位首先考虑是（ ）
A. 肝 B. 肺 C. 心
D. 肾 E. 以上都不是
24. 患者出现呕吐酸腐，脘腹胀满，吐后反快，嗳气厌食，大便秘结，舌苔厚腻，脉滑。其病变脏腑是（ ）
A. 胆 B. 胃 C. 三焦
D. 脾 E. 以上都不是
25. 患者，女性，52岁。近2个月来入睡困难，心悸多梦，甚则心烦不寐，舌红少苔，脉细数。其病变部位首先考虑是（ ）
A. 肾 B. 脾 C. 肝
D. 心 E. 肺
26. 患者，女性，48岁，平素性情急躁，近段时间经常感到两胁胀痛，叹气则舒。初步判断是（ ）
A. 肾不纳气 B. 脾气下陷
C. 肝气郁结 D. 心火上炎
E. 肺气上逆
27. 患者，男性，45岁。因腰膝酸软，阳痿2年来就诊。自觉身体疲倦，特别怕冷，小便清长，夜尿多，舌质淡，脉沉迟无力。应诊断为（ ）
A. 肾阳虚 B. 肾阴虚
C. 肺气虚 D. 脾阳虚
E. 心阳虚
28. 患者，男性，21岁，大学生。因学习压力大，1年前出现失眠多梦，记忆力下降。近半年来饮食量减少，饮食稍多即出现腹泻，自觉周身乏力。可诊断为（ ）
A. 心肾不交 B. 心脾两虚
C. 肝脾不调 D. 肝肾阴虚
E. 心肝血虚
29. 患者，女性，30岁。经行量多，色淡红，质清稀，伴有神疲肢倦，气短懒言，小腹空坠，舌淡，脉细弱。疾病的原因是（ ）
A. 气逆 B. 气虚
C. 气脱 D. 气滞
E. 气陷

二、名词解释

1. 神 2. 先天之精 3. 气 4. 津液

三、填空题

1. 藏象学说将脏腑分为________、________、________。
2. 肺主气包括________和________。
3. 脾主运化，主要表现在________和________两方面。
4. 肝在体合________，在窍为________，在志为________，在液为________。
5. 上焦如________，中焦如________，下焦如________。
6. 六腑“传化物”，故以__________为顺，以________为用。
7. 根据气所在部位、功能特点及来源的不同，可分为________、________、________、________。
8. 具有营养全身和化生血液作用的气是________。
9. 气的运动，称为________，气的运动形式主要有________、________、________、________四种。

四、简答题

1. 简述心、肝、脾、肺、肾的生理功能。
2. 为什么说脾为后天之本？
3. 简述气的功能。
4. 简述气与血之间的关系。
5. 为什么说六腑以通为用？

（张玉泉）

第3章 病因病机

●案例1-3-1

患者，女性，31岁。结婚4年未孕。患者平素性情急躁易怒，每次行经都推迟20天左右，经量中等，经色紫黑血块多，经期腹痛剧烈。经前胸胁、乳房胀痛，经后症状消失。舌质紫黯，苔薄白，脉沉弦。

问题：1. 掌握各种病因的致病特点，判断该患者是由何种原因造成的疾病？

2. 分析案例，上述临床表现产生的机理是什么？

3. 掌握基本病机，从邪正盛衰的角度分析该病情是正气不足还是邪气偏盛？

病因，是指破坏人体相对平衡状态而导致疾病发生的原因，又称致病因素。病机，是指疾病发生、发展与变化的机理。

第1节 病 因

导致疾病发生的原因多种多样，主要有六淫、疠气、七情内伤、饮食失宜、劳逸不当，以及外伤和虫兽伤等。

中医认识病因，除要考虑到可能作为致病因素的客观条件外，主要还是以病证表现为依据，也就是通过观察疾病的症状、体征等病态反应，加以分析归纳，推求病因，这种认识病因的方法称为“辨证求因”。

一 六淫

（一）六淫的概念

六淫，即风、寒、暑、湿、燥、火六种外感病邪的统称。风、寒、暑、湿、燥、火在正常情况下称为“六气”，是自然界六种不同的气候变化。六气是万物赖以生长的条件，一般不会使人致病。当气候变化异常，如六气变化太过或不及；或非其时而有其气（如春天应温而反寒，秋天应凉而反热等）；或人体的正气不足，抵抗力下降，不能适应正常的气候变化，六气才能成为致病因素，侵犯人体而发生疾病。伤人致病的六气称为“六淫”，又称为“六邪”。

（二）六淫致病的共同特点

1. 外感性　六淫多从肌表、口鼻侵犯人体而发病，故有“外感六淫”之称。六淫所致疾病，又称为外感病。

2. 季节性　六淫致病常有明显的季节性。如春季多风病，夏季多暑病，长夏多湿病，秋季多燥病，冬季多寒病等。六淫致病与时令气候变化密切相关，故所致疾病称为“时令病”。

3. 地域性　六淫致病常与生活、工作的区域和环境密切相关。如西北高原地区多寒病、燥病，东南沿海地区多湿病、温病；久居潮湿环境多湿病，高温环境作业多易患火热燥病。

4. 相兼性　六淫邪气既可单独侵袭人体致病，又可两种以上兼夹同时侵犯人体而致病，如风寒感冒、风热感冒、风寒湿痹。

5. 转化性　六淫致病在一定的条件下，其证候可发生转化。例如寒邪入里可以化热；热邪不解可以伤阴化燥等。

（三）六淫各自的致病特点

1. 风　风为春季的主气，但四季皆有，故风邪引起的疾病一年四季均可发生，以春季为多。风邪的性质及致病特点如下。

（1）风为阳邪，其性开泄，易袭阳位：风邪具有轻扬、向上、升发、向外的特性，故属于阳邪。其性开泄是指风邪侵犯人体易使腠理疏泄而开张。正因其善动而不居，其性升发，并善于向上向外，故风邪侵袭，常伤及人体的头面、肌表等属于阳的部位而出现发热、恶风、汗出、头痛、流涕、脉浮等症状。故《素问·太阴阳明论》说：“伤于风者，上先受之。”

（2）风性善行而数变：“善行”是指风邪致病具有病位游移、行无定处的特性。如风寒湿三气杂至引起的痹证，若见游走性关节疼痛，痛无定处，便属于风气偏盛的表现。“数变”是指风邪致病具有变化无常和发病迅速的特性。如风疹有皮肤瘙痒、疹块发无定处、此起彼伏、时隐时现的特点。

（3）风性主动：“动”指风邪致病在临床表现上具有动摇不定的特征。如风邪入侵，常见颜面肌肉抽掣，或眩晕、震颤、抽搐、颈项强直、角弓反张、两目上视等。临床上因感受风邪而面部肌肉颤动，或口眼㖞斜者为“风中经络”；因金刃外伤、复受风毒之邪而出现四肢抽搐、角弓反张等症，也属于风性主动的临床表现。

（4）风为百病之长：“长”，始、首之意。风邪是外邪致病的先导。六淫中其他病邪多依附于风邪而侵犯人体，如风寒、风热、风湿等。因风邪为外感疾病的主要致病因素，又多与其他邪气相合而致病，故称风为百病之长，六淫之首。

●案例1-3-2

赵某，女性，23岁。因口眼㖞斜3天就诊。患者3天前晨起洗脸漱口时突然发现左侧面颊动作不灵、嘴巴歪斜向右侧，伴有口水自左侧淌下。查体：患者形体偏胖，左侧眼裂扩大，鼻唇沟平坦，口角下垂，左侧不能做皱额、闭目、鼓气和噘嘴动作，舌质淡，苔白，脉浮滑。

问题：判断该患者所患病证是由哪种邪气导致？试用该邪气的致病特点分析其临床表现。

2. 寒　寒为冬季的主气，故冬季多寒病，但亦可见于其他季节气温骤降之时。此外，淋雨涉水、贪凉饮冷或汗出当风，亦常为感受寒邪之重要原因。寒邪致病根据其侵犯的部位深浅不同而有伤寒、中寒之别：寒邪伤于肌表，阻遏卫阳，称为“伤寒”；寒邪直中于里，伤及脏腑阳气，则为“中寒”。寒邪的性质和致病特点如下。

（1）寒为阴邪，易伤阳气：寒为阴气盛的表现，其性属阴，故寒为阴邪。阴寒偏盛，则阳气不足以驱除阴寒之邪，反为阴寒所遏伤，即“阴盛则阳病”。故感受寒邪，最易损伤人体阳气。例如：寒邪袭表，卫阳被遏，就会见到恶寒；寒邪直中太阴，损伤脾阳，则见脘腹冷痛、呕吐、腹泻等症。

（2）寒性凝滞：“凝滞”即凝结、阻滞不通之义。寒邪侵犯人体，阳气受损，往往会使经脉气血凝结，阻滞不通，不通则痛，从而出现各种疼痛的症状。例如：寒邪袭表，可见头项强痛、骨节疼痛；寒邪直中胃脘，可见脘腹冷痛等。

（3）寒性收引：“收引”，即收缩牵引之意。寒邪侵袭人体，可使气机收敛，皮肤、肌腠、筋脉收缩挛急。如寒邪侵袭肌表，毛窍腠理闭塞，卫阳被郁不得宣泄，可见恶寒发热，无汗；寒邪客于经络关节，经脉拘急收引，则可使肢体屈伸不利，拘挛作痛。

案例1-3-3

韩某，男性，33岁。恶寒头痛1天。患者1天前冒寒外出，剧烈运动大汗出后解衣纳凉，回家后即感恶寒、头项疼痛、周身骨节疼痛，略感发热，鼻塞、流清涕、无汗出。舌淡红，苔薄白，脉浮紧。

问题：判断该患者所患病证是由哪种邪气导致？试用该邪气的致病特点分析其临床表现。

3. 暑　暑为夏季的主气，具有明显的季节性，主要发生于夏至以后，立秋之前。暑邪纯属外邪，无内暑之说。暑邪的性质和致病特点如下。

（1）暑为阳邪，其性炎热：暑为夏季火热之气所化，火热属阳，故暑属阳邪。暑邪伤人多出现明显的阳热症状，如高热、面赤、心烦、脉象洪大等。暑热上炎，又易扰动心神，常见心烦闷乱不宁，甚至神志昏迷等症。

（2）暑性升散，伤津耗气：暑为阳邪，主升主散，故暑邪侵犯人体，可致腠理开泄而多汗。汗出过多，则易伤津液，津液亏损，即可出现口渴喜饮、尿赤短少等症。在汗出的同时，往往气随津泄而致气虚，所以，伤于暑者还可见气短乏力之象。故《素问·刺志论》说：“气虚身热，得之伤暑。”

（3）暑多夹湿：暑季气候炎热，且常多雨而潮湿，热蒸湿动，故暑邪常夹湿邪侵犯人体。其临床特点，除发热、烦渴等暑热症状外，常兼见四肢困倦、胸闷呕恶、大便溏泄而不爽等湿阻症状。

案例1-3-4

陈某，男性，21岁。发热1天。昨日天气炎热，于室外作业5小时，下午即感头晕、恶心、周身乏力，量体温39.5℃。休息1天，未见好转，今日来诊。患者仍感乏力，头晕，恶心欲呕，伴口干口渴、心烦、小便少而色黄。查体：面部、颈部皮肤潮红，出汗较多，体温39℃，舌红苔黄，脉数。

问题：判断该患者所患病证是由哪种邪气导致？试用该邪气的致病特点分析其临床表现。

4. 湿　湿为长夏的主气。长夏乃夏秋之交，阳热尚盛，雨水较多，氤氲熏蒸，水气上腾，潮湿充斥，为一年之中湿气最盛的季节，故长夏多湿病。但其他季节雨雪多亦可现潮湿气候。此外，涉水淋雨、居处潮湿、水中作业等，亦常为感受湿邪的重要原因。湿邪的性质及致病特点如下。

（1）湿为阴邪，易阻遏气机，损伤阳气：湿性重浊而类水，故为阴邪。湿邪侵犯人体，留滞于脏腑经络，最易阻遏气机，常出现胸闷脘痞、大便不爽、小便短涩等症。因湿为阴邪，阴盛则阳病，故湿邪入侵，常易损伤人体阳气。脾为阴土，主运化水湿，性喜燥恶湿，故湿邪留滞，常先困脾，而使脾阳不振，运化失权，水湿内停，发为腹泻、水肿、腹水等。

（2）湿性重浊："重"，即沉重或重着之意。是指感受湿邪而发病，其临床表现具有沉重、重着的特点。如湿邪袭表，可见周身困重、四肢倦怠、头重如裹。湿邪留滞经络关节，可见关节疼痛重着。"浊"，即秽浊，多指分泌物及排泄物秽浊不清。湿邪致病可出现各种秽浊症状，如面垢多眵、小便浑浊、大便溏泄、下痢黏液脓血、湿疹浸淫流水、妇女白带过多等。

（3）湿性黏滞："黏"，即黏腻；"滞"，即停滞。湿邪的黏腻停滞性质主要表现在两方面：一是症状的黏滞性，如大便黏腻不爽、小便涩滞不畅、舌苔黏腻等；二是病程的缠绵性，如湿疹、湿痹、湿温等病，均有反复发作，或时起时伏、病程较长、缠绵难愈的特点。

（4）湿性趋下，易袭阴位：湿性类水，水性下行，故湿邪有下趋的特性。湿邪致病具有易伤人体下部的特点。如水肿多以下肢较明显；淋浊、带下、泻痢等病证，多由湿邪下注所致。故《素问·太阴阳明论》说："伤于湿者，下先受之。"

●案例1-3-5

刘某，女性，43岁。腰部重痛3个月。患者素体肥胖，不喜运动，3个月前因外出淋雨后感腰部疼痛，伴沉重感，阴雨天加重。诊时：腰部疼痛而沉重感明显，面黄无光泽，身体困重，下肢乏力，脘腹胀满，不欲饮食，大便黏滞不爽，舌淡苔白腻，脉滑。

问题：判断该患者所患病证是由哪种邪气导致？试用该邪气的致病特点分析其临床表现。

5. 燥　燥为秋季的主气。秋季气候干燥，此时燥邪最易从口鼻皮毛而入，侵犯肺卫而产生外燥病证。燥邪为病，因相兼的寒热邪气不一，可分为温燥和凉燥。初秋尚有夏热之余气，多为温燥；深秋有近冬之寒气，多为凉燥。其他季节若久晴不雨，气候干燥也可发病。燥邪的性质及致病特点如下。

（1）燥性干涩，易伤津液：燥邪其性干燥，故外感燥邪最易耗伤人体的津液，造成阴津亏虚的证候，可见口鼻干燥、咽干口渴、皮肤干涩、毛发不荣、大便干结等症。

（2）燥易伤肺：肺为娇脏，喜润而恶燥，肺开窍于鼻，外合皮毛，而燥邪伤人，常自口鼻而入，故燥邪最易伤肺。燥邪犯肺，宣降失司，肺阴受损，从而出现干咳少痰、痰黏难咳、喘息胸痛，甚则痰中带血等症。

●案例1-3-6

王某，女性，56岁。干咳5天。患者1周前自感周身怕冷，量体温38℃，自服感冒冲剂，身热怕冷症状有所缓解，5天前出现干咳，痰少而黏稠，伴口燥咽干、口渴、小便短少而黄、大便干燥。查体：体温37℃，皮肤干燥，舌红苔薄黄，脉数。

问题：判断该患者所患病证是由哪种邪气导致？试用该邪气的致病特点分析其临床表现。

6. 火　火热为阳盛所生，火为热之极，火与热虽程度不同，但性质一致。火邪的性质和致病特点如下。

（1）火为阳邪，其性炎上：火为阳邪，其性升腾上炎。"阳胜则热"，故火邪致病多表现为高热烦渴、面红目赤、舌赤脉数等症。因其炎上，故头面部火热症状尤为明显，如口舌生疮、牙龈肿痛、目赤肿痛、咽喉肿痛、面赤等。

（2）火易伤津耗气：火热之邪，最易迫津外泄，消灼阴液，使人体阴津耗伤，故火邪致病，除有热象外，往往伴有口渴喜饮、咽干舌燥、小便短赤、大便秘结等津液耗伤的表现。同时，热邪迫津外泄，往往气随津泄，导致气津两伤，因此临床上还可见体倦乏力、少气懒言等气虚的症状。

（3）火易生风动血：火热之邪侵犯人体，易引起肝风内动和血液妄行的病证。因高热伤津，筋脉失养，而致肝风内动，此称为“热极生风”，症见高热抽搐、颈项强直、角弓反张等；火热邪气易灼伤脉络，迫血妄行，导致各种出血，如咯血、吐血、尿血、便血，妇女月经过多、崩漏等症。

（4）火易扰心神：心在五行中属火，火热性躁动，与心相应，故火热之邪易入营血，影响心神，轻者心神不宁而心烦失眠；重者可见狂躁不安，神昏谵语等症。

（5）火易致肿疡：火热之邪入于血分，可聚于局部，腐蚀血肉发为痈肿疮疡。临床辨证以疮疡红、肿、热、痛甚至化脓溃烂为特征。

● 案例 1-3-7

范某，男性，31岁。3天前因受凉出现周身酸痛，怕冷。昨晚出现高热，体温高达39.5℃。今晨来就诊。患者身热汗出，烦躁，口渴欲饮，颜面、颈部及胸前皮肤轻度充血，前胸可见多个瘀点，球结膜充血，舌红苔黄燥，脉数。

问题：判断该患者所患病证是由哪种邪气导致？试用该邪气的致病特点分析其临床表现。

附：内生五邪

人体所发具有六淫致病特点的病证，除外感邪气所致外，还可因机体阴阳失调、脏腑功能失常导致，因起于内，故分别称为“内风”“内寒”“内湿”“内燥”“内火”，被称为“内生五邪”。

（一）内风

内风主要是由肝脏功能失调，肝阳亢逆所致，故称肝风内动。临床可见头目眩晕、四肢麻木、手足震颤、四肢抽搐，甚者突然昏倒、不省人事、口眼歪斜、半身不遂等。

（二）内寒

内寒是指机体阳气虚衰，温煦、气化功能减退，阳不制阴，虚寒内生的病理状态。内寒多有先天禀赋不足，或久病伤阳，或外感寒邪伤及阳气，机体失于温煦而致。临床以畏寒喜暖为主要表现，并见面色苍白、四肢不温、筋脉拘挛、肢体关节疼痛、呕吐清水、小便清长、下利清谷等虚寒之象。内寒的病机主要是脾肾阳气虚衰，而尤以肾阳虚衰为著。

（三）内湿

内湿为水液代谢失常的病理产物，与肺、脾、肾脏腑功能失调有密切关系，但与脾的关系最为密切。脾失健运，水液不化，可聚而成湿。临床表现为胸闷、呕恶、脘腹痞满、食欲下降、口腻或口甜、头身困重、水肿、尿浊、便溏、舌苔厚腻等症。由于内生之湿多因脾虚所致，故又称“脾虚生湿”。

（四）内燥

内燥是指机体津液不足，人体各组织器官和孔窍失其濡润，而出现的以干燥、枯涩、失润为特征的病理变化。可由久病耗伤阴液，或大汗、大吐、大泻，或大失血，以及热性疾病中热盛伤阴耗津所致。临床多见口燥咽干、唇焦、皮肤干燥甚则起皮脱屑、干咳无痰、小便短少、大便干结等津亏之症。

（五）内火（热）

内火（热）是由于阳盛有余或阴虚阳亢而产生的火热内扰、功能亢奋的病理变化。内火有虚实之分，阳气过盛，功能亢进为实火，临床可见壮热恶热、面红目赤、烦躁不安、口舌糜烂、渴喜冷饮、尿赤便秘等实热征象；阴虚不能制阳，阳气相对亢盛为虚火，临床可见潮热盗汗、五心烦热、两颧潮红、咽干口燥等虚热征象。

二 疠气

（一）疠气的基本概念

疠气，是一类具有强烈的传染性和流行性的外感致病因素，又称“疫气”“戾气”等。因疠气而发的疾病则称“疫病”“瘟病”或“瘟疫病”。疠气的传播途径，前人认识到主要是通过空气传播，多从口鼻侵入人体致病。此外，疠气也可随饮食、接触、蚊虫叮咬及其他途径侵入人体而致病。

疠气致病的种类很多，如大头瘟（痄腮）、肠伤寒、疫毒痢、白喉、烂喉丹痧（猩红热）、天花、鼠疫、霍乱、疫黄（急性传染性肝炎）、禽流感等。实际包括了许多现代传染病。2002年冬至2003年春，广东、北京等地的传染性非典型肺炎（非典）即属于中医疠气所致瘟疫的范畴。

（二）疠气的致病特点

1. 传染性强，易于流行　疠气可通过空气、食物、接触等途径在人群中传播，故具有强烈的传染性和流行性。

2. 发病急骤，病情危重　一般来说，六淫致病比内伤杂病发病急，而疠气发病则比六淫发病更急，且来势凶猛、病情危笃。《诸病源候论》说：“人感乖戾之气而生病，则病气转相染易，乃至灭门。”

3. 一气一病，症状相似　疠气所致疾病种类很多，一种疠气具有导致一种相应疫病的特异性。故当某一种疠气流行时，其临床症状基本相似。此外，疠气有特异的亲和力，某种疠气会专门侵犯某脏腑经络或某一部位发病。例如大头瘟，无论患者是男是女，一般都表现为耳下腮部发肿。

疠气的发生与流行常与气候、环境、饮食和预防措施是否得当等因素有关。自然气候严重或持久的反常变化，如久旱酷热、水涝、湿雾瘴气等，可助长疠气滋生传播而导致疫疠的流行；环境卫生不良，如水源、空气污染易滋生疠气；食物污染、饮食不当也易引起疫疠的发生与流行。预防隔离可防止疫疠发生，控制其流行蔓延，预防隔离工作不力，会导致疫疠的发生与流行。

链接

传染性非典型肺炎

2002年，传染性非典型肺炎在中国广东顺德首发，并扩散至东南亚乃至全球，直至2003年中期疫情才被逐渐消灭。经研究发现，传染性非典型肺炎为一种由冠状病毒（SARS-CoV）引起的急性呼吸道传染病，世界卫生组织将其命名为严重急性呼吸综合征（severe acute respiratory syndrome，SARS）。临床特征为发热、干咳、气促，并迅速发展至呼吸窘迫，外周血白细胞计数正常或降低，胸部X线为弥漫性间质性病变表现。又称传染性非典型肺炎、SARS。本病主要传播方式为近距离飞沫传播或接触患者呼吸道分泌物。

三 七情内伤

（一）七情的基本概念

七情是指人的喜、怒、忧、思、悲、恐、惊七种情志变化，在正常情况下，七情是人体对外界客观事物和现象做出的不同情志反应。若将七情分属于五脏，则可以喜、怒、思、悲、恐为代表，分属于心、肝、脾、肺、肾，称为五志。七情一般不会致人生病，只有过于突然、强烈或持久的情志刺激，超过人体本身的生理调节范围，引起脏腑气血功能紊乱，才会导致疾病的发生。七情能否导致发病，除七情强度外，还与机体本身的耐受、调节能力有关。

（二）七情的致病特点

七情致病与六淫不同，是直接影响有关的内脏而发病，病由内生，因而又称内伤七情。人体的情志活动与脏腑气血关系密切，五脏的精气是情志活动的物质基础。如《素问·阴阳应象大论》说："人有五脏化五气，以生喜怒悲忧恐。"因此，脏腑气血的变动会影响情志的变化，强烈的精神刺激、情绪波动，必然会导致脏腑气血失调而发生疾病。七情导致疾病发生的特点可总结为以下三点。

1. 直接伤及内脏　由于五脏与情志活动有相对应的密切关系，故不同的情志刺激，可损伤相应的脏腑，即"怒伤肝""喜伤心""思伤脾""忧伤肺""恐伤肾"。但并非绝对如此，因为人体是一个有机的整体。《灵枢·口问》说："心者，五脏六腑之主也……故悲哀愁忧则心动，心动则五脏六腑皆摇。"指出心是人体生命活动的主宰，既主宰人的生理活动，也主宰人的心理活动，包括情志活动，所以七情刺激均可损及于心，心神受损又常波及其他脏腑而发病。

此外，肝藏血，主疏泄，调畅情志；脾为气血生化之源，气机升降之枢纽，故临床上情志所伤的病证，以心、肝、脾三脏多见。如伤肝可见精神抑郁，烦躁易怒，头晕目眩，两胁胀痛，嗳气太息，或咽中梗塞，或妇女月经不调、乳房胀痛结块；伤心可见心悸怔忡，失眠多梦，心神不宁，或精神恍惚、哭笑无常，或狂躁妄动、精神错乱；伤脾可见饮食不振，脘腹痞满等。

2. 影响脏腑气机　七情致病常常影响脏腑气机，导致气血运行紊乱。《素问·举痛论》说："怒则气上，喜则气缓，悲则气消，恐则气下……惊则气乱……思则气结。"

怒则气上，是指过度愤怒可使肝气疏泄太过，而致肝气上逆，血随气逆，并走于上。临床常见肝气上逆症状有头胀头痛，面红目赤，或呕血，甚则昏厥卒倒。

喜则气缓，包括缓和紧张情绪和心气涣散两个方面。在正常情况下，喜能缓和精神紧张，使营卫通利，心情舒畅。但暴喜过度，又可使心气涣散，神不守舍，出现精神不集中，甚则失神狂乱。

思则气结，是指思虑过度，可使脾气郁结，以致脾不健运，出现纳呆、脘腹胀满、腹泻等症。

悲则气消，是指过度悲忧，可耗伤肺气，出现胸闷气短、意志消沉、情绪低落等症。

恐则气下，是指恐惧过度，可使肾气不固，气泄于下，临床上可见溺频溲多，或二便失禁、遗精等症。《灵枢·本神》说："恐惧而不解则伤精，精伤则骨酸痿厥，精时自下。"

惊则气乱，是指突然受惊，损伤心气，导致心气紊乱，心无所倚，神无所归，虑无所定，临床出现心悸、惊慌失措等症。

3. 影响病情变化　在许多疾病的演变过程中，若患者受七情刺激而引起较剧烈的情志波动，往往会使病情加重，或急剧恶化。如素有肝阳上亢的患者，若遇事恼怒，肝阳暴张，血气上逆，便会突然出现眩晕欲仆，甚至昏厥不省人事、半身不遂、口眼㖞斜等而发为中风。反之，乐观豁达，积极同疾病作斗争，可使五脏安和，气机调畅，病情往往可减轻，甚至可因精神刺激的解除而使疾病获愈。故而正确地调摄精神情志，不仅可以祛病康体，对于摄生、延缓衰老也有十分重要的意义。

四 饮食劳逸

饮食是维持生命活动的基本条件，劳逸结合是保证身体健康的必要条件。但是饥饱失常、饮食不洁、饮食偏嗜、劳逸过度又常为致病因素，导致疾病的发生。

（一）饥饱失常

饮食以适量和有节律为宜，每个人适度的饮食量根据其年龄、性别、体质、工作种类而不同，但每日进食的次数与时间则应相对稳定。所谓饥饱失常，一方面是指饮食量明显低于或超过本人的适度饮食量，即过饥与过饱；另一方面指进食的时间无定时，称为食无定时。

1. 过饥　饮食水谷摄入量不足，气血生化乏源，气血得不到足够的补充，日久则气血衰少而为病。临床上常可出现面色无华、心悸气短、全身乏力等症状。同时还可因正气虚弱，抵抗力降低而继发其他病证。

2. 过饱　暴饮暴食，饮食摄入过量，超过脾胃受纳运化与六腑传化的能力，可导致饮食停滞，脾胃损伤，升降失司，出现脘腹胀满、嗳腐吞酸、厌食、恶心呕吐、大便溏泄等症。小儿由于脾胃功能较弱，加之食量不知自控，故常易发生食伤脾胃的病证，久则酿成疳积等。另外，食积日久既可郁而化热，又可聚湿生痰。经常饮食过量，不仅可导致消化不良，而且常易影响肠道气血流通，使筋脉郁滞，可引发痔。

3. 食无定时　食无定时，主要影响脾胃气机升降及六腑传化虚实更替的正常秩序，久则气机逆乱，纳运失常，脾胃功能失调。

（二）饮食不洁

饮食不清洁、不卫生可引起多种胃肠道疾病，出现腹痛、吐泻等症；引起寄生虫病，如蛔虫、蛲虫、绦虫、姜片虫等，临床表现为腹痛、嗜食异物、面黄肌瘦等。若进食腐败变质、有毒食物，可导致食物中毒，常出现剧烈腹痛、吐泻，重者可出现昏迷或死亡。

（三）饮食偏嗜

饮食品种多样化，才能满足人体对各种营养成分的需要。若饮食过寒过热，或五味偏嗜，均可导致阴阳失调，或营养缺乏而发病。

1. 五味偏嗜　人体的精神气血都是由饮食五味所资生，五味与五脏，各有其亲和性。《素问·至真要大论》说："夫五味入胃，各归所喜，故酸先入肝，苦先入心，甘先入脾，辛先入肺，咸先入肾。"如果长期嗜好某种食物就会造成与之相应的内脏功能偏盛，久之则可损伤其他脏腑，破坏五脏的平衡协调，导致疾病的发生。

2. 寒热偏嗜　饮食偏寒偏热，可引起脏腑阴阳盛衰变化而导致疾病的发生。若过食生冷寒凉之品，可损伤脾胃阳气，从而内生寒湿，发生腹痛、腹泻等症；若偏嗜辛温燥热之品，则可导致胃肠积热，出现口渴、口臭、便秘或酿成痔等。

（四）劳逸过度

正常的劳动有助于气血流通，增强体质；必要的休息可以消除疲劳，恢复体力和脑力。二者均有利于维持人体正常的生理活动，是保证人体健康的要素。但长时间的过度劳累或过度安逸，则会成为致病因素而使人发病。

1. 过劳　过劳，包括劳力过度、劳神过度和房劳过度三个方面。

（1）劳力过度：指长期强力劳作，易积劳成疾。一者会出现《素问·举痛论》所说的“劳则气耗”的病理表现，临床可见少气懒言、体倦神疲、喘息汗出等症；二者会导致形体损伤，即劳伤筋骨，如《素问·宣明五气》说：“久立伤骨，久行伤筋”。

（2）劳神过度：指思虑太过，劳伤心脾。脾在志为思，心藏神、主血脉，思虑太过则可暗耗心血，损伤脾气，临床可见心悸、健忘失眠、多梦及纳呆、腹胀、便溏等症。

（3）房劳过度：指性生活不节，房事过度。肾藏精、主封藏，如房事过频则肾精耗伤，临床可见腰膝酸软、眩晕耳鸣、精神萎靡、性功能减退，或遗精、早泄、阳痿等症。

2. 过逸　过逸即过度安逸，包括体力过逸和脑力过逸两个方面。若体力过逸，一则气机不畅，易致脾胃等脏腑功能呆滞不振，出现食少、胸闷、腹胀、肢困、肢体软弱或形体臃肿等症；二则阳气不振，正气虚弱，脏腑功能减弱，抵抗力下降，常见动则心悸、气喘、汗出，或易感外邪致病。而脑力安逸，长期懒于动脑，会出现记忆力下降、反应迟钝、精神萎靡等症。

五　病理产物

在疾病过程中形成的病理产物，又能倒果为因，成为引起其他疾病的病理因素，直接或间接地作用于某些脏腑而引起疾病。

（一）痰饮

1. 痰饮的概念　痰饮是水液代谢障碍所形成的病理产物。稠厚的称痰，清稀的称饮。

痰可分为有形之痰和无形之痰两类。有形之痰是指视之可见、闻之有声、触之可及的痰，如咳咯的痰液、触之可及的瘰疬等；无形之痰是指停滞于脏腑经络等组织中未被排出的痰液，可见到痰之常见症状，但看不到有排出的实质性痰，可表现出头晕目眩、苔腻、脉滑等。

饮即水液停留于人体局部，因其所停留的部位及症状不同而有“痰饮”“悬饮”“溢饮”“支饮”等不同名称。由于痰饮均为津液在体内停滞而成，因而许多情况下，痰与饮并不能截然分开，故常统称为痰饮。

2. 痰饮的形成　痰饮多由外感六淫、饮食所伤或内伤七情等，使脏腑气化功能失常，水液代谢障碍，以致水津停滞而成。

3. 痰饮的致病特点

（1）阻滞气机气血：痰饮一旦形成，既可阻滞气机，影响脏腑气机的升降，又可以流注经络，阻碍气血的运行。如痰饮停留于肺，使肺失宣肃，可出现胸闷气喘、咳嗽咳痰等；痰饮流注经络，易使经络阻滞，气血运行不畅，出现肢体麻木；痰饮结聚于局部，则形成痰核瘰疬或阴疽流注等。

（2）致病广泛多端：痰饮可随气机升降，内至五脏六腑，外达四肢百骸、肌肤腠理，无所不至而致病。由于其致病面广，发病部位不一，故有“百病多由痰作祟”之说。痰饮也易与其他邪气相合，形成风痰、热痰、寒痰、痰瘀互结等多种病证。

（3）重浊黏滞缠绵：痰饮由水湿停聚而成，具有湿邪重浊黏滞的特性。所致病证，大多具有沉重、秽浊或黏滞不爽的症状，同时痰饮致病，均表现为病势缠绵，病程较长。

（二）瘀血

1. 瘀血的概念　瘀血是指体内血行滞缓或血液凝聚而形成的病理产物。包括体内瘀积的离经之血和阻滞于血脉及脏腑内运行不畅的血液。

2. 瘀血形成的原因

（1）气虚：气虚运血无力，血行瘀滞；或气虚不能统血，血溢脉外而为瘀血。

（2）气滞：气为血之帅，气行则血行，气滞则血瘀。

（3）血寒：寒邪客于血脉，则血液凝涩，运行不畅而成瘀。

（4）血热：热入营血，热与血相结，使血液黏滞而运行不畅；或热灼脉络，迫血妄行，均可导致瘀血。

（5）出血：因各种外伤致脉管破损而出血，成为离经之血；或其他原因，如脾不统血、肝不藏血而致出血，若所出之血不能及时消散或排出体外，留积于体内则成瘀血。

3. 瘀血的病证特点　瘀血一经形成，不仅失去正常的濡养作用，还易阻滞气机，阻碍血脉运行，终致脉道瘀塞，气血不通，从而引发多种新的疾病。此外，还会产生“瘀血不去，新血不生”的不良后果。瘀血所致的病证一般具有如下特征。

（1）疼痛：瘀血阻滞经脉，不通则痛。其致痛特点为刺痛，痛处固定不移、拒按，夜间痛甚。

（2）肿块：瘀血阻内，凝聚不散，会形成肿块。积于体表则可见青紫肿胀；积于体内则成癥块，触之痞硬，且有压痛、固定难移。

（3）出血：血色多紫黯，或夹有血块。

（4）望诊特点：面色黧黑或紫黯，肌肤甲错，口唇、爪甲青紫；舌质紫黯，或有瘀点、瘀斑，舌下脉络青紫、曲张、纡曲。

（5）脉象：多见脉细涩、沉弦，或结或代等。

（三）结石

结石是由于体内湿热浊邪，蕴结不散，久经煎熬，形成砂石样的病理产物，常见的有肾结石、膀胱结石、胆结石和胃结石等。一般而言，结石小者，临床症状不明显，且易于排出；结石大者，则难以排出，留滞体内而致病，称为继发性病因。

结石主要是由于脏腑本虚，湿热浊邪乘虚而入，蕴结不散，日渐煎熬而成。其致病特点为：①病程较长，时起时伏。结石可长期滞留于脏腑之内，随机体状态时发时止，休作无定时。②易阻滞气机，导致疼痛。结石作为有形之邪，停留脏腑内，多易阻滞气机，影响气血流通，不通则痛，故常见局部胀痛、按压痛或绞痛等。③随病位不同，而有不同表现。如肾、膀胱结石，可见腰痛、尿血；胆结石，则多见胁痛、黄疸。

第2节　病　　机

● 案例1-3-8

患者，男性，47岁，农民。自述5年前即经常出现腹痛，常因过食生冷而诱发，温熨热敷可自行缓解，病情时重时轻，未经系统治疗。1周前不慎着凉腹痛加重，现腹痛喜按，纳少，腹胀，四肢不温，大便溏薄，舌淡胖，苔白滑，脉沉迟无力。

问题：1. 从邪正盛衰的角度分析，该病情属哪种情况？为什么？

2. 从阴阳失调的角度分析，该病情属哪种情况？为什么？

病机即疾病发生、发展与变化的机理。病机揭示了疾病全过程的本质，研究病机是认识疾病的关键，是进行正确诊断、治疗及护理的前提。

一 发病

发病是指疾病的发生过程。疾病的发生关系到正气与邪气两个方面。所谓正气，指人体正常的功能和物质基础，及由此产生的对疾病的抵抗力、组织损伤后的修复能力、患病后的康复能力。所谓邪气，是对一切致病因素的统称。生理状态下，人体处于阴阳平衡、物质充足、功能良好的状态，一旦受到邪气的侵袭，阴阳平衡被打破，功能异常，就意味着疾病可能发生。但是，疾病能否发生取决于正气对疾病的抵抗力，如果正气抗邪能力强大，疾病就不会产生，反之亦然。正所谓"正气存内，邪不可干""邪之所凑，其气必虚"。因此，正气是疾病发生的主导因素。然而如果邪气特别强，正气虽盛也难以抵御时，邪气就成为发病的重要条件，如疠气、枪弹伤、烫伤、虫兽伤等。

总之，正胜邪则不发病，邪胜正则发病。

二 基本病机

基本病机主要包括邪正盛衰、阴阳失调等。

（一）邪正盛衰

在疾病过程中，正气和邪气这两种力量不是固定不变的，而是在其不断斗争的过程中，发生力量对比的消长盛衰变化。随着体内邪正的消长盛衰变化，形成了疾病的虚实病机及变化。

1. 虚实病机　《素问·通评虚实论》说："邪气盛则实，精气夺则虚。"虚和实是相比较而言的一对病机概念。

实，指邪气盛，是以邪气亢盛为矛盾主要方面的一种病理状态。即邪气的致病力强盛，而正气的抗病能力未衰，能积极与邪气抗争，故正邪相搏，斗争激烈，病理反应明显。临床上常出现亢盛、有余的证候。实证常见于外感六淫和疠气致病的初期和中期，或见于痰湿、水饮、食积、气滞、瘀血等引起的内伤病证。临床上常见壮热、狂躁、声高气粗、腹痛拒按、二便不通、脉实有力、舌苔厚腻等表现。

虚，指正气不足，是以正气虚损为矛盾主要方面的一种病理反应。即机体的正气虚弱，防御能力和调节能力低下，而邪气已退或不明显，故难以出现邪正斗争剧烈的病理反应。临床上表现为一系列虚弱、衰退和不足的证候。虚证多见于外感病的后期，以及各种慢性病证日久，耗伤人体的精血津液，或因暴病吐利、大汗、亡血等使正气随津血而脱失。临床上常见神疲体倦、面色无华、气短、自汗、盗汗，或五心烦热，或畏寒肢冷、脉虚无力等表现。

2. 虚实变化　邪正的消长盛衰，不仅可以产生比较单纯的虚或实的病理变化，而且在某些病程较长、病情复杂的疾病中，还会出现虚实之间的多种变化，主要有虚实错杂、虚实转化等。

（1）虚实错杂：是指在疾病过程中，邪盛和正虚同时存在的病理状态。虚实错杂包括虚中夹实和实中夹虚两种情况。

虚中夹实：是指病理变化以正虚为主，又兼有实邪为患的病理状态。如临床上的脾虚湿滞证，由于脾气不足，运化无权，而致湿邪内生，阻滞中焦。临床上既有属脾气虚弱的神疲肢倦、食少纳呆、食后腹胀、大便不实等症状，又兼属湿滞病变的口黏、脘痞、舌苔厚腻等表现。

实中夹虚：指病理变化以邪实为主，又兼有正气虚损的病理状态。如在外感热病发展过程中，由于热邪伤阴，可形成邪热炽盛、阴气受损的病证。临床表现既有高热气粗、心烦不安、面红目赤、尿赤便秘、苔黄脉数等实热症，又兼见口渴引饮、气短心悸、舌燥少津等阴气不足症。

（2）虚实转化：指在疾病过程中，由于邪气伤正，或正虚而邪气积聚，发生病机性质由实转虚或因虚致实的变化。

（二）阴阳失调

阴阳失调，即阴阳之间失去平衡协调的简称，是指在疾病的发生发展过程中，由于各种致病因素的影响，导致机体的阴阳双方失去相对的平衡协调而出现的阴阳偏胜、偏衰、互损、格拒、亡失等一系列病理变化。一般说来，邪正盛衰是病证虚实的机理，阴阳失调是病证寒热的病机，二者在阐释疾病的发生发展及转归机理时，是联合应用、互为羽翼的。

1. 阴阳偏胜　阴阳偏胜，是指人体阴阳双方中的某一方高于正常水平的病理性状态，属“邪气盛则实”的实证。包括阳偏盛和阴偏盛。

（1）阳偏胜：阳偏胜，即阳盛，是指机体在疾病过程中，所出现的一种阳气病理性偏盛，功能亢奋，机体反应性增强，热量过剩的病理状态。一般地说，其病机特点多表现为阳盛而阴未虚的实热证。

形成阳偏胜的主要原因，多由于感受温热阳邪，或虽感受阴邪，但从阳化热；也可由于情志内伤，五志过极而化火，或因气滞、血瘀、食积等郁而化热所致。总之，邪从外来则多因感受阳邪；邪自内生，则多与气机郁结化火有关。

阳气具有温煦、推动、兴奋等作用，阳气病理性亢盛，则以热、动、燥为其特点，故阳气偏胜可见壮热、烦渴、面红、目赤、尿黄、便干、苔黄、脉数等症。阳热亢盛则对阴气的制约太过，所以说“阳胜则阴病”，即阳盛则耗伤阴气。阳盛之初，对阴气的损伤不明显，出现实热证；如果病情发展，阳热亢盛且明显耗伤机体阴气，病则从实热证转化为实热兼阴亏证；热病后期，若阴气大伤，病疾可由实转虚发展为虚热证。

（2）阴偏胜：阴偏胜，即阴盛，是指机体在疾病过程中所出现的一种阴气病理性偏盛，功能抑制，热量耗伤过多，病理性代谢产物积聚的病理状态。一般地说，其病机特点多表现为阴盛而阳未虚的实寒证。

形成阴偏胜的主要原因，多由于感受寒湿阴邪，或过食生冷，寒邪中阻等。

阴气具有凉润、抑制、宁静等作用，阴气病理性亢盛，则以寒、静、润为其特点，如形寒、肢冷、蜷卧、舌淡而润、脉迟等，即是阴气偏胜的具体表现。阴气亢盛则过度制约阳气，所以说“阴胜则阳病”，即阴盛则损伤阳气。由于阴寒内盛多伤阳气，故在阴偏胜时，常同时伴有程度不同的阳气不足，形成实寒兼阳虚证；若阳气伤甚，疾病可由实转虚发展为虚寒证。

2. 阴阳偏衰　阴阳偏衰，是指人体阴阳双方中的一方低于正常水平的病理状态，属“精气夺则虚”的虚证。阴阳偏衰产生的原因是阴阳一方对另一方制约不足。包括阳偏衰和阴偏衰。

（1）阳偏衰：阳偏衰，即是阳虚，是指机体阳气虚损，功能减退或衰弱，代谢减缓，产热不足的病理状态。一般地说，其病机特点多表现为机体阳气不足，阳不制阴，阴气相对偏亢的虚寒证。

形成阳偏衰的主要原因，多由于先天禀赋不足，或后天失养，或劳倦内伤，或久病损伤阳气所致。由于阳气的温煦功能减弱，因而人体热量不足，难以温暖全身而出现寒象，见畏寒肢冷等症；由于兴奋作用减弱，可见精神不振、喜静萎靡等症，此乃“阳虚则寒”的主要机理。故阳虚则寒可见到面色㿠白、畏寒肢冷、脘腹冷痛、舌淡、脉迟等寒象，以及喜静蜷卧、小便清长、下利清谷、脉微细等虚象。

（2）阴偏衰：阴偏衰，即是阴虚，是指机体阴气不足，阴不制阳，导致阳气相对偏盛，功能虚性亢奋的病理状态。一般地说，其病机特点多表现为阴气不足，阳气相对偏盛的虚热证。

形成阴偏衰的主要原因，多由于阳邪伤阴，或五志过极化火伤阴，或久病伤阴所致。阴偏衰时，主要表现为凉润、抑制与宁静的功能减退，从而出现虚热、失润及虚性亢奋的症状。所谓“阴虚则热”，即是指阴气不足，不能制阳，阳气相对亢盛，从而形成阴虚内热、阴虚火旺和阴虚阳亢等表现。如五心烦热、骨蒸潮热、面红、消瘦、盗汗、咽干口燥、舌红少苔、脉细数等，即是阴虚则热的表现。

3. 阴阳互损　阴阳互损，是指在阴或阳任何一方虚损的前提下，病变发展影响相对的一方，形成阴阳两虚的病机。阴阳互损包括阴损及阳和阳损及阴。

（1）阴损及阳：阴损及阳，是指由于阴精亏损，累及阳气生化不足或无所依附而耗散，从而在阴虚的基础上又导致了阳虚，形成了以阴虚为主的阴阳两虚病理状态。例如肝阳上亢证，其病机主要为肝肾阴虚，水不涵木，阴不制阳的阴虚阳亢，但病情发展，亦可进一步耗伤肝肾精血，影响肾阳化生，继而出现畏寒、肢冷、面色㿠白、脉沉细等肾阳虚衰的症状，转化为阴损及阳的阴阳两虚证。

（2）阳损及阴：阳损及阴，系指由于阳气虚损，无阳则阴无以生，从而在阳虚的基础上又导致了阴虚，形成以阳虚为主的阴阳两虚病理状态。例如肾阳亏虚、水泛为肿一证，其病机主要为阳气不足，气化失司，水液代谢障碍，津液停聚而水湿内生，溢于肌肤所致，但其病变发展，则又可因阳气不足而导致阴气化生无源而亏虚，出现日益消瘦、烦躁等症，甚则出现阳升风动而抽搐等肾阴亏虚之征象，转化为阳损及阴的阴阳两虚证。

4. 阴阳格拒　阴阳格拒，是在阴阳偏盛基础上由于阴阳双方相互排斥而出现寒热真假病变的一类病机，包括阴盛格阳和阳盛格阴两个方面。

（1）阴盛格阳：阴盛格阳，又称格阳，系指阴寒偏盛至极，壅闭于内，逼迫阳气浮越于外，而相互格拒的一种病理状态。阴寒内盛是疾病的本质，由于排斥阳气于外，可在原有面色苍白、四肢逆冷、精神萎靡、畏寒蜷卧、脉微欲绝等阴气壅盛于内表现的基础上，又出现面红、烦热、口渴、脉大无根等假热之象，故称其为真寒假热证。

（2）阳盛格阴：阳盛格阴，又称格阴，系指阳热偏盛至极，深伏于里，阳气被遏，郁闭于内，不能外达于肢体而将阴气排斥于外的一种病理状态。阳盛于内是疾病的本质，但由于格阴于外，可在原有壮热、面红、气粗、烦躁、舌红、脉数大有力等邪热内盛表现的基础上，又现四肢厥冷、脉象沉伏等假寒之象，故称为真热假寒证。

阴阳亡失的亡阴和亡阳将在八纲辨证中讲解。

综上所述，在疾病的发生和发展过程中，病机的虚和实是相对的。由实转虚、因虚致实和虚实夹杂，常常是疾病发展过程中的必然趋势。因此，在临床上不能以静止的、绝对的观点来对待虚和实的病机变化，而应以动态的、相对的观点来分析虚和实的病机。阴阳失调的病机，是以阴阳的属性，阴阳的对立制约、互根互用及相互消长、转化等理论，来阐释、分析病变的机理。因此，阴阳失调的病机并不是固定不变的，而是随着病情的进退和邪正盛衰等情况的变化而变化的。

目标检测

一、选择题

A_1型题

1. 其性开泄，易袭阳位的邪气是（　　）
A. 风邪　B. 寒邪　C. 湿邪
D. 燥邪　E. 火邪

2. 六淫中最易阻滞气机的病邪是（　　）
A. 风邪　B. 寒邪　C. 湿邪
D. 燥邪　E. 火邪

3. 暑邪为病，症见汗多、气短、乏力，是因为（　　）
A. 暑性炎热　B. 暑多挟湿
C. 暑性升散　D. 暑扰心神
E. 暑为阳邪

4. 瘀血引起的疼痛多为（　　）
A. 刺痛　B. 胀痛　C. 隐痛
D. 重痛　E. 钝痛

5. 干咳少痰，或痰液胶黏难咳，多因感受（　　）
A. 风邪　B. 寒邪　C. 暑邪
D. 燥邪　E. 湿邪

6. 七情致病影响脏腑气机，错误的是（　　）
A. 怒则气乱　B. 喜则气缓
C. 悲则气消　D. 思则气结
E. 恐则气下

7. 六淫侵犯机体的途径为（　　）
A. 肌表　B. 肌表、口鼻
C. 口鼻　D. 饮食
E. 空气

8. 劳则（　　）
A. 气结　B. 气耗　C. 气乱
D. 气消　E. 气缓

9. 痰饮的形成，多与何脏腑功能失调有关（　　）
A. 心、肺、脾、肾
B. 肺、脾、肾、三焦
C. 心、肝、脾、肾
D. 心、肺、肝、脾
E. 心、肺、肝、胆

10. 在疾病发生中起主导作用的是（　　）
A. 邪气强盛　B. 正气不足
C. 邪胜正负　D. 正虚邪不胜
E. 正胜邪衰

11. 邪气侵犯人体后能否发病取决于（　　）
A. 正气的盛衰　B. 邪气的性质
C. 感邪的轻重　D. 禀赋的强弱
E. 邪正斗争的胜负

12. 患者先有阴虚内热证，后又出现畏寒肢冷、大便溏泄，其病机应是（　　）
A. 阴损及阳　B. 阳损及阴
C. 阴盛格阳　D. 阳盛格阴
E. 阴阳亡失

13. 在下列阴阳失调病机中，最易出现虚阳外越的是（　　）
A. 阴损及阳　B. 阳损及阴
C. 阴盛格阳　D. 阳盛格阴
E. 阴虚阳亢

A_2型题

14. 患者突然发病，全身皮肤瘙痒，疹块发无定处，此起彼伏，舌苔薄白，脉浮。此乃何种邪气造成的疾病（　　）
A. 风邪　B. 寒邪　C. 暑邪
D. 湿邪　E. 燥邪

15. 患者因精神刺激而气逆喘息，面红目赤，呕血，继而昏厥卒倒，其机理是（　　）
A. 悲则气消　B. 思则气结
C. 惊则气乱　D. 恐则气下
E. 怒则气上

16. 患者，男性，40岁。腰膝酸软，眩晕耳鸣，精神不振，性功能减退，并有遗精、早泄，其可能的病因是（　　）
A. 劳力过度　B. 房劳过度
C. 劳神过度　D. 思虑过度
E. 安逸过度

17. 患者心悸，胸闷，气短，活动劳累后加重。伴自汗，面色淡白，神疲，少气懒言，舌淡，脉虚细。此属（　　）
A. 虚证　B. 实证
C. 虚中夹实　D. 实中夹虚
E. 实证转虚

18. 某患者胃脘隐痛，反复发作3年余。伴口干咽燥，饥不欲食，小便短少，大便偏干，舌红少津，脉细数。此属（　　）

A. 阳盛证　B. 阴盛证
C. 阴虚证　D. 阳虚证
E. 阴损及阳证

A_3型题

李某，女性，37岁。平素纳呆胸闷，头重如裹，胸脘满闷，呕恶痰涎，苔白腻，脉滑。

19. 根据临床表现，其病因主要为（　　）

A. 风邪　B. 寒邪　C. 暑邪
D. 湿邪　E. 火邪

20. 患者头重如裹的症状符合下列哪一致病特点（　）

A. 寒主收引　B. 火性炎上
C. 湿性重浊　D. 燥邪犯肺
E. 风性主动

21. 宜采取的治疗方法应是（　　）

A. 疏风散寒　B. 平肝潜阳
C. 滋阴补肾　D. 化痰降逆
E. 燥湿化痰

患者，女性，66岁。出门买菜时突然感到眩晕而摔倒，即则口眼㖞斜，右侧肢体不遂，且不能做皱额、闭目、鼓气等动作，神志清楚，苔薄白，脉浮滑。

22. 根据临床表现，其病变脏腑是（　　）

A. 心　B. 肺　C. 肝
D. 脾　E. 肾

23. 患者眩晕、口眼㖞斜、半身不遂符合下列哪一致病特点（　　）

A. 寒主收引　B. 火性炎上
C. 湿性重浊　D. 燥邪犯肺
E. 风性主动

24. 宜采取的治疗方法是（　　）

A. 化痰散结　B. 平肝息风
C. 滋阴补肾　D. 健脾利湿
E. 调补气血

二、名词解释

1. 六淫　2. 疠气　3. 瘀血　4. 痰饮
5. 正气

三、填空题

1. ________为百病之长。
2. 七情致病最易伤及________、________、________三脏。
3. 饮食失调主要有________、________和________。
4. 七情致病的特点主要是________、________及与病势发展密切相关。

四、简答题

1. 何谓六淫？六淫共同的致病特点有哪些？
2. 简述六淫各自的性质和致病特点。
3. 瘀血的致病特点是什么？
4. 简述正气和邪气在疾病发生中的作用。
5. 阴阳失调的主要病理变化有哪些？

（王　珊　余小波）

第4章 诊法与辨证

● 案例 1-4-1

患者，女性，52 岁，家庭妇女。平素性情急躁易怒，经常感到两胁胀痛。2 周前因夫妻吵架胁部胀痛加重，并出现腹痛、腹泻症状。近 3 天又现咳嗽阵作，气急干咳，痰少黏稠，伴口苦、咽干。查体：舌质红，苔薄黄，脉弦数。

问题：1. 熟悉诊断疾病的方法，判断案例中由望诊、闻诊、问诊、切诊收集的病情资料分别是哪些？

2. 分析案例的临床表现分别给予怎样的病情提示？

诊法是中医诊察疾病、收集病情资料的基本方法，也是护理人员进行病情观察的主要方法。辨证是实施治疗与护理的前提和依据。

第1节 诊　　法

中医诊法包括望、闻、问、切四种，简称“四诊”。临床诊查疾病时必须四诊合参，方能“见微知著”，全面系统了解病情，做出正确判断。

一 望诊

望诊是指医生对患者神、色、形态、五官、舌象等进行有目的地观察，借以了解健康状况，测知病情的方法。

望诊的内容主要包括望神、望色、望形态、望头面五官、望舌、望皮肤、望小儿示指络脉、望二阴和望排出物等。

（一）望神

望神就是通过观察人体生命活动的整体表现来判断病情的方法。通过望神可以了解精气的盛衰，判断病情的轻重和预后。重点观察目光、神情、面色和体态。

1. 得神　得神即神气充足的表现。神识清楚、思维敏捷、言语清晰、目光明亮灵活、面色荣润含蓄、表情自然、体态自如、动作灵活、反应灵敏者，称为“得神”，亦称“有神”。说明精气未衰，脏腑未伤，病情轻浅，预后良好。

2. 少神　少神即神气不足的表现。精神不振、思维迟钝、不欲言语、目光呆滞、肢体倦怠、动作迟缓者，称为“少神”。提示正气受损，见于一般虚证，或脏腑失和、气血不畅之证。

3. 失神　失神又称无神，是精亏神衰或邪盛神乱的重病表现，预后不良。若症见精神萎靡、意识模糊、两目晦暗、面色无华、声低断续、应答迟缓、表情淡漠者，提示正气大伤，精气衰竭，多见于久病、重病患者。若症见神昏谵语、循衣摸床、撮空理线，或猝然昏倒、两手握固、牙关紧闭，提示邪气亢盛，热陷心包，或肝风挟痰蒙蔽清窍，多见于急性危重患者。

4. 假神　假神是垂危患者出现精神暂时好转的假象。如患者本已意识不清、不能言语、精神极度萎靡，突然神清多语、声高不休、精神振作；或本已目光无神呆滞、面色晦暗或苍白，突然目显光彩、两颧泛红如妆；或数日不能进食，突然欲食等，都属假神的表现。此为阴阳即将离决的危笃之象，多见于临终之前。临床常喻为“回光返照”“残灯复明”。

（二）望色

望色是通过观察面部与肌肤的颜色和光泽，以了解病情的诊察方法。望色以望面部气色为主。

1. 常色　常色即人无病时的面色。中国人常色的特征是红黄隐隐，明润含蓄。常色是人体脏腑功能正常、精气血津液充盈的表现。可因体质禀赋、职业、季节、情绪、运动等因素影响而有差异。如四时之变，春稍青、夏稍赤、长夏稍黄、秋稍白、冬稍黑。

2. 病色　病色即疾病状态下面部色泽的异常变化。病色的特征是晦暗、暴露。

（1）青色：主寒证、痛证、瘀血、惊风。面色淡青或青黑者，属寒盛、痛剧；突发青紫，见于心阳暴脱、心血瘀阻的真心痛；面青唇紫，为心阳虚衰、心血瘀阻或肺气闭塞；小儿眉间、鼻梁、口唇四周出现青灰色，是惊风或惊风先兆。

（2）赤色：主热证。面色红赤或满面通红，多见于外感发热或脏腑阳盛之实热证；两颧潮红为阴虚阳亢之虚热证。

（3）黄色：主脾虚、湿证。面色淡黄无泽，枯槁无华，称为萎黄，是脾胃气虚、气血不足所致；面色黄而虚浮，为脾失健运、水湿泛溢肌肤所致。若面目肌肤俱黄，称为“黄疸”，其黄色鲜明如橘皮者，属“阳黄”，是湿热熏蒸、胆汁外溢所致；黄色晦暗如烟熏者，属“阴黄”，为寒湿郁阻、气血不荣所致。

（4）白色：主虚证、寒证、失血。面色苍白无华，是失血或血虚；面色白而无华略带黄色为脾虚，气血俱亏；若暴病突现面色苍白，常为阳气欲脱之象。寒证伴有剧烈疼痛时，亦可见面色苍白，是阴寒凝滞、经脉拘急所致。

（5）黑色：主肾虚、寒证、瘀血和水饮。面黑多属肾病。面黑而浅淡者，为肾阳衰微；面黑而干焦，多为久病肾精亏耗；面色黧黑、肌肤甲错属瘀血；目眶色黑，常为肾虚水泛之证，或寒湿下注的带下病。

（三）望形态

形是形体，态是姿态。望形态是通过观察患者之形体胖瘦强弱及动静姿态，以诊断疾病的方法。

1. 望形体　主要观察患者形体的强、弱、胖、瘦等情况。若筋骨强健、胸廓宽厚、肌肉丰满、皮肤润泽、精力充沛者，是强壮的征象；若筋骨不坚、胸廓狭窄、肌肉瘦削、皮肤不荣、疲惫乏力者，是衰弱的征象。

2. 望姿态　主要观察患者动静姿态与疾病有关的体位变化。若患者卧时面常向外、躁动不安、掀去衣被、仰卧伸肢，多属阳证、实证、热证；若患者卧时面常向里、喜静懒言、肢体蜷缩、欲加衣被，多为阴证、虚证、寒证。

（四）望头项五官

望头项五官是通过重点观察受检者头面、颈项及五官等局部变化，以测知内应脏腑病理变化的方法。

1. 望头面

（1）望头部

①形态：小儿头形过大或过小，伴智力低下者，为先天不足，肾精亏虚。方颅畸形，多见于佝偻病，属肾精不足。头摇不能自主，多为肝风内动；年迈而头摇不已，见于血虚动风证。

②囟门：小儿囟门凹陷，多属虚证；小儿囟门高突，多属实证；囟门迟闭，多见于先天肾气不足、发育不良。

③头发：头发稀疏，色黄干枯者，是肾气亏虚、精血不足所致。青年白发，有家族史而无所苦者，一般不作病态；若伴见健忘、腰膝酸软者，属肾虚；伴心悸、失眠、健忘者，为劳神伤血。小儿发结如穗、形瘦腹大，多见于疳积，是脾胃虚损所致。

（2）望面部：眼睑浮肿，多为水肿病；两腮漫肿焮热、面赤咽痛，或喉不痛，为“痄腮”，俗名“蛤蟆瘟”；口眼㖞斜多为中风。

2. 望五官

（1）望目：目赤肿痛，多为实热证；白睛发黄，多为黄疸；目眦淡白，为气血不足；目胞浮肿，多为水肿；眼窝凹陷，多为伤津；目睛上视、斜视、直视，为肝风内动；瞳孔散大，多为精气衰竭；小儿睡眠露睛为脾气虚弱。

（2）望耳：耳部色泽微黄红润为常色。色淡白，主寒证或气虚；色青白，主慢脾风；色黑者，主肾病；耳轮焦黑干枯，属肾精大亏。耳背有红络，耳根发凉者，为麻疹先兆。耳内流脓，称“脓耳”，多因肝胆湿热蕴结所致。

（3）望鼻：鼻头色赤有小丘疹，久之色紫变厚或肿大，称“酒渣鼻”，多因肺胃热壅。鼻翼扇动，常见于喘证。鼻流清涕属外感风寒；鼻流浊涕多为外感风热；涕黄质黏量少，或偶有血丝，多为燥邪所致；若久流浊涕且腥臭者，为“鼻渊”，属湿热蕴蒸。

（4）望口唇：正常唇色红而明润。唇色淡白，主血虚；唇色深红，主实热证；唇色青紫，为气滞血瘀；小儿环口发青为惊风先兆。口唇糜烂，多因脾胃湿热或食积生热；口唇干枯皲裂，为津液耗伤；唇内溃烂，色淡红，为虚火上炎。

（5）望齿龈：牙齿干燥不泽，为阴液耗伤；齿衄肿痛者，属胃火。龈色红肿者，是胃火盛；龈肿不红者，是虚火上炎；若出血而不红肿者，是虚火灼络或气不摄血；牙龈腐烂，牙齿脱落，为“牙疳”。

（6）望咽喉：咽喉红肿疼痛，为外感风热或肺胃有热；咽红干而痛，是热伤肺津；若红肿溃烂，为热毒深极。

（五）望舌

望舌是通过观察舌象变化，以测知体内病变的方法，简称舌诊。舌诊是中医特色诊法之一。

舌象包括舌质和舌苔。舌质又称舌体，指全舌的肌肉脉络组织。舌体的上面称舌背（或舌面），下面称舌底。舌体前 1/5 为舌尖部，候心肺；中 2/5 为舌中部，候脾胃；后 2/5 为舌根部，候肾。舌之两边则候肝胆。舌苔是指舌面上的苔状物，禀胃气而生成（图 1-4-1）。

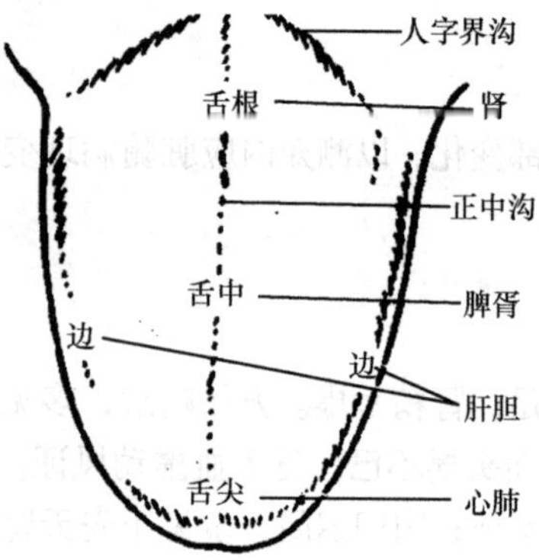

图 1-4-1　舌面脏腑部位分属

舌诊要求：一是光线充足，患者取坐位或卧位；二要伸舌自然，使舌面平坦舒展；三是察舌苔时应注意排除“染苔”，如某些饮食或药物可使苔色失真；四是舌诊顺序一般先舌质后舌苔，由舌尖至舌根。

正常舌象为“淡红舌薄白苔”，表现为：舌质柔软，活动自如，舌色淡红，荣润有神；舌苔薄白均匀，干湿适中。

1. 望舌质

（1）望舌色

①淡红舌：是正常舌象。即舌色淡红明润，为脏腑功能正常、气血和调、胃气充盛的表现。见于常人，或疾病初起，病较轻浅，尚未伤及脏腑气血。

②淡白舌：舌色较正常浅淡，由气血不荣所致。主虚证、寒证或气血两虚证。若舌淡白，舌体瘦薄，则属气血虚；若淡白湿润，舌体胖嫩，多属虚寒证。

③红舌：较正常舌色更红为红舌。主热证，有虚实之分。若舌色鲜红起芒刺或兼黄厚苔，多属实热证；若舌色鲜红少苔或无苔，则属虚热证。舌尖红者为心火亢盛；舌边红者，为肝胆火旺。

④绛舌：舌色深红为绛舌。绛舌亦主热证，有外感和内伤之分。外感热病见绛舌，为邪热已深入营血；内伤杂病见绛舌少苔或无苔，多属阴虚火旺，常见于久病、重病之人。

⑤青紫舌：舌色淡紫无红者，为青舌；舌色深绛而暗，为紫舌。青紫舌主瘀血、寒证、热证。舌绛紫干枯少津，为热盛伤津、气血淤滞；舌淡紫或青紫湿润者，多为寒凝血瘀。舌面或舌边见紫色斑点、斑块，为血瘀证。

（2）望舌形

①胖大舌：较正常舌体胖大为胖大舌。若舌体胖嫩，色淡，多属脾肾阳虚，水湿停聚，阻滞舌络所致；若舌体肿胀满口，色深红，多属心脾热盛。

②瘦薄舌：舌体瘦小而薄，为瘦薄舌。瘦薄而色淡者多是气血两虚；瘦薄而色红绛且干者，多是阴虚火旺、津液耗伤所致。

③裂纹舌：舌面上有形状各异、深浅不一的裂沟，为裂纹舌。舌质红绛而有裂纹，多属热盛津伤，阴液亏损；舌色淡白而有裂纹，多为气血不足。

④齿痕舌：舌体边缘有牙齿挤压的痕迹，为齿痕舌。齿痕舌常与胖大舌并见，多因脾阳虚损、水湿内停所致。

⑤芒刺舌：舌面红色颗粒高起如刺，摸之棘手，为芒刺舌。主邪热炽盛。舌尖有芒刺，为心火亢盛；舌边有芒刺，属肝胆火盛；舌中有芒刺，主胃肠积热。

（3）望舌态

①强硬舌：舌体失其柔和，伸缩不利，或不能转动者，为强硬舌，亦称“舌强”。多见于热入心包或中风病证。若舌红而强硬，兼神志不清者，多属热扰心神；若舌色红干而强硬，多为热盛伤津；若舌强语謇，口舌㖞斜者，常见于中风病。

②痿软舌：舌体软弱，一侧或全舌痿软，伸缩无力，言语困难，称痿软舌。多由阴血亏虚、舌肌失养而萎缩。

③震颤舌：舌体颤动，或舌面细微蠕动，称震颤舌。若舌质淡白而颤动者，属血虚生风；若舌红或绛而颤动，为热极生风。

④歪斜舌：伸舌时舌体偏向一侧，称歪斜舌。见于中风或中风先兆，或外伤等。

2. 望舌苔

（1）望苔色

①白苔：多主表证、寒证。薄白苔，为正常舌苔，亦可见于表寒证。若苔白而厚，多主里证、实证。若苔白厚而腻，为脾阳不振，水饮停聚，或痰湿内生；若苔白厚如腐渣，多为内有食积痰浊。

②黄苔：一般主里证、热证。黄的程度越深，热的程度越重。苔色淡黄，见于外感病，为外邪由表入里化热；苔色黄而厚腻湿润，多见于湿温病，或湿热内结，或饮食积滞，或痰热内盛；苔色黄干而少津，多属邪热伤津。

③灰黑苔：苔色呈浅黑色为灰苔，深灰色即为黑苔。灰苔与黑苔主病同类而有轻重程度的差别，常并称为灰黑苔。灰黑苔可见于里热证、里寒证。苔灰黑而润，主痰湿内停或寒湿中阻；苔灰黑而干燥，常兼见舌质红，是热炽伤津或阴虚火旺。

（2）望苔质

①厚薄苔：透过舌苔能隐隐见到舌体者为薄苔；不能见到舌体者为厚苔。观察舌苔的厚薄，有助于了解病位的深浅、感邪的轻重及病情的进退。薄苔主病初起在表，邪浅病轻；苔厚主病邪在里，病情较重。舌苔由薄变厚，多为邪盛病进；舌苔由厚变薄，则提示正胜邪退，或邪气消散外达。

②润燥苔：察舌苔之润燥，可以了解津液的盈亏。舌苔润泽有津、干湿适中者为润苔，表明津液未伤；苔面湿润而滑，甚则流涎欲滴为滑苔，是水湿内停之故；苔面干燥少津，望之枯涸者为燥苔，表明津液亏虚。

③腐腻苔：舌面覆盖一层苔垢，苔质疏松，颗粒较大、松软，形如豆渣堆积舌面，刮之易去，称为腐苔；苔质致密，颗粒细腻，如油腻覆盖舌面，刮之难去，为腻苔。腐苔主食积、痰浊，多因阳热有余，蒸腾胃中腐浊邪气上泛，聚集于舌而成。腻苔多见于湿浊、痰饮等浊邪阻滞，胃气不降的病证。

④剥落苔：舌苔全部或部分剥脱者称剥落苔，简称剥苔。剥落苔的形成是因胃气匮乏不得上蒸于舌，或胃阴枯涸不能上潮于口所致。舌苔多处剥落，舌面仅存少量斑驳片舌苔，称花剥苔。若舌苔骤然退去，舌面光洁如镜者，即为光剥舌，又称镜面舌，是胃阴枯竭、胃气大伤的征象。

（六）望皮肤

1. 水痘　皮肤出现水疱，其形椭圆，表浅易破，大小不等，陆续出现，浆薄如水，晶莹透亮，不结厚痂，不留瘢痕。为外感时邪所致，属病情轻浅的一种传染病。

2. 斑疹　斑，点大成片，散见于皮肤下，摸之不碍手，色红或紫黯。疹，形小如粟粒，高出肌肤，抚之碍手，色红或淡红。一般而言，斑较疹为重，若斑、疹同见，则系邪盛病重之征。

此外，皮肤干瘪枯燥，多为津液耗伤，或精血亏虚；皮肤干枯、纹理交错如龟蛇之鳞甲者，称为“肌肤甲错”，是血虚夹瘀所致。

（七）望小儿示指络脉

望小儿示指络脉是通过观察小儿示指桡侧络脉的形色变化，以诊察疾病的方法。古称“望小儿指纹”，适用于3岁以内的小儿。

1. 观察方法　观察小儿示指络脉时，令家长抱幼儿向光亮处，医生用左手握患儿示指末端，

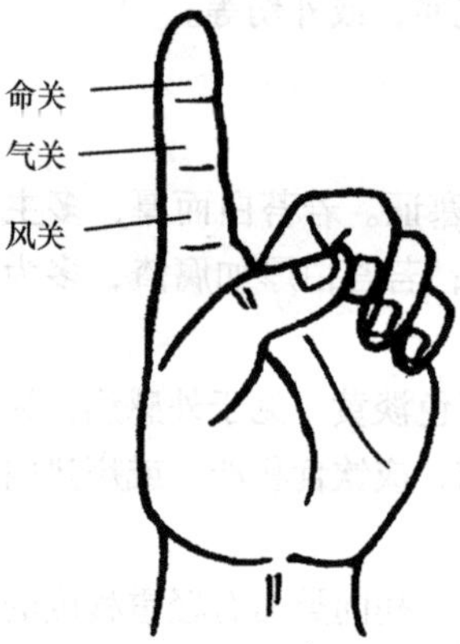

图 1-4-2　小儿示指三关

以右手拇指蘸水推小儿示指掌侧前缘，从指尖向指根方向推动数次，用力适中，使络脉显露，便于观察。

2. 临床意义　小儿正常示指络脉，隐隐显露，色淡红略紫。

（1）三关分布：由示指指掌横纹起第一节为“风关”，第二节为“气关”，第三节为“命关”。若络脉显现于风关者，邪浅病轻；若见络脉透过风关至气关者，邪深而病重；若络脉过气关达命关时，是邪陷病危之兆；若络脉透过风、气、命三关直达指尖，称“透关射甲”，提示病情凶险，预后不佳（图 1-4-2）。

（2）色泽变化：一般色深而浓者病重，色浅淡者病轻。色紫红者主里热；色鲜红者多属外感表证；色青者主惊风或痛证。

望小儿示指络脉应与其他诊法结合，综合分析做出诊断。

（八）望排出物

望排出物是指通过观察患者的排泄物和分泌物的变化，以了解疾病情况的方法。排泄物是指人体排出体外的代谢废物；分泌物指官窍所分泌的液体，在病理状态下分泌量增大，也可成为排出体外的排泄物。

观察排泄物和分泌物时，应注意其形、色、质、量的变化。色清白质稀者，多为寒证、虚证；色黄赤质稠者，多属热证、实证。

1. 望痰、涎、涕

（1）望痰：痰白而清稀者为寒痰；痰白清稀而多泡沫者为风痰；痰白滑量多易咳者为湿痰；痰少而黏难以咳出，甚则干咳无痰者，属燥痰；咳吐脓痰腥臭或脓血者，为热毒蕴肺，肉腐血败酿脓成痈，多见于肺痈。

（2）望涎：小儿口流清涎量多，称“滞颐”，是脾胃虚寒所致。若口角清涎淋漓，睡则流出更甚，是脾虚不能摄津之故。成人特别是老年人口角流涎，多是肾虚不摄所致。

（3）望涕：鼻塞流清涕，为外感风寒；鼻塞流黄涕或浊涕，是外感风热；涕稠似脓血、腥臭难闻，或流黄水，反复发作，经久不愈，称“鼻渊”，是湿热邪毒蕴阻肺窍所致。

2. 望呕吐物　呕吐物秽浊酸臭，或呕吐鲜血，夹食物残渣，是胃有积热或肝火犯胃所致；呕吐物清稀无臭，多因脾胃阳虚或寒邪犯胃所致；呕吐物酸腐，夹有未消化食物，多因饮食失节、食滞不化所致。

二　闻诊

闻诊是医生利用听觉和嗅觉来诊察了解患者病况的诊断方法。包括听声音和嗅气味两个方面。

（一）听声音

1. 发声　凡患者发音高亢，声音连续的多属实证、热证；发声低微，声音断续的多属虚证、寒证。常见的发声异常如下。

（1）嘶哑：嘶哑包括声嘶和失音。声嘶又称音哑，即嗓子干涩，发音困难。失音是指完全不能发音，古称“喑”。新病声嘶或失音，属实证，多因外感风寒或风热，或痰浊壅滞，以致肺气不宣，清肃失职，即“金实不鸣”。久病音哑或失音，多属虚证，常系肺肾阴虚，以致声音难出，即“金破不鸣”。

（2）鼾声：熟睡时的鼻息声，称鼾声。但若鼾声过大过长，则提示息道不畅，肺气失宣，多因睡态不当或鼻道有疾所致。若昏睡不醒，鼾声不绝者，多因神识昏迷、气道不利、气冲息道所致，常见于热入心包，或中风入脏之危证。

2. 语言

（1）语言謇涩：说话不流利、含糊不清、缓慢涩滞、语不达意，称为语言謇涩。多为中风先兆，常伴舌体强硬。

（2）谵语：神志不清、语无伦次、声高有力的称为谵语。多属热扰心神之实证。

（3）郑声：神志不清、语言重复、时断时续、声音低弱的称为郑声。属于心气大伤，精神散乱的虚脱之证。

3. 呼吸

（1）喘：喘是呼吸困难、短促急迫的表现，甚者张口抬肩、鼻翼扇动、不能平卧。喘有虚实之分，实喘发作急骤、气粗声高、惟以呼出为快、脉实有力，多属肺有实热，或痰饮内停；虚喘发病徐缓、喘声低微、吸少呼多、息短不续、动则喘甚，但以引长一息为快、脉虚无力，是肺肾虚损、气失摄纳所致。

（2）哮：哮是以呼吸急促似喘、喉中痰鸣如哨音为特征，多反复发作，缠绵难愈。多因内有痰饮，复感外寒，束于肺卫，引动伏饮而发；也有感受外邪，束于肺经所致者。

（3）少气：指呼吸微弱、气少不足以息。少气主诸虚不足，是身体虚弱的表现。

4. 咳嗽　咳声重浊、痰色清白、鼻塞不通，多是外感风寒；咳声不扬、痰稠色黄、不易咳出，兼咽喉疼痛，多属肺热；咳有痰声，痰多而易于咳出，多是寒咳，或为痰饮、湿痰；干咳无痰，或痰少黏稠、咽喉干燥，多属燥邪犯肺，或肺阴亏虚。

5. 呕吐　呕吐声音微弱、吐势徐缓，吐物呈清水痰涎，多属虚证、寒证；呕吐声音高亢、吐物呈黏痰黄水，或酸或苦，多属热证、实证；呕吐酸腐味的食糜，多因暴饮暴食，或过食肥甘厚味。

6. 呃逆　呃逆古称“哕”，胃气上逆，可致横膈拘挛而发呃逆。呃逆见于新病，呃声有力者，属实证。若呃声沉缓有力，是因寒邪阻遏胃阳；呃声频频、连续有力、高亢而短，则是肝火犯胃所致。呃逆见于久病，呃声低怯者，属虚证，多因脾胃气衰或脾胃虚寒。若呃声低沉而长、气弱无力，是脾虚胃弱；若呃声低弱，连续不断，则是脾胃阳衰，中焦虚寒。

7. 嗳气　嗳气，是气从胃中向上出于咽喉而发出的声音。嗳气当分虚实。虚者其声多低弱无力，嗳后腹满可暂减，顷刻如故；实者其声多高亢有力，嗳后腹满得减。

（二）嗅气味

1. 病体之气

（1）口气：口有臭气，多属消化不良，或有龋齿，或口腔不洁。口出酸臭之气的，是内有宿食；口出臭秽之气的，是胃热；口出腐臭之气的，多是内有溃腐疮疡。

（2）汗气：汗有腥膻气，是风湿热久蕴于皮肤。腋下汗出臭秽，令人不可接近者，称“狐臭”，因湿热郁蒸或遗传所致。

（3）排泄物之气味：咳吐浊痰脓血，有腥臭气的为肺痈。大便臭秽为热，有腥气为寒。小便黄赤浊臭，多是湿热。矢气酸臭，多是宿食停滞。妇女经带有腥气的是寒；有臭气的是热，秽臭不堪的当是重症恶候。

2. 病室之气　病室有血腥臭，患者多有失血。病室特殊气味，如尿臊气（氨气味），多见于水肿病晚期患者；烂苹果样气（酮体气味），多见于消渴病患者，均属危重证候。

三 问诊

问诊是指医生对患者或陪诊者进行询问，以了解病情的一种诊察方法。问诊的主要内容可概括为一般情况和现在症状两个方面。

链接

十 问 歌

一问寒热二问汗，三问头身四问便。五问饮食六胸腹，七聋八渴俱当辨。九问旧病十问因，再兼服药参机变。妇女尤必问经期，迟速闭崩皆可见。再填片语告儿科，天花麻疹全占验。

（一）一般情况

1. 问主诉　主诉是指患者就诊时感受最明显或最痛苦的症状、体征及其持续时间。主诉通常是患者就诊的主要原因，也是疾病的主要矛盾。

2. 问现病史　现病史是指从疾病的发生到此次就诊时病情演变的全过程，以及对疾病诊治的经过。

3. 问既往史　既往史是指患者以往的患病情况或健康状况。对儿童患者，还应注意询问是否得过麻疹、白喉、水痘、腮腺炎等传染病，何时何地接受过何种预防接种等。另外对某些药物或物品有无过敏史也应了解。

4. 问个人生活史　个人生活史是指患者的生活习惯、社会经历、饮食嗜好、劳逸起居、工作情况及婚姻生育史等。对已婚妇女，则还应询问其经、带、胎、产的情况。

5. 问家族史　家族史是指患者的直系亲属，如父母、兄弟姐妹、配偶、子女等的健康状况和患病情况。如果直系亲属已死亡，应问清楚其死亡的原因与时间。

（二）现在症状

1. 问寒热　问寒热是询问患者有无怕冷或发热的症状。患者感觉怕冷，加衣被或近火取暖仍觉寒冷的称为“恶寒”，可以缓解的称为“畏寒”。发热是指体温高于正常，或体温正常但患者自觉全身或某一局部发热。寒热的表现形式常见以下几种情况。

（1）恶寒发热：恶寒与发热同时并见，是外感表证的主要症状。外邪客于肌表，卫阳奋起抗邪，正邪交争，致使卫阳郁遏不宣则发热，肌表失却温煦则恶寒。

（2）但寒不热：患者只觉怕冷而无发热的情况，主里寒证。往往见于素体阳虚或因病而损伤阳气，阳虚不能温煦肌体所致的畏寒，一般病程较长。若是新病而畏寒，多为寒邪直中脏腑。

（3）但热不寒：患者只觉发热、恶热而无怕冷的症状。主要见于阳盛或阴虚的里热证。常见的热型如下。

①壮热：患者持续高热不退，体温超过39℃，不恶寒，反恶热，属里实热证。

②潮热：多见阴虚潮热，以午后或入夜低热为特征，为阴液亏损、虚阳偏亢的虚热证，常有五心烦热、盗汗、颧红、舌红少津等症状。

（4）寒热往来：患者恶寒与发热交替而作，是邪在半表半里的特征。寒热往来无定时者，为少阳证；如寒战与高热交替而作，发有定时，见于疟疾。

2. 问汗

（1）表证有汗：多见于风寒表虚证或风热表证。

（2）表证无汗：多见于风寒表实证。

（3）里证汗出：可见于里实热证、气虚不固或阴虚内热证。

（4）自汗：日间汗出，动则尤甚，主气虚、阳虚证。

（5）盗汗：入睡汗出，醒则汗止，主阴虚证。

3. 问疼痛

（1）疼痛部位

①头痛：前额痛为阳明经头痛，头侧痛为少阳经头痛，枕项痛为太阳经头痛，巅顶痛为厥阴经头痛等。

②胸痛：心肺居于胸中，故胸痛多为心肺功能异常所致。胸痛伴高热、咳吐铁锈色痰，为肺热壅盛；胸痛伴潮热、盗汗，甚至咳血，是阴虚内热；胸痛彻背、痛如刀绞者，多属胸痹。

③胁痛：胁痛一般与肝胆疾病有关。肝失疏泄、肝胆火旺、肝胆湿热、气滞血瘀，以及悬饮等病变，都可引起胁痛。

④胃脘痛：寒邪犯胃、食滞胃脘、肝气犯胃等，均易使胃失和降，气机不利而引起胃脘疼痛。进食后疼痛加剧者，多属实证；进食后疼痛缓解者，多属虚证。

⑤腹痛：脐以上的腹部统称大腹，属脾胃及肝胆；脐周围称脐腹，属脾和小肠；脐以下为小腹，属膀胱、大小肠及胞宫；小腹两侧为少腹，是肝经所过之处。因寒凝、热结、气滞、血瘀、食滞、虫积等所致者多为实证，其疼痛较剧而拒按；因气虚、血虚、阳虚等所致者多属虚证，其疼痛较缓而喜按。

⑥四肢痛：四肢关节疼痛，多为痹证，因风寒湿邪或风湿热邪侵袭，致气血运行不畅所致。其中风邪偏胜、关节游走窜痛、部位不定者，称为风痹（行痹）；寒邪偏胜，关节疼痛剧烈、得温痛减的，称为寒痹（痛痹）；湿邪偏胜、关节疼痛肿胀者，为湿痹（着痹）；关节红、肿、热、痛，则为热痹。

（2）疼痛性质：胀痛者多为气滞；刺痛者多为瘀血；重痛者多属湿盛；冷痛者多为寒凝或阳虚；灼痛者多属实热；绞痛者多为有形实邪或寒邪凝滞。

4. 问饮食口味

（1）口渴与饮水：一般口不渴、不欲饮，见于寒证、湿证。渴不多饮时，若喜冷饮者，属湿热内蕴；若喜热饮者，为痰饮内停。口渴且饮水量多，常见于热证、燥证，亦可见于汗、吐、下太过津伤的患者。若大渴喜冷饮，为里热亢盛；若大渴引饮，伴有小便量多、能食易饥，为消渴病。

（2）食欲与食量：食欲减退，多为脾胃虚弱或湿盛困脾，或饮食停滞；饥不欲食，多属胃阴不足，虚火内扰；消谷善饥，多见于消渴病。

（3）口味：口淡乏味，见于脾胃虚寒；口甜而腻，见于脾胃湿热；口中酸馊，见于食积内停；口苦，多见于肝胆火旺等热证。

5. 问大小便

（1）大便：排便困难、便次减少，甚至多日不便为便秘，多属热结肠道，或津液亏少，或气液两亏，或阳虚寒凝。若便次增多、便质稀薄，甚则如水样，称为溏泄或泄泻，常见于脾失健运。水粪夹杂、下利清谷或五更泄泻，多为脾肾阳虚、寒湿内盛；大便夹有不消化食物、酸腐臭秽，多是伤食积滞；大便夹有脓血黏液、里急后重，多见于痢疾。老年人大便不干不稀、排便困难的，多属气虚。排便时，肛门有灼热感的，多是热迫直肠。

（2）小便：小便排出不畅而涩痛，或伴急迫、灼热等，多见于湿热下注之淋证；小便失禁或点滴不尽，为肾气不固、膀胱失约。尿量明显增多，多见于虚寒或消渴病；尿量明显减少，可见于各种热证或水肿病。

6. 问睡眠

（1）失眠：失眠又称“不寐”，其表现为经常难以入睡，或睡后易醒，或睡而易惊，或彻夜难眠，常伴有多梦，是阳不入阴、神不守舍的病理反应。失眠有虚有实，虚证如心肾不交，或心脾两虚；实证如痰火内扰，或食积胃脘，即“胃不和则卧不安”。

（2）嗜睡：又称“多寐”，指精神困乏，睡意很浓，经常不由自主地入睡。嗜睡多见于痰湿困脾，或脾虚不运的病证，表现为肢体困重、头目昏沉而嗜睡，或食少乏力、饭后困倦而嗜睡等症状。

（三）问经带

1. 问月经　问月经时应注意了解月经的周期、行经天数和月经的量、色、质及有无闭经、痛经等情况，必要时须询问末次月经的日期，以及初潮或停经的年龄。

（1）经期异常

①月经先期：连续两个月经周期提前7天以上者，称月经先期。多因热盛迫血妄行，或气虚不能摄血所致。血热者经色红、质稠；气虚者经色淡、质稀。

②月经后期：连续两个月经周期推迟7天以上者，称月经后期。多因寒凝气滞、血不畅行，或血液亏虚、血海不充，或痰郁血瘀、冲任受阻所致。

③月经不定期：即经期错乱，或前或后在7天以上而无定期。其实者多因肝气郁滞，或瘀血内阻；其虚者多为脾肾虚损，气血不足，以致冲任失调。

（2）经量异常

①月经量多：月经周期不变，行经量超过正常，或行经时间延长，量因而增多，为月经量多。血热妄行、冲任受损，或气虚不能摄血，或瘀血阻络、络伤血溢等均可引起。

②月经量少：指月经周期如常，而经量减少，或行经时间缩短，经量少于正常者。多因阴精不足、血海空虚，或寒凝、血瘀、痰湿阻滞，血行不畅所致。

③崩漏：不在行经期，阴道内大量出血，或持续淋漓不断出血的，称为崩漏。多因阳热迫血妄行或气不摄血所致。来势急，出血量多的称为“崩”；来势缓，出血量少的称为“漏”。

（3）经色、经质异常：若经色淡红质稀，提示气血不足；若经色深红质稠，多为血热内炽；若经色紫暗有块，多属寒凝胞宫，内有瘀血。

（4）闭经：在行经年龄而并未怀孕的情况下，停经超过3个月，称为闭经。其产生原因与月经量少基本相同，多责之于气虚血少、气滞血瘀、血寒凝滞等。

（5）经行腹痛：经行腹痛，可发生于经前、经期或经后，简称“痛经”。发生于经前或经期，若小腹胀痛或刺痛，多为气滞或血瘀；若小腹冷痛、得温痛减者，多属寒凝或阳虚。若经期或经后小腹隐痛、伴腰脊酸痛者，多属气血不足，肝肾亏虚，胞脉失养所引起。

2. 问带下　带下色白量多、质稀如涕无臭者，多属脾虚湿盛或脾肾阳虚，寒湿下注之证；带下色黄、黏稠而臭秽者，多为湿热下注所致；白带中夹有血液、微有臭味者，为赤白带，多是肝经郁热的表现。若带下颜色污秽似脓血、气味秽臭难闻、病程较长、时下不止者，常提示有恶性病变。

四　切诊

切诊是医生用手在患者体表的一定部位进行触、摸、按、压，以获取疾病信息，了解疾病内在变化和体表反应的一种诊察方法。切诊分脉诊和按诊。

（一）脉诊

脉诊，又称“切脉”，是医生用手指触按患者的动脉搏动，以探查脉象，了解病情变化的一种独特的诊病方法。

1. 切脉部位　切脉的部位临床常用寸口诊脉法。

寸口又名气口、脉口，是腕后桡动脉搏动处。寸口分寸、关、尺三部，以腕后高骨（桡骨茎突）内侧为关部，关前一指为寸部，关后一指为尺部，两手共六部脉（图 1-4-3）。

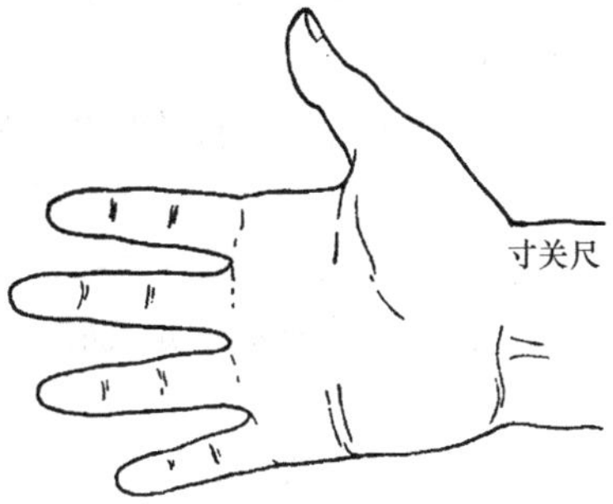

图 1-4-3　寸关尺部位

寸口脉寸、关、尺三部常用的配属脏腑法，是以右手寸部候肺，关部候脾胃，尺部候命门（肾）；左手寸部候心，关部候肝，尺部候肾。

2. 切脉方法　要在安静的条件下诊脉。医生要调匀呼吸，每次诊脉的时间应不少于 1 分钟。

切脉时患者取坐位或仰卧位，手臂自然放平，直腕仰掌，腕下垫脉枕，手臂与心脏保持同一水平。先用中指定关部，后用示指定寸部，环指定尺部。布指的疏密可视患者身材的高矮做适当的调整，即身高臂长者疏、身矮臂短者密。以轻指力触及皮肤为举，又称浮取；重指力按在肌肉与筋骨之间的为按，又称沉取；介于轻重之间的指力为寻，又称中取。

3. 正常脉象　健康人的脉象称为常脉，又称平脉。不浮不沉，中取即得，1 息 4～5 至（60～90 次/分），从容和缓，应指有力，节律均匀无歇止。

4. 常见病脉脉象与主病　见表 1-4-1。

表 1-4-1　常见病脉脉象与主病

脉纲	脉名	脉象	主病
浮脉类	浮脉	举之有余，按之不足	表证，亦见于虚阳浮越证
	洪脉	脉体阔大，充实有力，来盛去衰	热盛
	濡脉	浮细无力而软	虚证，湿困
沉脉类	沉脉	轻取不应，重按始得	里证
迟脉类	迟脉	1 息不足 4 至	寒证，亦见于邪热结聚
	涩脉	往来艰涩，迟滞不畅	精伤，血少；气滞，血瘀，痰食内停
	结脉	迟而时一止，止无定数	阴盛气结，寒痰瘀血；气血虚衰
数脉类	数脉	1 息 5 至以上，不足 7 至	热证，亦主里虚证
	促脉	数而时一止，止无定数	阳热亢盛，淤滞，痰食停积；脏气衰败
虚脉类	虚脉	举按无力，应指松软	气血两虚
	细脉	脉细如线，应指明显	气血俱虚，湿证
	代脉	迟而中止，止有定数	脏气衰微；疼痛，惊恐，跌仆损伤
实脉类	实脉	举按充实而有力	实证
	滑脉	往来流利，应指圆滑	痰湿，食积，实热
	弦脉	端直以长，如按琴弦	肝胆病，疼痛，痰饮
	紧脉	绷急弹指，状如转索	实寒证，疼痛，宿食

5. 相兼脉的主病规律　两种以上的脉同时出现，称相兼脉，亦称复合脉。相兼脉的主病，多为组成该相兼脉的各单脉主病的相合。如浮主表，数主热，故浮数脉主表热证；沉主里，迟主寒，故沉迟脉主里寒证，余可类推。

（二）按诊

按诊是医生用手直接触摸或按压患者某些部位，以测知病变的一种诊断方法。

1. 按肌肤

（1）辨寒热：一般认为热邪盛时，肌肤多热；阳气衰时肌肤多寒。身热初按热甚，久按热反转轻的，是热在表；若久按其热反甚，有热自内向外的蒸发感，为热在里，可见于湿热病或虚劳病。

（2）察润燥：皮肤滋润者，多属津液未伤；若皮肤干瘪者，多属津液耗伤较重；皮肤甲错，摸之棘手者，多见于伤阴或内有瘀血。

（3）诊肿胀：按肌肤肿胀处可以诊知水肿和气肿。按之凹陷没指，举手不能即起的是水肿；按之凹陷，举手即起的是气肿。

2. 按手足

（1）辨手足冷热：疾病初起，手足俱冷的是阴寒盛；久病或体弱者，手足常冷不温，是阳虚证。壮热者，手足俱热的，多属阳热炽盛；若见胸腹灼热而四肢厥冷，则属热深厥深的"热厥"，是阳热壅结于内，郁而不达所致。

（2）辨手掌冷热：外感发热，多见掌背热盛；阴虚发热，多见掌心热盛而其他部位的皮肤按之不热。若小儿掌心发热多属饮食积滞。

3. 按脘腹　若按之充实，应手有抵抗感，或满痛加剧、拒按，属实证；若按之空虚，应手柔软，压痛不甚，或满痛反而减轻、喜按，属虚证。腹中有肿块称为积聚，又称癥瘕。按之坚硬，推之不移，痛有定处的，为癥积，多属血瘀；按之无形，聚散不定，痛无定处的为瘕聚，多属气滞。

4. 按腧穴　当内脏有病变时，体表相应的腧穴可出现较明显的压痛、敏感反应，或可摸到结节状、条索状物，均可作为内脏病变的辅助诊断。例如肺病可在肺俞穴摸到结节，或在中府穴有压痛；肝病在肝俞穴和期门穴有压痛；胃病在胃俞穴和足三里穴有压痛等。

第2节　辨　　证

八纲辨证是各种辨证的基本纲领。脏腑辨证指根据脏腑生理功能、病理表现，对疾病证候归纳，判断其病变部位、性质、正邪盛衰的一种辨证方法，是辨证体系中的重要组成部分。

一　八纲辨证

八纲，即阴、阳、表、里、寒、热、虚、实。八纲辨证就是对四诊收集的病情资料进行分析，根据病位的深浅、病邪的性质、正邪的盛衰等，归纳为八类不同的证候。

疾病的表现极其复杂，但基本上均可用八纲加以归纳。阴与阳说明疾病的类别；表与里说明病位的浅深；寒与热说明疾病的性质；实与虚说明邪正的盛衰。其中，阴阳又可概括其他六纲，即表、热、实证为阳；里、寒、虚证属阴，故阴阳又是八纲中的总纲。

（一）表里

表里是辨别疾病病位浅深的一对纲领。

1. 表证　表证是指六淫外邪经皮毛、口鼻侵入机体所致的病位浅在肌肤的证候。常见于外感病初期，具有起病急、病位浅、病程短的特点。

临床表现：恶寒，发热，头身疼痛，苔薄白，脉浮，兼鼻塞，流涕，咳嗽，喷嚏，咽喉痒痛等。

2. 里证　里证是指病位深于内（脏腑、气血、骨髓等）的证候。多见于外感病的中、后期阶段或内伤疾病。成因有三：一是表邪内传入里，侵犯脏腑；二是外邪直接侵犯脏腑；三是七情内伤，饮食不节，劳逸过度等，损伤脏腑，引起功能失调，气血逆乱。

临床表现：范围极为广泛，其表现多种多样。凡非表证（及半表半里证）的特定证候，均属其范畴。总体以脏腑病变为主，一般病情较重，病位较深，病程较长。

3. 表证与里证的鉴别　见表1-4-2。

表1-4-2　表证与里证的鉴别

证型	病情	病程	病位	寒热	舌象	脉象
表证	轻	短	浅	发热恶寒并见	少变化	浮
里证	重	长	深	但热不寒、但寒不热或无寒热变化	多变化	沉

（二）寒热

寒热是辨别疾病性质的两个纲领。

1. 寒证　寒证是疾病本质属于寒性的证候。由感受寒邪或阳虚阴盛所致。因病因与病位不同，又分别有几种不同证型。如感受寒邪，或侵犯肌表，或直中内脏，故有表寒、里寒之别。内寒的成因有寒邪入侵者，有自身阳虚者，故又有实寒、虚寒之分。这里仅就寒证的共性进行分析。

临床表现：常见恶寒喜暖，面色㿠白，肢冷蜷卧，口淡不渴，痰涎、涕清稀，小便清长，大便稀溏，舌淡苔白润滑，脉迟或紧等。

2. 热证　热证是疾病本质属于热性的证候。可由感受热邪或阴虚阳亢所致。因病因与病位的不同，亦可分别有几种不同证型。如外感热邪或热邪入里，有表热、里热之别。里热中，有实热和虚热之分。这里仅就热证的共性进行分析。

临床表现：常见恶热喜冷，口渴喜冷饮，面红目赤，烦躁不宁，痰、涕黄稠，吐血衄血，小便短赤，大便干结，舌红苔黄而干燥，脉数等。

3. 寒证与热证的鉴别　见表1-4-3。

表1-4-3　寒证与热证的鉴别

证型	寒热	口渴	面色	手足	大便	小便	舌象	脉象
寒证	恶寒喜热	不渴	苍白	冷	溏薄	清长	舌淡苔白	迟或紧
热证	恶热喜冷	渴喜冷饮	红	烦热	燥结	短赤	舌红苔黄	数

（三）虚实

虚实是辨别邪正盛衰的两个纲领。

1. 实证　实证是对感受外邪，或体内病理产物停积而产生的各种临床表现的病理概括。成因有二：一是外邪侵袭，二是脏腑功能失调以致痰饮、水湿、瘀血等病理产物停积于体内。因外邪性质的差异、病理性产物的不同，而有各自不同的证候表现。

临床表现：常见发热，腹胀痛拒按，胸闷，烦躁，甚至神昏谵语，呼吸气粗，痰涎壅盛，大便秘结，或下利，里急后重，小便不利，淋沥涩痛，舌质苍老，苔厚腻，脉实有力。

2. 虚证　虚证是对正气虚弱各种临床表现的病理概括。多由先天不足、后天失养和疾病耗损所致。其特点是正气亏虚，邪气不盛。包括气虚、血虚、阴虚、阳虚等证候。

（1）气虚：指脏腑组织机能减退所表现的证候。常由久病体虚、劳累过度、年老体弱等因素引起。

临床表现：少气懒言，神疲乏力，头晕目眩，自汗，活动时诸证加剧，舌淡苔白，脉虚无力。

（2）血虚：指血液亏虚，脏腑百脉失养，表现全身虚弱的证候。多因禀赋不足，或脾胃虚弱、生化乏源，或各种急慢性出血，或久病不愈，或思虑过度、暗耗阴血等而致。

临床表现：面白无华或萎黄，唇色淡白，爪甲苍白，头晕眼花，心悸失眠，手足发麻，妇女经血量少色淡，经期错后或闭经，舌淡苔白，脉细无力。

（3）阴虚：指阴液亏虚，失于滋养濡润，无以制阳之虚热证候。多由外感热病后期，或病久伤阴，或五志过极，或房事不节所致。

临床表现：形体消瘦，潮热盗汗，颧赤，口燥咽干，五心烦热，小便短少而赤，大便干结，舌红少苔，脉细数无力。

（4）阳虚：指阳气亏虚，温煦、推动、蒸腾、气化、固摄等作用减退之虚寒证候。多见于久病体弱者。

临床表现：面色㿠白，形寒肢冷，神疲乏力，口淡不渴，自汗，小便清长，大便溏薄，舌淡胖嫩，苔白滑，脉沉迟无力。

3. 虚证与实证的鉴别　见表 1-4-4。

表 1-4-4　虚证与实证的鉴别

证型	病程	体质	声息	疼痛	大便	小便	舌象	脉象
虚证	长	虚弱	声低息微	喜按	溏薄	清长或失禁	舌淡胖嫩	虚或细数
实证	短	强壮	声高气粗	拒按	燥结或下利里急后重	不利或淋沥涩痛	舌质苍老苔厚腻	实大有力

（四）阴阳

阴阳是八纲辨证的总纲。可概括其他六个方面的内容，即表、热、实属阳，里、寒、虚属阴。

1. 阴证和阳证

（1）阴证：一般是指阳气虚衰，脏腑功能减退的虚寒证。往往病程长，病势缓。

临床表现：常见面色暗淡，精神萎靡，身重蜷卧，形寒肢冷，倦怠无力，语声低怯，纳差，口淡不渴，大便稀溏，小便清长，舌淡胖嫩，脉沉迟、微弱、细。

（2）阳证：一般是指邪热壅盛，功能亢进的实热证。

临床表现：常见面色红赤，发热，肌肤灼热，心烦，躁动不安，语声粗浊或喜怒无常，呼吸气粗，喘促痰鸣，口干渴饮，大便秘结，小便涩痛、短赤，舌红绛，苔黄黑生芒刺，脉浮、数、洪大、滑实。

2. 亡阴与亡阳

（1）亡阴：指体液大量耗损，阴液严重匮乏而欲竭之危重证候。

临床表现：身热肢暖，烦躁不安，口渴咽干，唇干舌燥，肌肤皱瘪，小便极少，舌红干，脉细数无力。通常有大汗出，汗温而黏（吐、下之亡阴，有时可无大汗出）。

（2）亡阳：指体内阳气极度衰微而表现出阳气欲脱之危重证候。

临床表现：大汗淋漓，汗冷而稀，身凉恶寒，四肢厥冷，蜷卧神疲，口淡不渴，或喜热饮，舌淡白润，脉微欲绝。

案例 1-4-2

患者，男性，38 岁。1 个月前，剧烈运动后，汗出受风，当夜即见发热，微恶寒，头痛，咽痒，鼻塞，口干，体温 38℃。自行煎服生姜水予以发汗。次日下午，病情加重，身热恶热，体温 39.5℃，咽喉干痛，汗出较多，口干渴，舌质红，苔黄而干，脉洪大。医生给予清热泻火药，煎服 2 剂后，热势虽减，但出现腹泻，随即停药。其后，低热持续不退。现症见：身热夜间尤甚，盗汗，心烦，手足心热，体温 37.5℃，舌红而干，苔少，脉细数。

问题：掌握八纲辨证要点，对该案例进行病情分析并做出诊断。

二 脏腑辨证

（一）心与小肠病辨证

1. 心气虚、心阳虚、心阳暴脱　常由久病体虚、暴病伤正、禀赋不足或年高体弱所致。

临床表现：心悸、气短、乏力，活动后加重，面色淡白，或自汗，舌质淡，脉虚为心气虚。兼见畏寒肢冷，心胸憋闷或痛，唇舌青紫，脉微细为心阳虚。若突然出现冷汗淋漓，四肢厥冷，呼吸微弱，面色苍白，口唇青紫，神志模糊或昏迷，脉微细欲绝则是心阳暴脱的危象。

2. 心血虚、心阴虚　常由久病伤阴血，或失血过多，或阴血生成不足，或情志化火，暗耗阴血所致。

临床表现：心悸、怔忡、失眠、健忘、多梦，为心血虚、心阴虚的共同症状特点。兼眩晕，面色淡白，唇舌色淡，脉细弱者为心血虚；兼五心烦热，潮热、盗汗，两颧潮红，舌红少津，脉细数者为心阴虚。

3. 心脉痹阻　常由年高体弱或病久正虚，以致瘀阻、痰凝、寒滞、气郁所致。

临床表现：心悸怔忡，心胸憋闷疼痛，痛引肩背内臂，时发时止。若痛如针刺，并见舌紫黯有紫斑、紫点，脉细涩或结代，为瘀阻之象。若闷痛，并见体胖痰多，身重困倦，苔白腻，脉沉滑，为痰阻之象。若剧痛暴作，并见畏寒肢冷，得温痛缓，舌淡苔白，脉沉迟或沉紧，为寒凝之象。若疼痛而胀，且发作时与情志有关，舌淡红，苔薄白，脉弦，为气滞之象。

4. 小肠实热　多由心热下移所致。

临床表现：心烦口渴，口舌生疮，小便赤涩，尿道灼痛，尿血，舌红苔黄，脉数。

案例 1-4-3

某女，31 岁。3 年前出现失眠多梦，长期依赖催眠药维持治疗，病情时轻时重。2 周前因思虑劳心则症状加重。现症见：失眠多梦，伴心悸易惊，心烦，五心烦热，口干，盗汗，头晕目眩，舌红少苔，脉细数。

问题：1. 本病辨证结果是什么？
2. 为什么会出现上述症状？

（二）肺与大肠病辨证

1. 肺气虚　多有慢性咳喘日久耗伤肺气，或脾运化水谷精气不足，肺失充养所致。

临床表现：咳嗽无力，气短而喘，动则尤甚，咳痰清稀，声低懒言，神疲体倦，面色淡白，或有自汗，畏风，易感冒，舌淡苔白，脉弱。

2. 肺阴虚　多由燥热伤肺，或痨虫袭肺，或久病不愈，耗伤肺阴所致。

临床表现：咳嗽无痰，或痰少而黏，或痰中带血，口咽干燥，形体消瘦，五心烦热，潮热，盗汗，颧红，舌红少津，脉细数。

3. 风寒犯肺　多因外感风寒之邪，侵袭肺卫，肺气失宣所致。

临床表现：咳嗽，咳痰清稀，伴恶寒，发热，鼻塞，流清涕，咽痒，或头身疼痛，无汗，苔薄白，脉浮紧。

4. 风热犯肺　多因外感风热之邪，侵犯肺卫所致。

临床表现：咳嗽，痰稠色黄，鼻塞流黄浊涕，身热，微恶风寒，口干咽痛，舌尖红苔薄黄，脉浮数。

5. 燥邪犯肺　多由秋令燥邪犯肺所致。

临床表现：干咳无痰，或痰少而黏，不易咳出，甚则胸痛，痰中带血，或鼻衄，口、唇、鼻、咽、皮肤干燥，或微发热恶风寒，无汗或少汗，苔薄而干燥少津，脉浮数或浮紧。

6. 痰湿阻肺　多由脾虚，或久咳伤肺，或感受寒湿所致。

临床表现：咳嗽痰多，质黏色白易咳，胸闷，甚则气喘痰鸣，舌淡苔白腻，脉滑。

7. 痰热壅肺　多因外邪犯肺，郁而化热，热伤肺津，炼液成痰，或素有宿痰，内蕴日久化热，痰与热结，壅阻于肺所致。

临床表现：咳嗽，咳痰黄稠而量多，或喉中痰鸣，胸闷，气喘息粗，甚则鼻翼扇动，烦躁不安，发热，口渴，大便秘结，小便短赤，舌红苔黄腻，脉滑数。

8. 大肠湿热　多因感受湿热外邪，或饮食不节所致。

临床表现：腹痛，下痢脓血，里急后重，或暴注下泻，色黄而臭，伴见肛门灼热，小便短赤，身热口渴，舌红苔黄腻，脉滑数或濡数。

9. 大肠津亏　多由素体阴亏，或久病伤阴，或热病后津伤未复，或妇女产后出血过多所致。

临床表现：大便秘结干燥，难以排出，常数日一行，口干咽燥，或伴见口臭，头晕，舌红少津，脉细涩。

●案例 1-4-4

某男，20 岁。5 天前出现咳嗽气急，咽喉痛，伴恶风发热，头痛，周身不适，鼻塞流浊涕，未及时治疗。昨日起咳嗽加剧，吐痰黄稠，发热，口渴，小便短赤，体温 39℃，舌红苔黄腻，脉数。

问题：1. 本病辨证结果是什么？

2. 为什么会出现上述症状？

（三）脾与胃病辨证

1. 脾气虚　多因饮食不节，劳倦过度，忧思伤脾，或禀赋不足，素体虚弱，或年老体衰，或大病初愈，调养失慎所致。

临床表现：食少，腹胀食后尤甚，便溏，肢体倦怠，面色萎黄，神疲乏力，少气懒言，消瘦或肥胖，浮肿，舌淡苔白，脉缓或弱。

2. 中气下陷　多由脾气虚进一步发展，或久泄久痢，或劳累过度所致。

临床表现：脘腹重坠作胀，食后尤甚，或便意频数，肛门坠重，或久痢不止，甚或脱肛，或子宫下垂，或小便浑浊如米泔，伴气少乏力，肢体倦怠，声低懒言，头晕目眩。舌淡苔白，脉弱。

3. 脾不统血　多由久病脾虚，或劳倦伤脾所致。

临床表现：便血，尿血，肌衄，齿衄，或妇女月经过多、崩漏等，伴食少便溏，神疲乏力，少气懒言，面色无华，舌淡苔白，脉细弱。

4. 脾阳虚　多由脾气虚发展，或过食生冷，外寒直中，或肾阳不足，火不生土所致。

临床表现：食少，腹胀，腹痛绵绵，喜温喜按，畏寒，四肢不温，面色㿠白，大便稀薄，或肢体浮肿，小便短少，或白带清稀量多，舌淡胖苔白滑，脉沉迟无力。

5. 胃阴虚　多由胃病久延不愈，或热病后阴伤，或嗜食辛辣，或情志不遂，气郁化火所致。

临床表现：胃脘嘈杂、隐隐灼痛，饥不欲食，口燥咽干，大便干结，或脘痞不舒，或干呕呃逆，舌红少津，脉细数。

6. 胃寒　多由胃脘受凉或过食生冷所致。

临床表现：胃脘冷痛，遇寒加剧，得温则减，口淡不渴，口泛清水，或恶心呕吐，或伴胃中水声漉漉，苔白滑，脉弦或迟。

7. 胃热　多因嗜食辛辣肥腻，化热生火，或情志不遂，气郁化火，或热邪内犯所致。

临床表现：胃脘灼痛，吞酸嘈杂，或食入即吐，或渴喜冷饮，消谷善饥，或牙龈肿痛，齿衄，口臭，大便秘结，小便短赤，舌红苔黄，脉滑数。

8. 食滞胃脘　多由饮食不节，暴饮暴食，或素体脾胃虚弱，运化失健所致。

临床表现：胃脘胀闷甚则疼痛，嗳气吞酸或呕吐酸腐食物，吐后胀痛得减，厌食，矢气酸臭，大便不调，泻下物酸腐臭秽，苔厚腻，脉滑。

案例 1-4-5

某女，32岁。因长期嗜食辛辣，6个月前，出现胃脘部疼痛，时发时止。近月来胃脘经常隐隐灼痛，嘈杂脘痞，饥不欲食，形体消瘦，口燥咽干，大便干结，舌红少津，脉细数。

问题： 1. 本病辨证结果是什么？

2. 为什么会出现上述症状？

（四）肝与胆病辨证

1. 肝气郁结　多因情志抑郁，或突然精神刺激而发病。

临床表现：胸胁或少腹胀满疼痛，胸闷喜太息，易怒，或见咽部如有异物梗阻，吞之不下，吐之不出，称为“梅核气”。妇女可见两乳房作胀疼痛，痛经，月经不调，甚至闭经，苔白，脉弦。

2. 肝火上炎　多因情志不遂，肝郁化火，或热邪内犯所致。

临床表现：头晕胀痛，面红目赤，口苦口干，急躁易怒，不眠或噩梦纷纭，胁肋灼痛，便秘尿黄，或突发耳鸣，或吐血衄血，舌红苔黄，脉弦数。

3. 肝血虚　多因脾虚，或久病耗伤肝血，或失血过多所致。

临床表现：眩晕耳鸣，面色淡白，爪甲干枯脆薄，夜寐多梦，视力减退或雀盲，或见肢体麻木，手足震颤，肌肉瞤动，关节拘急，屈伸不利，妇女经少色淡，甚至闭经，舌淡苔白，脉弦细。

4. 肝阴虚　多因情志不遂，气郁化火而伤肝阴，或热病后阴伤，或肾阴不足所致。

临床表现：眩晕耳鸣，两目干涩，面部烘热，胁肋灼痛，五心烦热，潮热盗汗，口咽干燥，或手足蠕动，舌红少津，脉弦细数。

5. 肝阳上亢　多因情志过极或肝肾阴虚，阴不制阳所致。

临床表现：眩晕耳鸣，头目胀痛，面红目赤，急躁易怒，五心烦热，失眠多梦，腰膝酸软，舌红少苔，脉弦或弦细数。

6. 肝风内动　指以眩晕欲仆，震颤，抽搐等动摇不定症状为主要表现的证候。

（1）肝阳化风：多因肝肾之阴久亏，肝阳失潜而暴发。

临床表现：眩晕欲仆，头痛，肢颤，语言謇涩，手足麻木，步履不正，或猝然昏倒，不省人事，口眼㖞斜，半身不遂，舌强不语，喉中痰鸣，舌红苔白或腻，脉弦。

（2）热极生风：多由邪热亢盛，燔灼肝经，热闭心神而致。

临床表现：高热神昏，躁热如狂，手足抽搐，颈项强直，甚则角弓反张，两目上视，牙关紧闭，舌红或绛，脉弦数。

7. 肝胆湿热　多由感受湿热，或偏食肥甘厚腻，或脾虚失运，湿郁化热所致。

临床表现：胁肋胀痛灼热，或有痞块，厌食油腻，腹胀，口苦泛恶，大便不调，小便短赤，舌红苔黄腻，脉弦数。或见身目发黄，或阴囊湿疹，瘙痒难忍，或带下黄臭，外阴瘙痒。

●案例 1-4-6

某男，46 岁。1 周前因工作不顺而出现头胀痛眩晕，夜寐不宁，伴胁痛、心烦易怒、口干苦，舌红苔黄，脉弦有力。血压高于正常。

问题：1. 本病辨证结果是什么？

2. 为什么会出现上述症状？

（五）肾与膀胱病辨证

1. 肾阴虚　多由久病伤肾，或温热病后期，或禀赋不足，或房劳过度所致。

临床表现：腰膝酸软，眩晕耳鸣，失眠多梦，男子阳强易举，遗精，妇女经少经闭或崩漏，消瘦，五心烦热，潮热盗汗，咽干颧红，舌红少苔，脉细数。

2. 肾阳虚　多由素体阳虚，或年高肾亏，或久病伤肾，或房劳过度所致。

临床表现：腰膝酸冷，畏寒肢冷尤以下半身为甚，眩晕，精神萎靡，面色苍白或黧黑，舌淡胖苔白，脉沉弱。或男子阳痿，妇女宫寒不孕，或大便清稀，久泻不止，完谷不化，或浮肿，按之凹陷不起。

3. 肾气不固　多因年高肾气亏虚，或年幼肾气未充，或房事过度，或久病伤肾所致。

临床表现：腰膝酸软，神疲耳鸣，小便频数而清，或夜尿频多，或尿后余沥不尽，或遗尿失禁。男子滑精早泄；女子月经淋漓不尽，或白带清稀，或胎动易滑，舌淡苔白，脉沉弱。

4. 肾不纳气　多由久病咳喘，肺虚及肾，或劳伤肾气所致。

临床表现：久病咳喘，呼多吸少，气不得续，动则喘甚，自汗神疲，声音低怯，腰膝酸软，舌淡苔白，脉沉弱。

5. 膀胱湿热　多由感受湿热之邪，或饮食不节，湿热内生，下注膀胱所致。

临床表现：尿频、尿急、尿痛，小便黄赤短少，有灼热感，小腹胀闷，或伴发热，腰痛，或尿血，或尿有结石，舌红苔黄腻，脉数。

●案例 1-4-7

某男，36 岁。1 年前无明显原因出现全身水肿，反复发作，西医诊断为“慢性肾炎”给予治疗。现症见：全身水肿，腰以下为甚，按之凹陷不易恢复，腰部冷痛酸重，尿量减少，畏寒肢冷，神疲，面色㿠白，舌淡胖苔白，脉沉迟无力。

问题：1. 本病辨证结果是什么？

2. 为什么会出现上述症状？

（六）脏腑兼病辨证

1. 心肺气虚　多由久病咳喘，耗伤心肺之气，或禀赋不足，年高体弱所致。

临床表现：心悸咳喘，气短乏力，动则尤甚，胸闷，痰液清稀，面色淡白，头晕神疲，自汗声怯，舌淡苔白，脉沉弱或结代。

2. 心脾两虚　多由病久失调，或劳倦思虑，或慢性出血所致。

临床表现：心悸怔忡，失眠多梦，眩晕健忘，面色萎黄，食少，腹胀便溏，神倦乏力，或皮下出血，妇女月经量少色淡，或淋漓不尽，舌质淡嫩，脉细弱。

3. 肝火犯肺　多由郁怒伤肝，或肝经热邪上逆犯肺所致。

临床表现：胸胁灼痛，急躁易怒，头晕目赤，烦热口苦，咳嗽阵作，痰黄黏量少，甚则咳血，舌红苔黄，脉弦数。

4. 肝脾不调　多由情志不遂，郁怒伤肝，肝失疏泄，致脾失健运所致。

临床表现：胸胁胀满窜痛，喜太息，情志抑郁或急躁易怒，纳呆腹胀，便溏，或腹痛欲泻，泻后痛减，苔白或腻，脉弦。

5. 脾肾阳虚　多由脾肾两脏久病，耗伤阳气所致。

临床表现：畏寒肢冷，腰膝或下腹冷痛，面色皖白，久泻久痢，或五更泄泻，或下利清谷，或小便不利，面浮肢肿，甚则腹胀如鼓，舌淡胖苔白滑，脉沉细。

目标检测

一、选择题

A_1型题

1. 神在全身皆有表现，更突出地表现于（　　）
A. 语言　B. 动态　C. 目光
D. 表情　E. 应答反应

2. 久病、重病患者，突然精神好转，食欲大增，颧赤如妆，语言不休。此属（　　）
A. 有神　B. 无神　C. 假神
D. 失神　E. 神志错乱

3. 导致面色青的原因是（　　）
A. 寒凝　B. 湿阻　C. 气虚
D. 痰滞　E. 水停

4. 颧部潮红主（　　）
A. 心火亢盛　B. 气虚发热
C. 阳明实热　D. 阴虚内热
E. 虚阳浮越

5. 导致面色黄的原因主要是（　　）
A. 阴寒内盛　B. 脾虚湿蕴
C. 心肺气虚　D. 肾阴亏损
E. 肾阳不足

6. 导致疼痛如针刺状，固定不移的原因是（　　）
A. 瘀血　B. 气滞　C. 风湿
D. 寒凝　E. 血虚

7. 下列哪项不是正常舌象（　　）
A. 舌体柔软　B. 舌体活动自如
C. 舌质淡嫩少苔　D. 舌质淡红
E. 舌苔薄白

8. 舌体胖大，有齿痕，主（　　）
A. 心血不足　B. 肝血亏损
C. 肾阴不足　D. 肺气不足
E. 脾虚湿盛

9. 阳虚证的主要临床表现是（　　）
A. 面白少华　B. 脉细舌净
C. 冷汗淋漓　D. 形体消瘦
E. 畏寒肢冷

10. 提示邪气渐盛的舌苔变化，一般是（　　）
A. 苔由厚变薄　B. 苔由多变少
C. 苔由润变燥　D. 苔由薄变厚
E. 苔由白变黄

11. 舌尖有芒刺，主（　　）
A. 肝胆火盛　B. 胃肠热盛
C. 心火亢盛　D. 阴虚火旺
E. 温毒入血

12. 舌红兼见苔黄厚，多见于（　　）
A. 里实热证　B. 虚热证
C. 湿热证　D. 血瘀证
E. 表证

13. 小儿指纹紫红，多主（　　）
A. 外感表证　B. 里热实证
C. 痛证、惊风　D. 血络郁闭
E. 脾虚、疳积

14. 小便频数，色黄急迫者，为（　　）
A. 肾阳不足　B. 肾气不固
C. 膀胱湿热　D. 消渴病
E. 瘀血阻滞

15. 呕吐物清稀无酸臭味者，多属（　　）
A. 肝胃不和　B. 伤食
C. 热呕　D. 寒呕
E. 肝胆郁热

16. 患者咳痰少而黏难出，口干舌燥，属（　　）
A. 燥痰　B. 热痰　C. 风痰
D. 湿痰　E. 寒痰

17. 下列哪项不属于实证的临床表现（　　）
A. 大便秘结　B. 胸闷烦躁
C. 痰涎壅盛　D. 高热
E. 五心烦热

18. 应指明显，但细小如线的脉是（　　）
A. 濡脉　B. 细脉　C. 弦脉
D. 小脉　E. 弱脉

19. 气血不足，口唇可见（　　）
A. 色泽红润　B. 色鲜红
C. 红绛而干　D. 色淡红
E. 色青紫

20. 肾不纳气之喘的特点是（　　）
A. 咳喘无力，动辄益甚
B. 咳嗽喘促，痰涎壅盛
C. 咳喘气粗，鼻翼扇动
D. 呼多吸少，动辄益甚
E. 痰黄黏稠、量多

A_2型题

21. 某患者脘腹痞满，纳呆食少，头身困重，舌苔黄腻。可诊断为（　　）
A. 湿热内结　B. 饮食积滞
C. 痰热内阻　D. 邪热伤津
E. 热积于内

22. 某患者，近2年来经常汗出，活动后汗出更甚，并伴有精神不振、倦怠乏力之症。查体：面色淡白无华，舌淡苔白，脉虚弱。此患者的出汗属于（　　）
A. 气虚自汗　B. 阴虚盗汗
C. 邪正交争之战汗　D. 亡阴之汗
E. 亡阳之汗

23. 某男，32岁。症见发脱齿摇，耳鸣耳聋，健忘恍惚。可辨证为（　　）
A. 心血虚　B. 肺阴虚
C. 肝阴虚　D. 中气下陷
E. 肾精不足

24. 某男，咳喘无力，少气短息，吐痰清稀，自汗，舌淡脉弱。可辨证为（　　）
A. 肺气虚　B. 肾不纳气
C. 肺阴虚　D. 风寒束肺
E. 痰湿阻肺

25. 某男，51岁。近1个月来经常在劳累后出现心前区憋闷疼痛，痛如针刺，并向肩背部放射，休息后可缓解。舌质紫黯有瘀斑，脉涩。可辨证为（　　）
A. 心气虚　B. 心阳虚
C. 肝气郁结　D. 气滞血瘀
E. 心脉痹阻

26. 某女，7岁。5天前汗出当风，次日即见咳嗽，咳痰稀白，伴发热恶风寒，鼻塞流涕，苔薄白，脉浮紧。可辨证为（　　）
A. 风寒犯肺　B. 风热犯肺
C. 痰热壅肺　D. 燥邪犯肺
E. 肝火犯肺

A_3/A_4型题

某女，37岁。因家庭琐事，经常生闷气，自感胸胁、少腹胀满疼痛。6个月来出现月经不调，伴乳房胀痛，烦躁易怒，苔白，脉弦。

27. 根据脏腑辨证理论，可辨证为（　　）
A. 肝肾阴虚　B. 肝气郁结
C. 脾肾两虚　D. 肝胃不和
E. 肝脾不调

28. 近1个月来，出现食欲不振，腹胀便溏，每当情绪不好症状加重，苔白腻，脉弦。可辨证为（　　）
A. 肝肾阴虚　B. 肝气郁结
C. 脾肾阳虚　D. 肝胃不和
E. 肝脾不调

某男，70岁。因受凉而恶寒，头身酸痛，鼻塞流清涕，无汗，体温37.5℃，苔薄白，脉浮紧。

29. 根据八纲辨证理论，可辨证为（　　）
A. 寒证　B. 里证　C. 表证
D. 表寒证　E. 里寒证

30. 患者为尽快缓解症状，自服发汗药但剂量偏大，突然出现大汗淋漓，继之面色苍白，四肢厥冷，神情淡漠，舌淡润，脉微欲绝。可辨证为（　　）
A. 阴虚证　B. 阳虚证　C. 亡阳证
D. 亡阴证　E. 阴阳两虚证

二、名词解释

1. 八纲　2. 虚证　3. 表证

三、填空题

1. 望舌主要是观察________和________的变化。
2. 大凡腹痛，拒按为________，喜按为________。
3. 白天静止时出汗称________，多属________；入睡后出汗，醒后即止称________，多属________。
4. 中医诊断疾病的方法有________、________、________、________。

四、简答题

1. 病理性面部五色各主何病证？
2. 小儿指纹怎样区分“三关”？
3. 正常脉象是怎样的？
4. 脾气虚、中气下陷和脾不统血三种证型间的关系是怎样的？

（曲　锋　刘爱军）

第5章　治则与治法

● 案例 1-5-1

于某，女性，45岁，素体虚弱。患者近半年来，每逢月经来临之时，终日欲睡，在月经后期，多头晕、心慌、神疲乏力、懒言纳少、畏寒肢冷、小便清长，舌淡苔薄白，脉虚弱。

问题：1. 判断该病情属何种证候？

2. 掌握治则与治法，分析该证候应采取的治则是什么？治法是什么？

治则是在中医学辨证论治和整体观念思想的指导下，根据四诊所获得的资料，在对疾病进行全面分析、综合判断的基础上，制定出来的对临床立法、处方、用药具有普遍指导意义的治疗规律，是治疗疾病的原则，也是确立和运用治法的依据。治法是在治则的指导下确定的具体治疗措施。治则是纲领和方针，是行动指南；治法是具体执行的方法和手段。

中医的治则与治法承接着临床的诊断、辨证与治疗，是中医学基本理论的重要内容。

第1节　治　　则

治则是治疗和护理疾病时必须遵循的基本原则，主要包括治病求本，扶正祛邪，调整阴阳，因时、因地、因人制宜等。

一　治病求本

治病求本，是指在治疗疾病时，针对导致疾病的根本原因进行治疗。《素问·阴阳应象大论》说："治病必求于本"。

（一）治标与治本

"本"与"标"是相对的概念，主要是用来说明疾病过程中各种矛盾的主次关系。一般而言，"本"代表疾病过程中占重要地位，起主要作用的方面；"标"代表疾病过程中居次要地位，起次要作用的方面。

1. 急则治其标　在标甚急的情况下，当先治其标，以防发生严重的后果，甚至危及生命。如胃溃疡出血的患者，应先止血以治其标，在血止病情缓解后再治其本。

2. 缓则治其本　在病情稳定的情况下，抓住疾病的本质进行治疗。如肺结核咳嗽，多为肺肾阴虚，故治疗时应滋养肺肾之阴为主，以治其本。

3. 标本同治　标本同治，是在标与本并重时采取的一种治疗原则。如虚人感冒，素体气虚，反复外感，宜益气解表。益气治本，解表治标，标本同治，方可收到好的效果。

（二）正治与反治

1. 正治　是在疾病的现象与疾病本质一致的情况下，采用与病证性质相逆的方法进行治疗的原则，故又称“逆治”。主要有“寒者热之”“热者寒之”“虚则补之”“实则泻之”四种。

（1）寒者热之：是针对表现为寒象的寒证，采用温热性质的药物进行治疗。即“以热治寒”，如表寒证可用辛温解表的药物来治疗。

（2）热者寒之：是针对表现为热象的热证，采用寒凉性质的药物进行治疗。即“以寒治热”，如表热证可用辛凉解表的药物来治疗。

（3）虚则补之：是针对表现为虚象的虚证，采用补益的药物进行治疗。如气虚者补气，血虚者补血等。

（4）实则泻之：是针对表现为实象的实证，采用攻逐邪气的药物进行治疗。如水饮停聚用逐水法，攻下水饮。

2. 反治　是在疾病的现象与本质相反的情况下，采用顺从疾病假象的药物来进行治疗的原则，故又称“从治”。主要有“热因热用”“寒因寒用”“塞因塞用”“通因通用”四种。

（1）热因热用：指用温热性质的药物来治疗具有假热症状的病证，也就是“以热治热”，多用于阴寒内盛，格阳于外的真寒假热证。如伤寒少阴病格阳证，患者有“下痢清谷，手足厥逆，脉微欲绝”等阴寒内盛的表现，又可见“身反不恶寒，其人面色赤，或腹痛，或咽痛，或利止脉不出”等阴盛格阳的假热征象，因其本质为寒盛，故治疗采用温热性质的通脉四逆汤来治疗。

（2）寒因寒用：指用寒凉性质的药物来治疗假寒症状的病证。适用于里热盛极，阳盛格阴的真热假寒证。如热厥证，患者既有“壮热心烦，渴喜冷饮，小便短赤”等阳热内盛的里热证，又可见到“手足厥冷，脉沉”等假寒证，因其病证的本质是热盛，故须用寒凉性质的方药来治疗其真热。

（3）塞因塞用：指用补益的药物来治疗具有闭塞不通症状的病证，适用于因正气虚而致闭阻不通的真虚假实证。如脾虚患者，出现脘腹胀满，因其病变本质是虚，治疗时须用健脾益气的方法使脾气健运，则胀满自消。

（4）通因通用：指用通利的药物，治疗具有通泄症状的病证，如食积腹泻，宜消积导滞，则食积去而泄泻止。

二 扶正与祛邪

疾病的过程，实际上是正气与邪气相互斗争的过程。邪正之间的斗争，决定着疾病的发生、发展及其转归，所以治疗疾病的重要原则，就是扶助正气，祛除邪气，使疾病向痊愈的方向转变，促使机体早日恢复健康。

（一）扶正

扶正，即扶助正气，增强体质，提高抗病能力的治疗原则，适用于以正虚为主要矛盾而邪气并不亢盛的虚性病证。具体应用如以补气、益血、滋阴、温阳等方法，治疗气虚、血虚、阴虚、阳虚等诸虚劳损的病证。

（二）祛邪

祛邪主要适用于邪气盛而正气未衰，以邪实为主要矛盾的病证。祛邪的方法很多，临床可根据具体情况，运用发汗、清热、泻下、消导、祛湿、化瘀等方法，使邪去而正安。

（三）扶正与祛邪兼用

扶正与祛邪兼用，主要适用于虚实夹杂的证候。在具体应用时要分清主次，如以正虚为主者，应以扶正为主兼顾祛邪；以邪实偏重者，则以祛邪为主兼以扶正。

除分清正虚与邪实的主次关系外，还应当注意先后次序，或先扶正后祛邪，或先祛邪后扶正，或攻补兼施等。

三 调整阴阳

调整阴阳，就是针对疾病过程中出现的阴阳偏盛偏衰的情况，采取损其有余、补其不足的方法，使阴阳恢复相对平衡状态。从根本上讲，人体发病是阴阳平衡状态遭到破坏，出现了偏盛偏衰的结果，故须调整阴阳，达“阴平阳秘”“以平为期”。

（一）损其有余

又称损其偏盛，是针对阴阳偏盛病证的治疗原则。

1. 损其阳盛　对“阳盛则热”所致的实热证，用“热者寒之”的寒凉药物清泻阳热。

2. 损其阴盛　对“阴盛则寒”所致的实寒证，用“寒者热之”的温热药物温散阴寒。

（二）补其不足

是针对阴阳偏衰病证的治疗原则。证有阴虚、阳虚、阴阳两虚之分，其治疗原则有滋阴、补阳、阴阳双补之别。

1. 阴阳互制的补法　对阴虚证而言，“阴虚则热”是因阴虚不能制阳导致阳相对偏亢出现的虚热证，采用滋阴壮水之法，“壮水之主，以制阳光”，滋阴以制阳亢。对“阳虚则寒”的虚寒证，采用“益火之源，以消阴翳”方法，补阳以抑阴寒。

2. 阴阳互济的补法　根据阴阳互根的理论，对于阴阳偏衰的病证，在滋阴剂中适当佐以补阳药，可达“阳中求阴”之效；在助阳剂中，适当佐以滋阴药，可达“阴中求阳”之效，使阴得阳升而泉源不竭，阳得阴助而生化无穷。如治疗血虚证，在补血剂中常佐以补气药，在治疗气虚证时，在补气剂中也常佐以补血药。

3. 阴阳并补的补法　由于阴阳是互根的，所以阴虚可累及阳，阳虚可累及阴，出现阴阳两虚的病证，故对阴阳两虚的病证，治疗时当阴阳双补，但应分清阴虚、阳虚的主次而补。

四 因时、因地、因人制宜

因时、因地、因人制宜，是指在治疗疾病时要根据季节气候、地域环境和患者个体的性别、年龄、体质等因素的不同，制定适宜的治疗方法。

（一）因时制宜

因时制宜，是指根据不同季节气候的特点，考虑治疗用药的原则。四季气候的变化对人体的生理活动和病理变化会产生一定的影响，所以应注意不同季节气候条件下的治疗宜忌。比如同是外感风寒，在夏季，因天气炎热，阳气升发，人体腠理开泄，就不宜过用辛温发散之品，以免开泄太过，耗伤气阴；而在冬季，因天气严寒，阴寒过盛，人体腠理致密，则应重用辛温解表药，使风寒之邪从汗而解。即《素问·六元正纪大论》中"用温远温，用热远热，用凉远凉，用寒远寒"正是这个道理。

（二）因地制宜

因地制宜，是根据不同地理环境特点，考虑治疗用药的原则。不同的地域，气候条件、水土环境都有差异，生活在不同地域的居民，由于受到了地域环境的影响，其生理活动和病理变化也各具特点，所以治疗用药，应当根据上述因素的差异而有所变化。如我国西北高原地区高寒少雨，患病多燥多寒，宜用辛润之品，寒凉之剂须慎用；东南沿海地势低下，温暖潮湿，患病多湿热，宜用清化之剂，温热助湿之品须慎用。

（三）因人制宜

因人制宜，即根据患者的年龄、性别、体质等方面的特点考虑治疗用药的原则。

1. 年龄　青壮年身体壮实，患病后应攻则攻，应补则补，药量宜重；老年人气血衰少，生机减退，患病多虚证或虚实夹杂，治疗时虚证宜补，有实邪者，攻邪要慎，药物用量应比青壮年少；小儿脏腑娇嫩，气血未充，治疗时忌投峻攻、少用补益。

2. 性别　男女性别不同，生理病理上多有差别，故治疗用药时当加以考虑。妇女有经、带、胎、产的特点，在妊娠期，禁用或慎用峻下、破血、滑利、走窜伤胎或有毒药物，产后又应考虑气血亏虚及恶露等情况。

3. 体质　人体由于先天禀赋和后天调养的差别，体质上存在着寒热、阴阳、强弱的差异，因而针对不同的体质，治疗用药也应有所不同。如素体阳盛者慎用温热药，素体阴盛者慎用寒凉药，体质强壮者用药剂量可稍重，体质虚弱者用药剂量要轻。

以上三者密切相关不可分割，它既反映了人的个体差异，又反映了人与自然界的统一整体关系，三者必须有机地统一起来，才能有效地预防和治疗疾病。

第2节　治　　法

中医治法包括治疗大法和具体治法两个内容，治疗大法也称基本治法，有汗、吐、下、和、温、清、消、补，简称"八法"。每一大治法中又包含若干具体治法，例如清法就有清热解毒、清热凉血、清热泻火、清热养阴之分；补法又有补气、补血、补阴、补阳的区分。

一　汗法

汗法，又称解表法，它是运用解表发汗的药物通过宣发肺气，调畅营卫，开泄腠理，以达到祛除邪气、解除表证的目的。汗法适用于外感表证，也可用于水肿和疮疡初起，及麻疹透发不畅等兼表证者。

汗法之用，以邪去为度，不可发汗太过，防其耗气伤津。凡表邪已去，盗汗、失血、自汗、热病伤津者均忌用。

二　吐法

吐法，是通过涌吐方药以引邪或毒物从口吐出的治法，《素问·阴阳应象大论》说："其高者，因而越之。"吐法适用于痰积、宿食停留在胸膈、胃脘等部位，或误食毒物尚在胃脘者。

吐法属于急救治法之一，用之不当易伤正，故应慎用。凡老、幼、孕妇、产后、失血、重病、气血虚弱者当禁用。

三 下法

下法，是运用泻下作用的方药，通过荡涤肠胃，泻出肠中积滞、积水或瘀血，使停留于肠胃的宿食、燥屎、冷积、瘀血、结痰、停水等从下窍而出，以祛邪除病的一种治疗方法。下法主要适用于宿食停留胃肠、痰积或误食毒物尚在胃中者。

临床使用下法不可太过，以邪去为度，用之不当易伤正。凡年老体弱、妇女经期、妊娠期、病邪在表者当慎用。

四 和法

和法，是运用具有和解疏泄作用的方药，以调整机体，扶助正气，祛除邪气，使表里上下，脏腑气血和调为目的的治疗方法。和法临床应用范围较广，如肝脾不和、肝胃不和、肠胃不和、气血失调、半表半里之少阳证等，均可使用本法治疗。

凡邪在肌表，未入少阳，或邪已入里、阳明热盛者，当忌用和法。

五 温法

温法，是运用温热性质的方药，以达祛除寒邪、温养阳气的治疗方法。温法主要适用于实寒证和虚寒证。

因温法所用药物性多温燥，易伤阴血，故凡血虚、阴虚者及血热出血者皆当忌用。

六 清法

清法，是运用性质寒凉的方药，通过清热泻火，凉血解毒，以清除火热之邪的治疗方法。清法适用于里实热证，大凡热性病证，无论邪热在气、在血，只要表邪已去，里热炽盛，且无结实者均可使用。

由于清法所用药物多系寒凉之品，故脾胃虚寒、阳气不足者当慎用。

七 消法

消法，是运用消食导滞、化瘀破积、软坚散结作用的方药，以消除气、血、痰、食、水、虫等积聚病证的治疗方法。消法适用于食积、痰凝、瘀血、痞块、癥瘕、积聚等多种病证。

消法属攻邪疗法，凡各类虚证均当慎用，以免伤正。

八 补法

补法，是运用具有补益作用的方药，通过补养气、血、阴、阳，以扶助正气、补益机体的治疗方法。补法适用于人体脏腑气血阴阳不足的各类虚证。

补法临床不可滥用，凡邪盛正虚或邪气未退者当慎用，以免“误补益疾”。

上述八法，可根据临床病证的具体情况单独使用，也可以两法或多法互相配合使用。如表证兼有里证者，通常是先解表后治里，但如表里俱急者，则当表里双解。所以，临床中有消补并用、攻补并用、温清并用等多种治法。

目标检测

一、选择题

A_1型题

1. 阳盛的患者采取的治法是（　　）
   A. 清法　B. 消法　C. 汗法
   D. 吐法　E. 和法
2. 不属于祛邪的治法是（　　）
   A. 泻下　B. 发汗　C. 滋阴
   D. 消食　E. 清热
3. 下列属于治则的是（　　）
   A. 发汗　B. 催吐　C. 攻下
   D. 扶正　E. 益气
4. "塞因塞用"不适用下列哪种病证（　　）
   A. 脾虚腹胀　B. 血枯经闭
   C. 气郁腹胀　D. 阴虚便秘
   E. 肾虚癃闭
5. "寒因寒用"适用于（　　）
   A. 寒热错杂证　B. 真寒假热证
   C. 真热假寒证　D. 阴盛阳虚证
   E. 阴盛则寒证
6. 临床上对于因肺气虚所致的咳喘，应（　　）
   A. 治标　B. 治本
   C. 标本兼治　D. 扶正
   E. 祛邪
7. 用热性药物治疗寒性病证属于（　　）
   A. 寒因寒用　B. 热因热用
   C. 虚则补之　D. 寒者热之
   E. 热者寒之

A_2型题

8. 患者高热3天，面红目赤，不恶寒反恶热，口渴喜冷饮，舌红苔黄燥，脉数。应采取的治法是（　　）
   A. 寒因寒用　B. 热因热用
   C. 虚则补之　D. 寒者热之
   E. 热者寒之
9. 患者昨日淋雨，今晨自觉怕冷，加盖被子不能缓解，体温38.5℃，周身疼痛，舌淡红苔薄白，脉浮紧。应采取的治法是（　　）
   A. 清热　B. 发汗　C. 攻下
   D. 助阳　E. 益气

二、名词解释

1. 治病求本　2. 正治　3. 反治

三、填空题

1. 治疗疾病时应做到，急则治其________，缓则治其________。
2. 针对机体阴阳偏盛偏衰的病理变化，调整阴阳有________和________两个法则。
3. 正治包括________、________、________、________。
4. 中医治疗"八法"，除清法、消法、汗法、吐法、和法外，还包括________、________、________。

（韩新荣）

第6章　中药基本知识及用药护理

第1节　中药基本知识

● 案例 1-6-1

赵某，男性，30岁。1天前因受凉，而感恶寒，头身疼痛，伴鼻塞、流清涕、喷嚏、咽喉痒痛，遂来就诊。查体：苔薄白，脉浮紧。

问题：1. 掌握中药的性能，判断医生应该开哪一类药物，该类药物应具有什么性味，为什么这样选择？

2. 学会煎药方法，指导患者如何煎药？

3. 了解服药护理，指导患者服药后应注意哪些事项？

中药是指在中医理论指导下，用于预防、治疗疾病的天然植物、动物、矿物等药物的总称。由于来源以植物药为主，使用最普遍，故又常被称为“本草”。

一　中药的性能

中药的性能是中药作用基本性质和特征的高度概括，又被称为药性。药性理论是中药理论的核心，主要包括四气、五味、升降浮沉、毒性等内容。

（一）四气和五味

1. 四气　又称四性，是指寒热温凉四种不同药性。它是根据药物作用于人体发生的反应归纳出来的，与所治疾病的寒热性质相对应，可以根据“热者寒之，寒者热之”的治疗原则应用。一般情况下，寒凉药多具有清热、解毒、泻火等作用，常用来治疗热性病证；温热药大多具有温中、散寒、助阳等作用，常用来治疗寒性病证。此外，还有一些药物的药性较为平和，称为平性药，平性药虽没有寒凉药或温热药的作用显著，实际上仍有偏温偏凉的不同，故平性仍未超出四性范围，因此，称为四气而不是五气。

2. 五味　即辛、甘、酸、苦、咸五种不同的滋味及其作用。五味不仅仅是药物味道的真实反映，更重要的是对药物作用的高度概括。

（1）辛：能行、能散，即有发散、行气、行血等作用。一般来讲，解表药、行气药、活血药多具有辛味，因此，辛味药常用于表证、气滞、血瘀等病证。如荆芥祛风解表，木香行气止痛，红花活血祛瘀等。

（2）甘：能补、能缓、能和，即有补益、缓急、和中等功效，常用于虚证、拘急疼痛、胃不和等。如熟地黄补血滋阴，饴糖缓急止痛，甘草调和药性等。

（3）酸：能收、能涩，即有收敛、固涩的功效，常用于自汗、盗汗、久咳虚喘、久泻、遗尿等。如麻黄根固表止汗，乌梅敛肺止咳、涩肠止泻，桑螵蛸固精缩尿等。

（4）苦：能泻、能燥，即有清热、泻火、降逆、燥湿的作用，多用于治疗热性病，热结便秘、气壅喘咳、湿盛中满等病证。如黄连清热泻火，大黄泻下通便，杏仁降逆平喘，苍术燥湿健脾等。

（5）咸：能下、能软，即有润下通便、软坚散结的作用，多用于燥热便秘、瘰疬、痞块等。如芒硝润肠通便，牡蛎消瘰疬痰核，鳖甲消癥瘕积聚。

此外，还有淡味、涩味。淡，就是淡而无味，一般具有渗利水湿、通利小便的作用，多用于治水肿、脚气、小便不利之证，如茯苓、猪苓、泽泻、薏苡仁等。涩，有收敛止汗、固精、止泻及止血等作用，与酸味药的作用相似，多用于治疗虚汗、泄泻、尿频、滑精、出血等病证。如莲子固精止带，海螵蛸收涩止血等。故本草文献常以酸味代表涩味功效，或与酸味并列，标明药性。

每一种药物既具有一定的气，又具有一定的味，只有将气和味的作用综合起来才能说明药物的作用。例如，麻黄性味辛温，辛能发散，温能散寒，所以麻黄的主要作用是发散风寒。一般来讲，性味相同的药物，其主要作用也大致相同；性味不同的药物，功效也有所区别；性同味不同或味同性不同的药物在功效上会有共同之处和不同之点。在临床具体应用时，既要熟悉四气五味的一般规律，又要掌握每一药物气味的特殊治疗作用及气味配合的规律。

（二）升降浮沉

升降浮沉，就是药物作用于人体的四种趋向。升，是上升、升提的意思，能治病势下陷的药物大都有升的属性；降，是下降、降逆的意思，能治病势上逆的药物大都有降的属性；浮，是轻浮、上行发散的意思，能治病位在表的药物大都有浮的属性；沉，是重沉、下行泄利的意思，能治病位在里的药物大都有沉的属性。

升降浮沉的药性，一般来说和药物的性味、质地有一定关系。凡味属辛、甘，性属温热的药物大都为升浮药都能上行、向外，具有升阳、发表、散寒、催吐等作用。凡味属苦、酸、咸，性属寒凉的药物大都为沉降药，都能下行、向里，具有泻下、利水、收敛、平喘、止呃等作用。因此有“酸咸无升、辛甘无降、寒无浮散、热无沉降”的说法。从药物质地方面来说，凡花、叶及质轻的药物大都为升浮药；种子、果实、矿石及质重的药物大都为沉降药。

但是，上述情况又并不是绝对的，还必须从药物的功效特点来考虑，例如，“诸花皆升，旋覆独降”。此外，通过药物的炮制，也能使升降浮沉有所转化，如酒炒则升、姜制则散、醋炒则敛、盐制则下行等。

（三）归经

归经，是指药物对于机体某一部分或某些部分（如脏腑、经络）有着选择性治疗作用。归经在于指明药物在机体中的作用部位和范围。

药物归经这一理论，是以脏腑、经络学说为基础的。由于经络能够沟通人体的内外表里，所以一旦人体发生病变，体表的病证便可以通过经络而影响内在的脏腑，脏腑的病变也可通过经络而反映到体表。掌握药物的归经，有助于临床更有针对性地选用药物。有些药物能治疗多种病证，不易搞清主次，用归经理论能达到化繁为简的目的。

(四)毒性

毒性是指药物对机体所产生的不良影响及损害性。古人对毒性的说法与今人不尽相同，古人认为药物各有偏性，偏性就是毒性。现代对毒性的认识，是指药物对人体的毒害，许多药物在其性味之下，标注了大毒、小毒、有毒等内容，指明该药物具有一定毒性或副作用。中药的副作用有别于其毒性，副作用是指在常用剂量时出现与治疗需要无关的不适反应，一般比较轻微，对机体危害不大，停药后可自行消失。

二 中药的用法

(一)配伍

配伍，就是按照病情需要和药物性能，有选择地将两种或两种以上的药物合在一起应用。古人总结归纳为七种情况，称作用药“七情”。

1. 单行　就是单用一味药来治疗疾病。例如单用一味马齿苋治疗痢疾；单用一味人参大补元气、治疗虚脱等。

2. 相须　就是功用相似的药物配合应用，加强了原有药物的疗效，如石膏、知母能清热泻火，配合应用作用更强。

3. 相使　就是用一种药物作为主药，配以辅药来提高主药的功效。如脾虚水肿，用黄芪配茯苓，茯苓可加强黄芪益气健脾利水的作用。

4. 相畏　就是一种药物的毒性或副作用能被另一种药物抑制或消除。如生半夏有毒性，可以用生姜来消除它的毒性。

5. 相杀　就是一种药能减轻或消除另一种药物的毒性反应。如防风能解砒霜毒，绿豆能减轻巴豆毒性等。相杀与相畏是同一配伍关系的两种不同说法。

6. 相恶　就是两种药配合应用，一种药可以破坏另一种药物的药效。如人参能大补元气，与莱菔子同用，就会损失或减弱补气的功能。

7. 相反　就是两种药物配合应用后，可能发生剧烈的毒副作用。详见用药禁忌“十八反”、“十九畏”。

上述“七情”除单行外，相须、相使，是临床用药尽可能加以考虑的，以便使药物更好地发挥疗效；相畏、相杀，是临床使用毒性药物或具有副作用药物时要加以注意的；相恶、相反，是临床用药必须禁忌的配伍。

(二)用药禁忌

为了确保疗效，安全用药，避免毒副作用的产生，必须注意用药禁忌。中药的用药禁忌主要包括配伍禁忌、妊娠禁忌和饮食禁忌三个方面。

1. 配伍禁忌　就是指某些药物合用会产生剧烈的毒副作用或降低和破坏药效，因而应该避免配合应用，前人将之概括为“十八反”“十九畏”。

(1)十八反：乌头反贝母、瓜蒌、半夏、白及、白蔹；甘草反甘遂、大戟、海藻、芫花；藜芦反人参、丹参、玄参、沙参、细辛、芍药。

(2)十九畏：硫黄畏朴硝，狼毒畏密陀僧，巴豆畏牵牛，丁香畏郁金，川乌、草乌畏犀角，牙硝畏三棱，官桂畏赤石脂，人参畏五灵脂。

2. 妊娠禁忌　妊娠禁忌是指妇女孕期治疗用药的禁忌。某些药物具有损害胎元以致堕胎的副作用，所以应作为妊娠禁忌的药物。根据药物对于胎儿损害程度的不同，一般可分为慎用与禁用两大类。慎用的药物包括通经去瘀、行气破滞及辛热滑利之品，如桃仁、红花、牛膝、大黄、枳实、附子、肉桂、干姜、木通、冬葵子、瞿麦等；而禁用的药物是指毒性较强或药性猛烈的药物，如巴豆、牵牛、大戟、商陆、麝香、三棱、莪术、水蛭、斑蝥、雄黄、砒霜等。

3. 饮食禁忌　饮食禁忌是指服药期间对某些食物的禁忌，又简称“食忌”，也就是通常所说的忌口。在服药期间，一般应忌食生冷、油腻、腥膻、刺激性的食物。此外，根据病情的不同，饮食禁忌也有区别。

（三）用量

中药的用量，直接影响它的疗效。所以对待中药的用量，应持严谨而细致的态度。一般来说，在确定药物剂量的时候，应该从下列三个方面来考虑。

1. 药物性质与剂量的关系　在使用毒性较大的药物时，用量宜小，并以少量开始，视病情变化，再考虑逐渐增加，一旦病势消减，应逐渐减少或立即停服，以防中毒或产生副作用。在使用一般药物的时候，对质地较轻或有效成分容易煎出的药物，如花、叶之类，用量不宜过大；质重或有效成分不易煎出的药物，如矿物、贝壳之类，用量应大些；新鲜的药物因含有水分，用量可大些；干燥的药物应少些。过于苦寒的药物，多用会损伤肠胃，故剂量不宜过大，也不宜久服。

2. 剂型、配伍与剂量的关系　一般情况下，同样的药物，入汤剂比丸、散剂用量要大一些；在复方应用时比单味药用量要小一些。

3. 年龄、体质、病情与剂量的关系　成年人和体质较强壮的患者，用量可适当大些；儿童及体弱患者，剂量宜酌减。又病情轻者，不宜用重剂；病情较重者，剂量可适当增加。

三 常用中药分类及剂型

（一）常用中药分类

按照药物功效的不同，通常做以下分类。

1. 解表药　凡能发散表邪，治疗表证为主的药物称为解表药。主要用治恶寒发热、头身疼痛、无汗或有汗不畅、脉浮之外感表证。如麻黄、桂枝、生姜、薄荷、牛蒡子、柴胡等。

2. 清热药　凡能清解里热，治疗里热证为主的药物称为清热药。主要用治温热病高热烦渴、湿热泻痢、温毒发斑、痈肿疮毒及阴虚发热等里热证。如石膏、黄连、黄芩、金银花、板蓝根、生地黄、青蒿等。

3. 泻下药　凡能引起腹泻，或润滑大肠，促进排便的药物称为泻下药。主要适用于大便秘结、胃肠积滞、实热内结及水肿停饮等里实证。部分药还可用于疮痈肿毒及瘀血证。如大黄、芒硝、火麻仁、甘遂等。

4. 芳香化湿药　凡气味芳香，性偏温燥，以化湿运脾为主要作用的药物称为化湿药。主要适用于湿浊内阻，脾为湿困，运化失常所致的脘腹痞满、呕吐泛酸、大便溏薄、食少体倦、口甘多涎、舌苔白腻等。如藿香、佩兰、苍术、厚朴等。

5. 温里药　凡能温里祛寒，治疗里寒证为主的药物称为温里药。本类药物均味辛而性温热，辛能散、行，温能通，善走脏腑而能温里祛寒，温经止痛，故可用治里寒证，尤以里寒实证为主。个别药物尚能助阳、回阳，用以治疗虚寒证，亡阳证。如附子、干姜、肉桂、吴茱萸等。

6. 利水渗湿药　凡能通利水道，渗泄水湿，治疗水湿内停病证为主的药物称为利水渗湿药。主要用于小便不利、水肿、泄泻、痰饮、淋证、黄疸、带下、湿温等水湿所致的各种病证。如茯苓、猪苓、泽泻、车前子、茵陈等。

7. 祛风湿药　凡能祛除风寒湿邪，治疗风湿痹证为主的药物称为祛风湿药。主要用于风湿痹证之肢体疼痛，关节不利、肿大，筋脉拘挛等症。部分药物还适用于腰膝酸软、下肢痿弱等。如独活、威灵仙、川乌、秦艽、防已、五加皮、桑寄生等。

8. 理气药　凡以疏理气机为主要作用，治疗气滞或气逆证的药物称为理气药，又名行气药。有行气、降气、解郁、散结的作用。并可通过畅达气机，消除气滞而达到止痛之效。如陈皮、青皮、枳实、木香、香附等。

9. 活血化瘀药　凡以通利血脉，促进血行，消散瘀血为主要功效，用于治疗瘀血病证的药物称为活血化瘀药。如川芎、延胡索、丹参、红花、桃仁、莪术、三棱等。

10. 化痰止咳平喘药　凡能祛痰或消痰，治疗“痰证”为主的药物称为化痰药；以制止或减轻咳嗽和喘息为主要作用的药物称止咳平喘药，如半夏、天南星、贝母、瓜蒌、桔梗、苦杏仁、百部、款冬花等。

11. 补虚药　凡能补虚扶弱，纠正人体气血阴阳虚衰的病理偏向，以治疗虚证为主的药物称为补虚药。补虚药可分为补气药、补血药、补阴药、补阳药。主治人体正气虚弱、精微物质亏耗引起的精神萎靡、体倦乏力、面色淡白或萎黄、心悸气短、脉象虚弱等。如人参、西洋参、鹿茸、当归、沙参、百合等。

12. 消食药　凡以消化食积为主要作用，主治饮食积滞的药物称为消食药。本类药物多属渐消缓散之品，适用于病情较缓、积滞不甚者。如山楂、神曲、麦芽。

13. 安神药　凡能安定神志，治疗心神不宁病证为主的药物称为安神药。主要用治心神不宁的心悸怔忡、失眠多梦，亦可作为惊风、癫狂等病证的辅助药物。如朱砂、磁石、酸枣仁、柏子仁等。

14. 平肝息风药　凡以平肝潜阳或息风止痉为主，治疗肝阳上亢或肝风内动病证的药物称为平肝息风药。如石决明、牡蛎、代赭石、羚羊角、天麻、钩藤等。

15. 固涩药　凡能收敛固涩，用以治疗各种滑脱病证为主的药物称为固涩药。主要用于久病体虚，正气不固，脏腑功能衰退所致的自汗、盗汗、久咳虚喘、久泻、久痢、遗精、滑精、遗尿、尿频、崩带不止等滑脱不禁的病证。如麻黄根、五味子、山茱萸等。

16. 驱虫药　凡以驱除或杀灭人体内寄生虫，治疗虫证为主的药物称为驱虫药。可用治蛔虫病、蛲虫病、绦虫病、钩虫病、姜片虫病等多种肠道寄生虫病。如使君子、苦楝皮、槟榔等。

17. 止血药　凡能制止体内外出血，治疗各种出血病证为主的药物称止血药。主要用治咯血、咳血、衄血、吐血、便血、尿血、崩漏、紫癜及外伤出血等各种出血病证。如大蓟、小蓟、槐花、三七、白及、艾叶等。

18. 开窍药　凡具辛香走窜之性，以开窍醒神为主要作用，治疗闭证神昏的药物称为开窍药。开窍药主要用治温病热陷心包、痰浊蒙蔽清窍之神昏谵语，以及惊风、癫痫、中风等猝然昏厥、痉挛抽搐等症。如麝香、冰片等。

（二）常用剂型

药物在使用前，要根据不同的药性和治疗需要，加工成一定的制剂形式，就是剂型。下面列举一些比较常用的剂型。

1. 汤剂　汤剂，是把药物配齐后，用水或黄酒，或水酒各半浸泡后，再煎煮一定时间，然后去渣取汁，一般作内服用，如小青龙汤、补中益气汤等。汤剂的优点是吸收快、疗效快，而且便于加减使用，能较全面地照顾到每一位患者或各种病证的特殊性，是中医临床最广泛使用的一种剂型。

2. 散剂　散剂是将药物研碎，成为均匀混合的干燥粉末，有内服与外用两种。内服散剂末细量少者，可直接冲服，如七厘散；亦有研成粗末者，临用时加水煮沸取汁服用，如香苏散。外用散剂一般作外敷或掺散疮面和患病部位，如生肌散、金黄散；亦有作点眼、吹喉外用的，如冰硼散。散剂有制作简便、便于服用携带、吸收较快、节省药材、不易变质等优点。

3. 丸剂　丸剂是将药物研成细末，以蜜、水或米糊、面糊、酒、醋、药汁等作为赋型剂制成的圆形固体剂型。丸剂吸收缓慢，药力持久，而且体积小，服用、携带、贮存都比较方便。一般适用于慢性、虚弱性疾病，如归脾丸、人参养荣丸等。亦有用于急症的，如安宫牛黄丸、苏合香丸等。临床常用的丸剂有蜜丸、水丸、糊丸、浓缩丸等数种。

4. 片剂　片剂是将中药加工或提炼后与辅料混合，压制成圆片状剂型。片剂用量准确，体积小，应用较广。如银翘解毒片、桑菊感冒片等。

5. 冲剂　冲剂是将中药提炼成稠膏，加入部分药粉或糖粉制成颗粒散剂干燥而成。用开水冲服，甚为方便。由于含糖较多，小儿易于接受。

6. 膏剂　膏剂是将药物煎煮取汁浓缩成半固体。有内服及外用两种，内服的如秋梨膏，外用的如风湿膏。

7. 丹剂　丹剂一般是指含汞、硫黄等矿物，经过加热升华提炼而成的一种制剂。具有剂量小、作用大、含矿物质的特点。此剂多外用，如红升丹、白降丹。此外，习惯上把某些较贵重的药品或有特殊功效的药物剂型也称作丹，如至宝丹、紫雪丹等。

8. 针剂　针剂是根据中草药有效成分不同，用不同方法提取，精制配成灭菌溶液，供皮下、穴位、肌内、静脉注射用的一种剂型。具有作用迅速等优点，对急症或口服给药有困难的患者尤为适宜。

9. 酒剂　酒剂俗称药酒。是将药物浸泡入酒中，经过一定时间后，去渣取汁供内服或外用。

第2节　中药用药护理

此处所述中药的用法，主要指汤剂的用法，又可分为煎药法、服药法及用药后护理。

一 中药的煎煮法

汤剂是中药最为常用的剂型之一，汤剂的制作对用具、用水、火候、煎煮方法都有一定的要求。

（一）用具

以砂锅、瓦罐为好，搪瓷罐次之，忌用铜、铁、铝锅，以免发生化学变化，影响疗效。

（二）用水

多用自来水、井水、蒸馏水等，但总以水质洁净新鲜为好。

（三）火候

有文、武火之分。文火，是指使温度上升及水液蒸发缓慢的火候；武火，又称急火，是指使温度上升及水液蒸发迅速的火候。

（四）煎煮方法

先将药材浸泡 30～60 分钟，用水量以高出药面 3～5cm 为度。一般中药煎煮两次，第 2

煎加水量约为第 1 煎的 2/3。两次煎液去渣滤净混合后分 2 次服用。煎煮的火候和时间，要根据药物性能而定。一般来讲，解表药、清热药宜武火煎煮，时间宜短，煮沸后煎 15 分钟左右即可；补养药需用文火慢煎，时间宜长，煮沸后再续煎 30～60 分钟。某些药物因其质地不同，煎法比较特殊，处方上需加以注明，归纳起来有先煎、后下、包煎、另煎、烊化、泡服、冲服、煎汤代水等不同煎煮法。

1. 先煎　主要指有效成分难溶于水的一些金石、矿物、介壳类药物，应打碎先煎，如磁石、代赭石等。此外，附子、乌头等毒副作用较强的药物，宜先煎 45～60 分钟后再下他药，久煎可以降低其毒性。

2. 后下　主要指一些气味芳香的药物，久煎会使有效成分挥发而降低药效，须在其他药物煎沸 5～10 分钟后放入，如薄荷、青蒿、香薷等。此外，有些药物虽不属芳香药，但久煎也能破坏其有效成分，如钩藤、大黄、番泻叶等亦属后下之列。

3. 包煎　主要指那些黏性强、粉末状及带有绒毛的药物，如蛤粉、滑石、青黛、旋覆花等。

4. 另煎　又称另炖，主要指某些贵重药材应单独煎，可以另服，也可与其他煎液混合服用，如人参、西洋参、羚羊角、鹿茸等。

5. 烊化　主要指某些胶类药物及黏性大而易溶的药物，可单用水或黄酒将此类药加热溶化后服用，也可将此类药放入其他药物煎好的药液中加热烊化后服用，如阿胶、鹿角胶等。

6. 冲服　主要指某些贵重药，用量较轻，为防止散失，常需要研成细末制成散剂用温开水或其他复方药物煎液冲服，如麝香、牛黄等。

二 中药的服法

（一）服药时间

汤剂一般每日 1 剂，分 2 次服，两次间隔时间为 4～6 小时。临床用药时可根据病情增减，如急性病、热性病可一日 2 剂。某些对胃肠有刺激性的药物宜饭后服；补益药宜空腹服；安神药宜睡前服；慢性病需定时服；急性病、呕吐、惊厥及石淋、咽喉病须煎汤代茶饮者，可不定时服。

（二）服药方法

1. 汤剂　一般宜温服。但解表药要偏热服，服后还须覆盖好衣被，或进热粥，以助汗出。寒证用热药宜热服，热证用寒药宜凉服。

2. 丸剂　颗粒较小者，可直接用温开水送服；大蜜丸者，可以分成小粒吞服；若水丸质硬者，可用开水溶化后服。

3. 散剂、粉剂　可用蜂蜜加以调和送服，或装入胶囊中吞服。避免直接吞服，刺激咽喉。

4. 膏剂　宜用开水冲服。避免直接倒入口中吞咽，以免引起呕吐。

5. 冲剂、糖浆剂　冲剂宜用开水冲服；糖浆剂可以直接吞服。

此外，危重患者宜少量频服；呕吐患者可以浓煎药汁，少量频服；对于神志不清或因其他原因不能口服时，可采用鼻饲给药法。在应用发汗、泻下、清热药时，若药力较强，要注意患者个体差异，一般得汗、泻下、热降即可停药，适可而止，不必尽剂，以免汗、下、清热太过，损伤人体的正气。

三 用药后护理

服药后应注意观察药物的效果和患者的反应，如服解表药后，若汗出不畅应给患者喝些热粥或热饮以助药力，冬令感冒还需稍盖衣被，让其周身汗出。服涌吐药后要观察呕吐物的性质、量和次数。服泻下药后应观察泻下次数，大便性质、量等。服排石汤要观察二便情况，检查有无结石排出等。服用峻烈或有毒性的药物时，应事先向患者或其家属交代注意事项和可能发生的反应，并严密观察和记录，还应观察腹泻、腹痛、恶心呕吐等不良反应。对中西药合用的患者，应告诉其中西药服用的间隔时间。

服用中药时，还要注意食物对药效的影响。食物与药物一样，也有“四气”“五味”“归经”等特性，在一起食用时也会产生类似药物配伍七情的效应。总地来说，当所食之物的性能与所服药物性能相近时，则药物的作用能得到增强；而当食物的性能与药物性能相反时，便会使药物的作用降低。具体来讲，热证患者用寒凉药治疗时，食物应适当选用寒凉之品，以顺应药性；同样，寒证患者使用温热药治疗时也应适当进食温热性质的食物，这样治疗效果才能得到提高。

目标检测

一、选择题

A_1型题

1. 为防止发生化学变化，影响疗效，煎药用具不宜选用（　　）
A. 沙锅　B. 瓦罐　C. 搪瓷罐
D. 铁锅　E. 不锈钢锅

2. 附子毒性较强，需用下列哪种特殊煎煮法（　　）
A. 先煎　B. 后下　C. 包煎
D. 另煎　E. 冲服

3. 解表药的药味多为
A. 苦味　B. 甘味　C. 辛味
D. 咸味　E. 酸味

4. 淡味药的功效是（　　）
A. 发散　B. 行气　C. 活血
D. 利水　E. 泻下

5. 具有补虚功效的药味是（　　）
A. 苦味　B. 甘味　C. 咸味
D. 酸味　E. 辛味

6. 具有行气、行血功效的药味多是（　　）
A. 苦味　B. 甘味　C. 咸味
D. 酸味　E. 辛味

7. 酸、涩之味药的功效是（　　）
A. 利水渗湿　B. 清热解毒
C. 软坚散结　D. 收敛固涩
E. 缓急止痛

8. 具有燥湿功效的药味多是（　　）
A. 苦味　B. 涩味　C. 咸味
D. 淡味　E. 辛味

9. 咸味药的功效是（　　）
A. 活血行气　B. 降逆止呕
C. 软坚散结　D. 收敛固涩
E. 缓急止痛

10. 一种药物能够减轻或消除另一种药物的毒副作用，称为（　　）
A. 相须　B. 相使　C. 相畏
D. 相杀　E. 相恶

11. 入汤剂应当后下的药物是（　　）
A. 川乌　B. 牡蛎　C. 黄连
D. 薄荷　E. 代赭石

12. 入汤剂应当包煎的药物是（　　）
A. 麻黄　B. 阿胶　C. 石膏
D. 西洋参　E. 车前子

13. 下列应当冲服的药物是（　　）
A. 蜂蜜　B. 阿胶　C. 石膏
D. 五灵脂　E. 金银花

二、名词解释

1. 归经　2. 配伍

三、填空题

1. 中药的四气是指药物的________、________、________、________四种药性。
2. 两种功用类似的药物配合应用加强了原有药物的疗效，称为________。

四、简答题

1. 煎药时，为什么有的药物需后下、有的药物需先煎、有的药物需包煎？
2. 服用解表药后应如何护理？

（王晓叶）

第7章 养生与预防

● 案例 1-7-1

李某，女性，41岁。因烘热汗出6个月就诊。患者6个月前无明显诱因出现烘热汗出，性情变得易怒急躁，记忆力减退，月经量逐月减少，经查雌激素水平偏低，诊断为卵巢早衰。诊时大便干，舌红苔少，脉细数。

问题： 掌握中医养生的基本原则和方法，分析应给患者怎样的建议以延缓其过早衰老？

第1节 养 生

养生，古人又称之为“摄生”“道生”“保生”“卫生”等。养，即调养、护养、保养；生，即人的生命。概言之，养生就是保养人的生命。具体而言，养生是根据人类生命发展规律，采取各种养护保健措施与方法，减少疾病，增进健康，延年益寿的综合性保健活动。这种行为活动应贯穿于出生前、出生后及病前、病中、病后的全过程，目的是提高生命质量。

中医养生是在中医理论指导下，从“天人相应”的整体观念出发，运用阴阳五行学说、藏象学说及精气学说，在认识人体生命活动规律及与自然、社会之间的关系，阐述人体生、老、病、死规律的基础上，吸取各学派精华，确定养生保健基本原则和方法。

一 养生的基本原则

（一）天人合一，顺应自然

《素问·宝命全形论》指出：“人以天地之气生，四时之法成。”是说人存在于天地之间，与自然环境构成了一个整体，人要依靠天地之气提供的物质条件而生存，要适应四时阴阳变化规律才能生长发育。这种人与自然息息相关的天人合一的整体观念，是中医顺应自然、顺时养生的指导思想。人生活在自然环境中，地理环境、季节气候等各种变化必然直接或间接地影响到人体，使人体各组织功能产生相应的生理反应和病理变化。顺应自然体现在顺应四时变化、顺应地域特点、顺应社会发展三个方面。

1. 顺应四时变化　按照一年四季阴阳变化的规律来调节人体之阴阳，可以达到健康长寿的目的。顺应自然一方面要遵循自然界正常季节的转化，另一方面要慎防自然界异常气候的影响。自然界有寒热温凉的变化，生物有春生、夏长、秋收、冬藏的过程，人的脏腑功能强弱、气血盛衰、气机升降也随自然界这种阴阳消长变化而变化。因此人们要主动地采取各种养生措施，顺应自然变化规律，才能避邪防病，保健延年。如春夏为阳气所主，秋冬为阴气所主，在春夏季节，人们要顺应阳气发泄的趋势，多做户外活动，加强体育锻炼，使阳气更加充盛；秋冬季节，天气转凉，草木凋零，阳气渐收，阴气渐长，人们又必须防寒保暖，适当调整作息时间，以避肃杀之气，使阴精潜藏于内，阳气不致妄泄。

2. 顺应地域特点　由于人们所居地域的不同，存在着气候、环境方面的差异，人们的生活习惯、体质、发病趋向也有所不同，因此养生原则要根据地域的不同而有所差异。如西北地区干燥寒冷，病多燥寒，因此人们应适当增加肉食、油脂等食物的摄入以御寒；东南地区湿热多雨，故应以清淡、清凉饮食为主。潮湿阴冷地区宜进味辛、性温之品；潮湿炎热地区，宜进味苦、性凉之品。

3. 顺应社会发展　由于人们生活在复杂的社会环境中，其生命活动、身心发展必然要受到社会环境的影响。良好的社会环境和融洽的人际关系，会使人精神振奋、勇于进取，有利于身心健康发展，因此，我们要顺应社会发展趋势，不断学习，与时俱进，共创和谐社会。同时要培养良好的心理素质，正确面对生活中就业、升迁、财富、人际关系等各种现实问题，避免因过度的心理、精神压力而导致疾病。

（二）动静结合，形神并养

“形”指人的形体；“神”指人的精神、意识和思维活动。形是生命活动的物质基础，神是人体生命活动的外在表现。中医认为无形则神无以生，无神则形不可活，形盛则神旺，形衰则神疲，形谢则神灭。形神统一，二者相辅相成，密不可分。形神并养，是中医养生观和形神合一生命观的共同原则，它强调人既要注意形体的保养，又要重视精神的调摄。形神合一才能使形体强健，精神健硕，身体和精神协调发展，从而达到形神兼备的阴平阳秘状态，最终实现健康长寿的目的。

中医养生学主张“以动养形，以静养神”。动静结合，刚柔并济，形神共养。“以动养形”是指通过各种运动方式来疏通经络、畅达气血、坚实脏腑、强壮形体，以形劳而不倦为度，如体操、舞蹈、导引、按摩等；“以静养神”是指以清静安宁的方式调养精神，以心静而不呆闷为宜，力求虚怀若谷，清静内守。静以养神，动静结合，但动养而不致大疲，静养而不致过逸，保持动静协调平衡，才能维护身心健康，达到养生保健之目的。

（三）调理脏腑，脾肾为先

“肾为先天之本”，肾主藏精，内涵元阴元阳以维持全身阴阳平衡。肾精是构成人体和促进人体生长发育的基本物质。明代医家张景岳曾明确指出：“善养生者，必宝其精，精盈则气盛，气盛则神全，神全则身健，身健则病少，神气坚强，老而益壮，皆本乎精也。”这说明肾精充沛与否直接关系到人的体质、智力与生殖能力，强调了保精护肾的重要性。因此，保精护肾为养生健体、抗衰老的重要途径。

“脾为后天之本、气血生化之源”，脾具有把饮食转化为水谷精微，并转输至全身各脏腑以维持人体生理功能的作用。脾气健旺，气血充盛，则形体强壮、肌肉坚实、精力充沛，各脏腑功能强盛。反之脾气虚弱，气血生化乏源，则形体羸弱、肌肉瘦削、精神疲惫，易患疾病。

脾肾两脏是精气血等重要营养物质的来源，决定着人的体能、智能和正气的强弱。养生保健，调摄脏腑，首先应着眼于这两个脏，使肾之精髓足以强中，脾之水谷足以御外，这样才能使人体各脏腑功能强健，气血阴阳充足平衡。

（四）因人而异，辨证施养

因为人的先天禀赋、年龄、性别、体质有差异，对养生取向也存在着明显不同，所以针对不同人群要具体情况具体分析，区别对待。即因人而异，辨证施养。

一般来讲，形体虚衰、阳气不足的老年人应侧重于药物养生、食物养生，兼以运动、精神调养；体质强健、充满活力的青少年要侧重于运动养生、娱乐养生，再辅以饮食、作息调理。体质有偏向的人在饮食、药物养生上针对性应更强一些，如阳盛之人宜进食寒凉的食物或药物，而阳虚者宜进食温补的食物或药物。

二 养生的基本方法

（一）顺时养生

顺时养生，是按照四季阴阳消长变化的规律和特征，来调摄机体，以达到健康长寿的一种方法。《素问·四气调神大论》指出："夫四时阴阳者，万物之根本也，所以圣人春夏养阳，秋冬养阴，以从其根。逆之则灾害生，从之则苛疾不起，是谓得道。"这充分说明顺应四季阴阳变化是顺时养生的中心思想。"春夏养阳，秋冬养阴"是顺时养生的基本原则。

1. 春季养生　春季重在养护体内阳气，使之逐渐充沛旺盛起来。饮食多宜温补阳气之品。春季万木吐翠、空气清新，适于晨练，以吐故纳新、调畅气机，利用自然之阳气养机体之阳气。但春季风气当令，要注意"虚邪贼风，避之有时"，以免风邪致病。现代医学中的流行性感冒、流行性脑炎、腮腺炎、肝炎、麻疹等疾病也多发于此季节，做好流行性疾病的预防保健工作也十分重要。

2. 夏季养生　夏季机体新陈代谢旺盛，阳气外泄，伏阴于内，仍要注意阳气的养护，防止避暑贪凉，损伤体内阳气。饮食宜清淡质软，易于消化，少食寒凉之品。体育锻炼最好在清晨或傍晚凉爽时进行。夏季暑湿当令，在预防中暑的同时也要加强急性胃肠疾病的预防工作。

3. 秋季养生　秋季养生以"收养"为原则，保养体内阴气为首要任务。燥为秋季之主气，所以秋季宜多食滋阴润燥、生津增液之品，如梨、藕、百合等。秋季的体育锻炼也要顺从机体"阴精阳气"的收敛状态，避免做大量的、高强度的运动，防止汗液流失，伤精耗气。在炎热的夏季，人们体力、精力消耗较大，进入秋季后可适当进补，但因秋季燥气当令，易伤人体阴液，进补时尽量选择滋润之品，忌耗散。

4. 冬季养生　冬季养生要以"敛阴固阳"为根本。饮食以滋阴潜阳、热量高的食物为宜。冬季要坚持体育锻炼，晨练不宜过早，以"待日光"为宜，还要注意保暖，防止冻伤。

（二）起居养生

起居养生是指在日常生活中，要科学、有序地安排作息时间，养成良好的生活习惯，以提高人体对自然环境的适应能力和对疾病的抵抗能力。历代医家都十分重视起居的调摄，并把它作为调神养气、健身益寿的重要法则。《素问·上古天真论》指出："食饮有节，起居有常，不妄作劳，故能形与神俱，而尽终其天年，度百岁乃去。"反之，就必然要影响身体健康，降低抗病能力，容易发生疾病。起居养生主要体现在起居、劳逸、衣着、睡眠四个方面。

1. 起居有常　是指作息时间及日常事务要有规律，并符合自然变化和人体生理变化规律。一般来讲，一日之中，白天阳气较充盛，适合工作学习；夜晚阴气当令，适于卧床休息。一年之中，春季阳气升发，万物以荣，宜晚卧早起；夏季阳气旺盛，万物繁盛，宜晚卧早起；秋季阳气渐收，阴气渐盛，宜早卧早起；冬季阴气最盛，万物闭藏，宜早卧晚起。建立良好的生活规律，有益于脏腑调和、阴阳平衡，为健康长寿提供基本保障。

2. 劳逸适度　是指合理安排各种活动，动静结合以养生的方法。“劳”指劳作、运动。“逸”指安逸、休息。“劳”和“逸”是相对而言的。适度的“劳”，可以流通气血、疏通经络、调和脏腑；适度的“逸”，则可养精蓄锐、消除疲劳、恢复体力。劳逸养生要把握好劳逸的“度”，否则会因过逸而气血郁滞，脏腑功能减退，或因过劳而积劳成疾，损伤机体正气而发生疾病。《素问·宣明五气》指出：“久视伤血，久卧伤气，久坐伤肉，久立伤骨，久行伤筋。”所以要劳逸结合，动静交错，统筹安排，相互促进。

“劳”除包含劳神、劳力之外，还包括房劳。在中医养生学中称之为房事养生。科学而健康的性行为，有益于身心健康，但过度纵欲就会耗竭肾精，损伤元气，甚至早衰。房事养生提倡“欲不可禁、欲不可纵、欲不可早、欲有所忌”。“惜精”“节欲”是中医养生之道的重要法则和抗衰老的重要手段。

3. 衣着适宜　根据季节、地域、气候的特点来选择和增减衣物，以使机体适应外界环境，从而维持人体内外阴阳平衡。舒适得体是选择服装的基本原则。衣着不宜过于宽大，衣不着身易中风寒；衣着也不宜过于窄小，紧衣束身易影响血液循环。春秋冷暖适中，宜选用透气性、吸湿性适中的棉纺织品；夏季炎热多汗，宜选用麻、纱等透气性好、利于散热排汗的面料；冬季寒冷，多选用透气性小、保温性强的棉、毛及羽绒类服饰。还要注意在季节更替时，循序渐进地增减衣物，不可骤然穿脱，这样可提高机体适应能力，减少疾病发生。“春捂秋冻”就是这一理论的体现。

4. 睡眠充足　充足、优质的睡眠可消除疲劳、养精蓄锐、预防疾病、健身益寿。一般每日睡眠时间不应少于 8 小时，患者要适当延长睡眠休息时间。常人宜采用右侧卧位，此睡姿利于心肺功能活动和肠胃的消化吸收。孕妇，尤其妊娠中后期，宜采取左侧卧位，有利于胎儿生长，减少妊娠并发症。睡眠养生要避免长期熬夜、昼夜颠倒。睡前不宜思虑过度、心神不定，否则容易导致失眠。

（三）运动养生

常言道：生命在于运动。运动是健康之本，是祛病延年的良方。《吕氏春秋·尽数》记载：“流水不腐，户枢不蠹。”认为适度的形体锻炼可以疏通经络、滑利关节、流通气血、强壮筋骨，借形动以济神静，从而使身体健康，益寿延年。运动养生的方式很多，如传统的运动方式有太极拳、五禽戏、易筋经、八段锦等；现代的运动方式有散步、慢跑、爬山、舞蹈、器械锻炼等。运动养生因人而异，要根据个人喜好及体质特点选择适合自己的运动方式和运动量，不可勉强而为之，也不可操之过急。运动养生贵在循序渐进，持之以恒。

链接

从《导引图》看中国古代运动养生文化（图 1-7-1）

1973 年长沙马王堆出土了西汉帛画《导引图》，真实地反映了 2200 年前我国人民锻炼身体和防治疾病的生动情景，给人们提供了有关导引疗法极为重要的实物资料。《导引图》中描绘了 44 个导引动作，从功法的具体形式来看，包括四个方面的内容：一是徒手运动；二是器械操作；三是行气吐纳，如仰呼等；四是意念活动。从术式的功能来看，可分为养生功和医疗功。养生功主要是以养生保健为目的，模仿各种动物动作的功法，如螳螂、猿猴等；医疗功则主要以治疗为目的或作为治疗辅助手段，促使机体恢复健康。

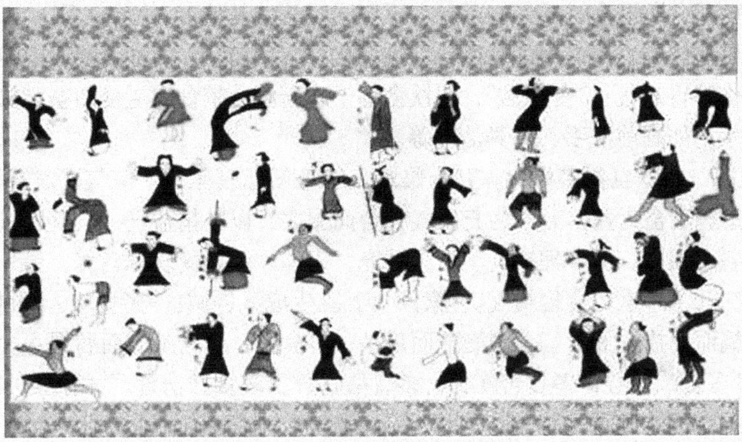

图 1-7-1 《导引图》帛画复原图

（四）精神养生

精神养生是指保持良好的精神状态，以保障机体功能正常发挥来防病健身、延年益寿的养生方法。中医学尤其强调精神情志活动对人体的影响，若心境安宁、乐观随和、情绪稳定，则五脏安和、气血流畅，自然不易生病。正如《素问·上古天真论》所说："恬淡虚无，真气从之，精神内守，病安从来。"反之，悲观、消极的情绪会使人体脏腑功能失常，抗病能力下降，不利于疾病的康复。因此，要以恬淡怡然的心态对待生活中的得与失，及时疏泄或转移郁滞在心中的不良情绪，恢复心绪平和状态。精神调养的方法很多，如静坐法、散步法、阅读法、导引法等。此外，还可以根据五行相克原理，采用怒胜思、思胜恐、恐胜喜、喜胜悲、悲胜怒等以情胜情的情志疗法。总之，保持积极乐观的情绪可以使人气机畅达、生机旺盛、延年益寿。

（五）饮食、药物养生

饮食是人体获取营养最基本、最重要的途径，它直接关系到人的生长发育、脏腑功能与体质强弱。饮食调护是指在中医理论指导下，通过调节饮食，合理摄取食物，以增进健康，强壮身体，预防疾病，达到延年益寿的目的。

中医认为"药食同源"，其温热寒凉之性可以调节人体的阴阳平衡，食物的酸苦甘辛咸等为五脏所属，对人体脏腑的生理、病理状态有着重要影响，在饮食调护过程中应根据疾病性质、个人体质、气候条件、生活习惯等选择其所宜，避免其所忌，体现"虚则补之""实则泻之""寒者热之""热者寒之"的原则。一般而言，阳虚者，宜温补，忌寒凉；阴虚者，宜清热滋补，忌温热；寒性病证者，宜温热之品；热性病证者，宜清凉之品。饮食虽能维持人体的生长发育，但若饮食失宜、饱饥无常也可导致疾病发生。饮食调护包括以下几方面。

1. 饮食有节　指饮食要有节制，养成定时定量的良好进食习惯。一是进食量要适中，不可暴饮暴食或过饥过饱。暴饮暴食或过于饱胀，会加重胃肠负担，影响消化吸收，以致肠胃疾病；若食欲不振，甚至忍饥挨饿，则气血生化不足，营养不良，危害健康。二是进食要有规律。俗话说"早餐吃好、午餐吃饱、晚餐吃少"是有一定道理的。

2. 饮食有方　指养成良好的饮食习惯和进食方法。进食时应遵循"食宜缓、宜专、宜乐、宜暖、宜洁”的原则。“食宜缓”，即进食时要细嚼慢咽，以免增加肠胃负担或引起噎、呛、咳等危险；“食宜专”，即进食时要专心不二，不要同时兼做其他事；“食宜乐”，即进食时要保持乐观情绪，轻松愉快的心情可增加食欲，促进消化；“食宜暖”，即进食要以温热饭菜为主，以免过于寒凉损伤脾胃之气；“食宜洁”，即饮食要干净新鲜，禁食腐烂变质被污染的食物。同时要讲究饮食卫生，如餐前洗手、餐具洁净等。

3. 调和五味　指饮食要多样化，五味兼顾、合理搭配。《素问·脏气法时论》指出：“五谷为养，五果为助，五畜为益，五菜为充。气味合而服之，以补精益气。”也就是说谷、果、畜、菜等营养成分各不相同，要合理搭配、互为补充，人体才能均衡获取营养。另外，饮食养生还应注意饮食气味和荤、素的合理搭配。《素问·五脏生成》告诫：“多食咸，则脉凝泣而色变；多食苦，则皮槁而毛拔；多食辛，则筋急而爪枯；多食酸，则肉胝皱而唇揭；多食甘，则骨痛而发落。”即“多食咸伤心，多食苦伤肺，多食酸伤脾，多食甘伤肾。”由此可见，五味偏嗜，会伤及脏腑，损伤机体健康。

4. 饮食禁忌　饮食禁忌在饮食调护中也是非常重要的。临床上许多疾病难愈，或愈而复发，常与不注意饮食禁忌有关。如黄疸忌食油腻食物，温病高热忌辛辣荤腥，脾虚泄泻忌食生冷瓜果，肺痨、痔、痈疖忌食燥性食物，产后、经期忌食寒凉食品等。此外，饮食禁忌还应注意食物与药物、食物与食物之间的关系。如服用中药一般忌饮茶，服参类补品忌食萝卜。

药物养生是指利用药物来调整机体状态，以增进健康、延缓衰老的养生方法。多是针对年龄较大或体质较差的人。药物养生要根据每个人体质、生活、年龄、性别、工作环境等个体差异，来选取适宜的药物进补，做到辨证进补，才能取得良好的养生效果。

（六）传统技术养生

传统技术养生包括针灸、按摩、拔罐、刮痧等方法，此外，还有熏洗法、敷药法、热熨法等。传统技术养生的作用在于疏通经络，调畅气血，调整脏腑功能协调，促使阴阳平衡，达到强身健体、延年益寿的目的。

第2节　预　　防

预防，是指预先采取一定的措施，防止疾病的发生和发展。“预防为主”是我国卫生工作方针之一。中医学对疾病的预防十分重视，早在《黄帝内经》中就提出了“治未病”的观点，《素问·四气调神大论》指出：“圣人不治已病治未病，不治已乱治未乱……”，强调了“防患于未然”的思想。所谓治未病，包括未病先防和既病防变两方面的内容。

一　未病先防

未病先防是指在疾病未发生之前或针对健康者，采取各种预防保健措施以防止疾病的发生。疾病能否发生，取决于正气和邪气两方面的因素。邪气侵袭机体是疾病发生的重要条件，正气不足是疾病发生的内在因素。内因和外因在疾病发生过程中都起着很重要的作用。因此，要预防疾病发生，就必须从这两方面着手，才能取效。

（一）增强体质，扶助正气

《素问·刺法论》说：“正气存内，邪不可干。”正气不足，就为外邪的入侵提供了先决条件，所以，扶助正气，提高机体抗病能力，是预防疾病发生的关键。体质的强弱又决定正气的强弱。体质强，则正气强；体质弱，则正气弱。因此，增强体质，扶助正气，提高机体的抗病能力，就可以预防疾病的发生。前面所述的调畅精神情志，加强体育锻炼，避免劳逸过度，调理饮食起居，适应四时气候等养生方法都是增强体质、扶助正气的具体措施。

（二）避免病邪侵入

病邪是导致疾病发生的重要条件。未病先防除了提高正气增强抗病能力外，还需要注意防止邪气入侵。《素问·上古天真论》说："虚邪贼风，避之有时。"要防止邪气侵害，应做到讲究卫生，保护环境，防止水源、空气和食物等污染，注意气候变化，及时调节冷暖，避免六淫、疫疠的侵害。此外，在日常生活和工作中，还要注意防范外伤、虫兽伤和有毒药物的伤害，以及传染病患者的隔离等。

另外，人工免疫及药物预防也是未病先防的手段。16世纪中叶我国就发明了人痘接种法预防天花，开创了"人工免疫"的先河。我国很早就开展了用药物预防疾病的工作，在《素问·遗篇·刺法论》中就记载用"小金丹"预防疾病传染。民间流传的端午节在门口挂菖蒲叶、艾枝条，房屋内洒雄黄酒等都是预防疾病的措施。随着中医药学的不断发展，许多中药如贯众、板蓝根、大青叶等用于预防流感、流脑，用茵陈、栀子等预防肝炎，用生大蒜、马齿苋等预防菌痢，都是简便易行、行之有效的预防疾病方法。

二 既病防变

未病先防是应对疾病最理想的积极措施。但如果疾病已经发生，就应积极采取有效措施，做到早期诊断、早期治疗，防止疾病的发展和传变。故"治未病"的思想不仅体现在生病之前，还要贯穿在疾病的过程中。

（一）早期诊治

疾病初期，一般病情轻浅，正气未衰，病较易治，倘若不及时诊治，病邪就会由表入里，病情由轻变重，正气受到严重损伤，以至病情危笃，难以治疗。因此，防治疾病一定要做到早期诊断，早期治疗。如《素问·阴阳应象大论》说："故邪风之至，疾如风雨，故善治者治皮毛，其次治肌肤，其次治筋脉，其次治六腑，其次治五脏。治五脏者，半死半生也。"说明早期诊治的重要意义。

（二）防止传变

各种疾病都有不同的传变途径及发展规律。如外感病可循六经传变；温热病按卫气营血传变或三焦传变；内伤杂病则多以五行的生克乘侮规律及经络相传规律传变等。因此在疾病发展过程中，应了解疾病的发展规律和传变途径，及时采取有效的治疗措施，防止病邪侵害未受邪之地，控制病情发展和恶化。《金匮要略》有"见肝之病，知肝传脾，当先实脾"之说，就是说，临床上治疗肝病时，常须配合健脾和胃之法，即调理脾胃，使脾气旺盛，以防止肝病传脾。清代医家叶天士提出的"务必先安未受邪之地"，也是对既病防变法则的应用和发展。

目标检测

一、选择题

A_1型题

1. 中医认为正确的四季养生是（　　）
   A. 春秋养阳　B. 夏季养阴
   C. 秋冬养阳　D. 春秋养阴
   E. 春夏养阳
2. 根据中医理论，五味适宜有益五脏，适量的苦味食品有益于（　　）
   A. 肝　B. 心　C. 脾
   D. 肺　E. 肾
3. 五劳所伤，久视伤（　　）
   A. 血　B. 气　C. 筋
   D. 肉　E. 骨
4. 清代医家叶天士提出的“务必先安未受邪之地”属于预防中的哪一项措施（　　）
   A. 未病先防　B. 早期诊治
   C. 防止传变　D. 药物预防
   E. 避免病邪侵入
5. 以情胜情的情志疗法，错误的是（　　）
   A. 怒胜思　B. 恐胜喜
   C. 恐胜悲　D. 悲胜怒
   E. 思胜恐

A_2型题

6. 患者，女性，40 岁。1 年前开始出现手脚发凉、畏寒怕冷、气短乏力，便溏等症。对此患者的护理养生措施不正确的是（　　）
   A. 饮食忌生冷，以温热补阳之品为宜
   B. 注意保暖，防止感冒
   C. 保持心情愉悦，加强抗病能力
   D. 尽量早睡，忌熬夜
   E. 加强体育锻炼，强度越大越好
7. 患者张某，男性，36 岁。因工作需要由北方调至东南地区，此地湿热多雨，由于气候不适应而出现了一系列身体不适。该患者应采取的饮食调护措施是（　　）
   A. 以清淡、清凉饮食为主
   B. 以味辛、性温之品为主
   C. 多进甘味之品以补脾胃
   D. 以辛、凉之品为主
   E. 以味苦、性凉之品为主
8. 刘某，女，45 岁。1 年前因胃癌入院治疗，现病情稳定。对此患者应采取的护理养生措施中不正确的是（　　）
   A. 饮食清淡，少食多餐
   B. 防寒保暖，避免风寒
   C. 调畅精神情志，增强抗病能力
   D. 加强营养，多吃肉食
   E. 加强体育锻炼，以慢走为宜

二、名词解释

1. 养生　2. 未病先防

三、填空题

1. 中医养生的基本原则有________、________、________、________。
2. 劳逸适度中的“劳”除劳神、劳力之外，还包括________。
3. 药物养生是指利用药物来调整机体状态，以增进健康、延缓衰老的养生方法。多是针对________或________的人。
4. 《素问·五脏生成》告诫：“多食咸伤________，多食苦伤________，多食酸伤________，多食甘伤________，多食辛伤________。”由此可见，五味偏嗜，会伤及脏腑，损伤机体健康。

（王彩霞）

第 8 章　经络与腧穴总论

案例 1-8-1

方某，女性，43 岁。因偏头痛 1 年多就诊。患者平素性情急躁，1 年多来经常出现偏头痛，常因生气、劳累或休息不好而发作或加重，测血压正常。

问题： 1. 掌握经脉在体表的分布规律，判断病变部位在何经脉？

2. 掌握腧穴的作用，分析针刺什么部位的腧穴可以缓解症状？

经络与腧穴是针刺、艾灸、推拿、刮痧等中医传统适宜技术的理论基础，是中医理论体系的重要组成部分。

经络、腧穴、脏腑三者有着密切的联系。经络是人体气血运行的通路，多数经络隶属于脏腑，大部分腧穴又分布在经络循行的通路上，这样腧穴通过经络与脏腑密切联系，从而构成一个不可分割的腧穴—经络—脏腑系统。脏腑的病理变化可以通过经络反映到腧穴；对经络和腧穴的刺激，也可以传递到脏腑，以此来治疗脏腑的病变。

第 1 节　经　　络

一　经络的概念及组成

（一）经络的概念

经络是经脉与络脉的总称。经，有路径的意思；络，有网络的意思。经脉贯通上下，有固定的循行线路，是经络系统的主干；络脉是经脉的分支，较经脉细小，纵横交错，网络全身，无处不至。通过经络的联系和沟通，把人体所有脏腑、形体、孔窍紧密联结成一个有机的整体。所以说，经络是运行气血，联络脏腑形体官窍，沟通上下内外，调节机体各部分活动的通路。

（二）经络系统的组成

经络系统由经脉和络脉两大部分组成。经脉主要包括十二经脉、奇经八脉及附属于十二经脉的十二经别、十二经筋、十二皮部；络脉包括十五别络和难以计数的浮络、孙络等（图 1-8-1）。

- 经络系统
  - 经脉
    - 十二经脉
      - 手三阴：手太阴肺经、手厥阴心包经、手少阴心经
      - 手三阳：手阳明大肠经、手少阳三焦经、手太阳小肠经
      - 足三阴：足太阴脾经、足厥阴肝经、足少阴肾经
      - 足三阳：足阳明胃经、足少阳胆经、足太阳膀胱经
    - 奇经八脉——任脉、督脉、冲脉、带脉、阴跷脉、阳跷脉、阴维脉、阳维脉
    - 十二经别——是从十二经脉别行分出的经脉
  - 络脉
    - 十五别络——从十二经脉入任脉、督脉分出的别络，加上脾之大络
    - 浮络——浮于浅表部位的络脉
    - 孙络——最细小的络脉

图 1-8-1　经络系统

二 十二经脉

（一）十二经脉的命名

十二经脉，亦称“十二正经”，其名称包括手或足、阴或阳、脏或腑三部分。

每一条经脉分别属于一个脏或一个腑，各经以所属脏腑命名；隶属于脏的经脉为阴经，隶属于腑的经脉为阳经；主要循行于上肢的经脉称为“手经”，主要循行于下肢的经脉称为“足经”。如手太阴肺经，隶属于肺，循行于上肢；足阳明胃经，隶属于胃，循行于下肢。

（二）十二经脉的走向及交接规律

十二经脉的循行走向：手三阴经从胸走手，手三阳经从手走头，足三阳经从头走足，足三阴经从足走腹（胸）。

十二经脉的交接规律：相表里的阴经与阳经在四肢末端交接；同名的手足阳经在头面部交接；手足阴经在胸中交接（图 1-8-2）。

（三）十二经脉的体表分布

阴经多循行于四肢内侧及胸腹，阳经多循行于四肢外侧及头面躯干。

十二经脉在四肢部的分布规律：手三阴经行于上肢内侧，足三阴经行于下肢内侧，从前缘至后缘依次是太阴、厥阴，少阴；手三阳经行于上肢外侧，足三阳经行于下肢外侧，从前缘至后缘依次是阳明、少阳、太阳（表 1-8-1）。

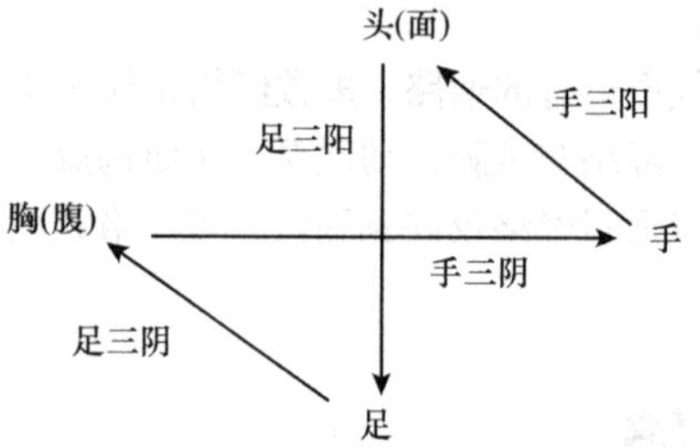

图 1-8-2　十二经脉走向及交接

表 1-8-1　十二经脉名称及在四肢部的分布

部位	阴经（属脏）	阳经（属腑）	循行部位	阴经行内侧，阳经行外侧
手	太阴肺经	阳明大肠经	上肢	前线
	厥阴心包经	少阳三焦经		中线
	少阴心经	太阳小肠经		后线
足	太阴脾经	阳明胃经	下肢	前线
	厥阴肝经	少阳胆经		中线
	少阴肾经	太阳膀胱经		后线

（四）十二经脉的表里络属关系

十二经脉通过支脉和络脉的沟通衔接，形成六组“络属”关系，即在阴阳经之间形成六组“表里”关系。阴经属脏络腑主里，阳经属腑络脏主表。如手太阴肺经属肺络大肠，手阳明大肠经属大肠络肺。互为表里的经脉在生理上密切联系，病变时相互影响，治疗时相互为用（表 1-8-2）。

表 1-8-2　十二经脉的表里关系

手	阴经	太阴肺经	厥阴心包经	少阴心经	表里相对
	阳经	阳明大肠经	少阳三焦经	太阳小肠经	
足	阴经	太阴脾经	厥阴肝经	少阴肾经	表里相对
	阳经	阳明胃经	少阳胆经	太阳膀胱经	

（五）十二经脉的循行

十二经脉隶属于十二脏腑，为经络系统的主体，对称地分布于人体的两侧。

1. 手太阴肺经　起于中焦，向下联络大肠，回绕胃口过膈属于肺脏，从肺系横行出来，循上肢内侧前缘下行，沿鱼际边缘，止于拇指桡侧端。

手腕后方支脉：走向示指桡侧端，与手阳明大肠经相接（图 1-8-3）。

2. 手阳明大肠经　起于示指末端，沿示指桡侧入手背第 1、2 掌骨间，循上肢外侧前缘上肩峰，出于大椎，再向下入缺盆（锁骨上窝）部，联络肺脏，通过横膈，属于大肠。

缺盆部支脉：经颈过颊，环口，交人中，止于对侧鼻旁，与足阳明胃经相接（图 1-8-4）。

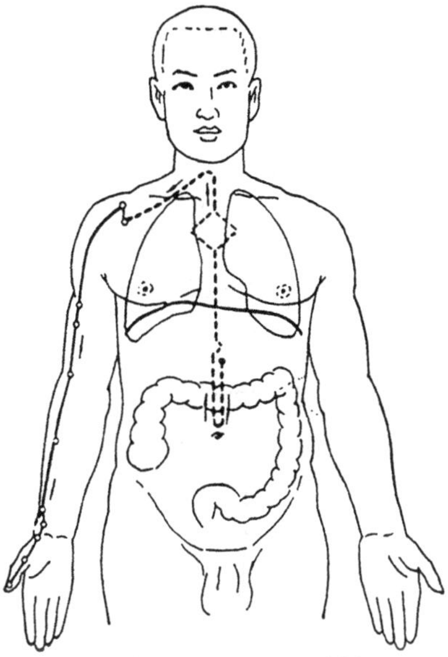

图 1-8-3　手太阴肺经循行

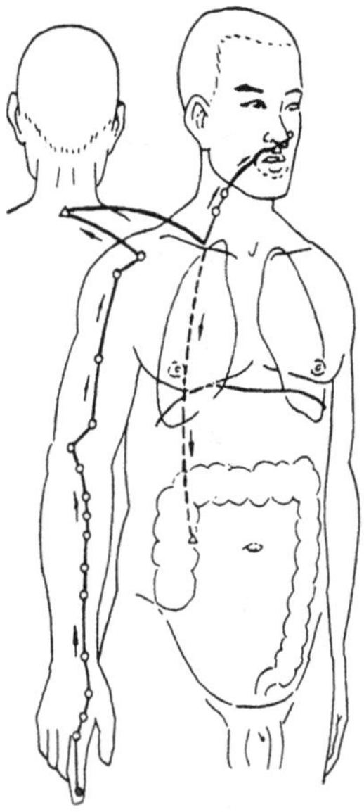

图 1-8-4　手阳明大肠经循行

3. 足阳明胃经　起于鼻翼两侧，上行到鼻根部，向下沿鼻外侧，挟口角，绕面颊，经耳前至额角。

面部支脉：向下沿着喉咙，进入缺盆部，向下过膈，属于胃，联络脾脏。

缺盆部直行的脉：经乳头，向下挟脐旁，进入少腹两侧。

胃下口部支脉：向下到少腹与前脉会合，再由此下行，经下肢外侧前缘，沿足背止于第 2 趾外侧端。

足跗部支脉：进入足大趾内侧端，与足太阴脾经相接（图 1-8-5）。

4. 足太阴脾经　起于足大趾内侧端，沿足内侧赤白肉际，上行至内踝前，沿胫骨内侧面后缘上行，至内踝上 8 寸处交出于足厥阴经之前，经膝股内侧前缘，进入腹部，属脾络胃，穿过横膈上行，挟咽旁，连舌根，散舌下。

分支：循腹正中线旁 4 寸、胸正中线旁 6 寸上行，止于腋下。

胃部支脉：穿过膈，注于心中，与手少阴心经相接（图 1-8-6）。

5. 手少阴心经　起于心中，向下穿过横膈，联络小肠。

分支：从心系分出，挟食管上行，连于目系。

直行的脉：从心系，出于腋窝部，沿上臂内侧后缘下行，入掌中第 4、5 掌骨间，止于小指桡侧端，交于手太阳小肠经（图 1-8-7）。

6. 手太阳小肠经　起于小指尺侧端，经手背外侧，沿上肢外侧后缘上行，至肩关节后方，绕行肩胛部，交会于大椎，入缺盆部，联络心脏，过膈，属于小肠。

缺盆部支脉：循颈上颊，抵目外眦，转入耳中。

颊部支脉：上行至目内眦，交于足太阳膀胱经（图 1-8-8）。

7. 足太阳膀胱经　起于目内眦旁，循额上行，从头顶入里络脑，下行项后，挟脊柱，到达腰部，进入体腔，联络肾脏，属于膀胱。

分支：从头顶部分出，到耳上角。

腰部支脉：向下通过臀部，进入腘窝内。

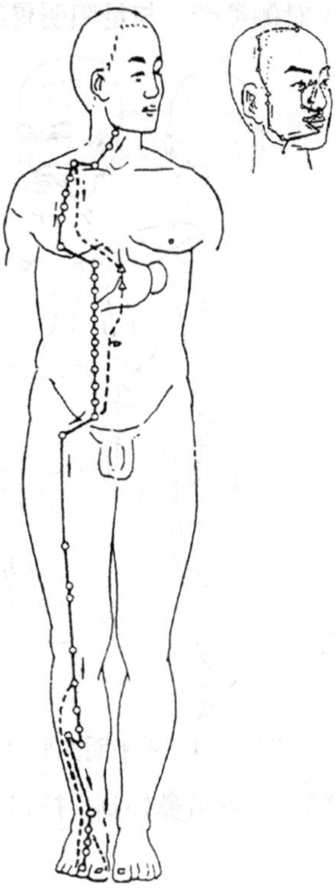

图 1-8-5　足阳明胃经循行

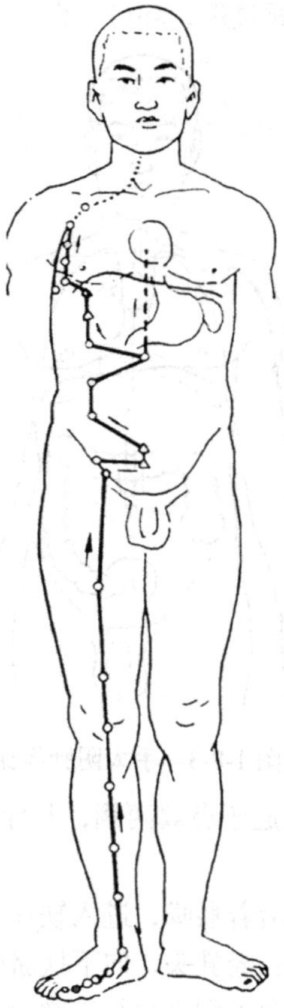

图 1-8-6　足太阴脾经循行

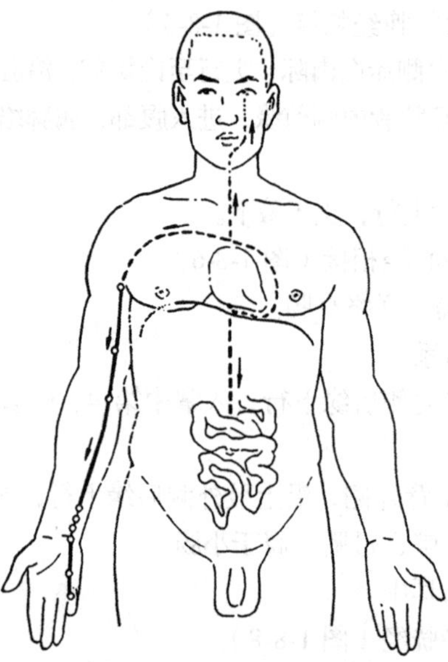

图 1-8-7　手少阴心经循行

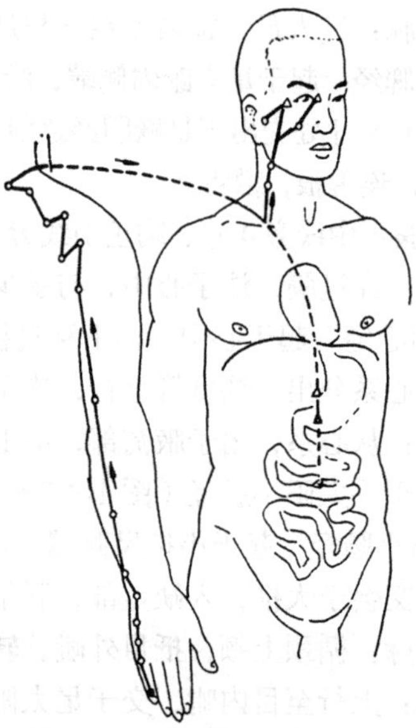

图 1-8-8　手太阳小肠经循行

后项部支脉：沿肩胛骨内缘直下，过臀部，沿大腿后外侧与前脉会合于腘窝中，经小腿后面，过外踝后，经足背外侧，止于小趾外侧端，与足少阴肾经相接（图 1-8-9）。

8. 足少阴肾经　起于足小趾之下，斜向足心，出走舟骨粗隆下，绕内踝后，循下肢内侧后缘上行，通过脊柱，属于肾脏，联络膀胱。

分支：另有分支向上行于腹正中线旁 0.5 寸，胸正中线旁 2 寸，止于锁骨下缘。

肾部直行脉：向上过膈，进入肺中，沿着喉咙，挟于舌根部。

肺部支脉：流注于胸中，与手厥阴心包经相接（图 1-8-10）。

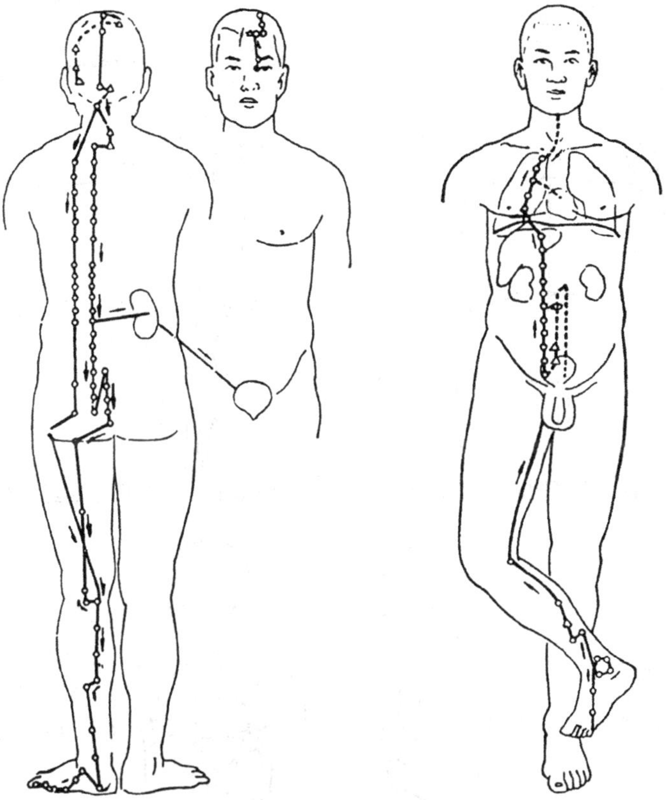

图 1-8-9　足太阳膀胱经循行　　　图 1-8-10　足少阴肾经循行

9. 手厥阴心包经　起于胸中，出属心包络，向下穿过横膈，依次联络上、中、下三焦。

胸中支脉：出于胁肋，上行至腋窝，循上肢内侧中间下行，入掌中第 2、3 掌骨间，止于中指尖端。

掌中支脉：沿环指到指端，与手少阳三焦经相接（图 1-8-11）。

10. 手少阳三焦经　起于环指尺侧端，沿手背第 4、5 掌骨间上行，循上肢外侧中间，至肩部，向前入缺盆部，络心包，穿过横膈，属于上、中、下三焦。

胸中支脉：上走颈旁，沿耳后至目眶下。

耳部支脉：从耳后入耳中，出走耳前，到目外眦，与足少阳胆经相接（图 1-8-12）。

11. 足少阳胆经　起于目外眦，斜下耳前，上行额角，绕耳后，入耳中，出走耳前，由颈部向下入缺盆部，通过横膈，络肝属胆，下达入髋关节部。

缺盆部直行脉：下经腋、侧胸、季胁部与前脉会合于髋关节部，再向下沿下肢外侧中间，经外踝前过足背，止于第 4 趾外侧端。

足背部支脉：沿第 1、2 跖骨之间，至大趾端与足厥阴肝经相接（图 1-8-13）。

12. 足厥阴肝经　起于足大趾上毫毛部，循足背，经内踝前上行，至内踝上 8 寸处交于足太阴经之后，循下肢内侧中间上行，绕阴器，上达小腹，属肝络胆，过膈，分布于胁肋，向上入鼻咽部，连接于“目系”，上出于前额，与督脉会合于巅顶。

分支：从目系分出，下行于颊里，环绕在口唇的里边。

肝部支脉：过膈，与手太阴肺经相接（图 1-8-14）。

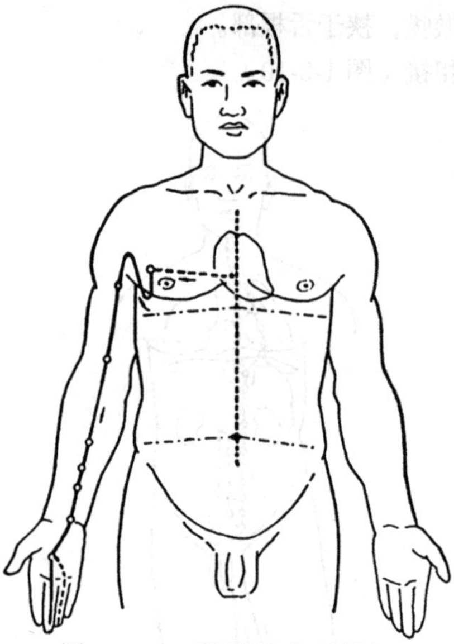

图 1-8-11　手厥阴心包经循行

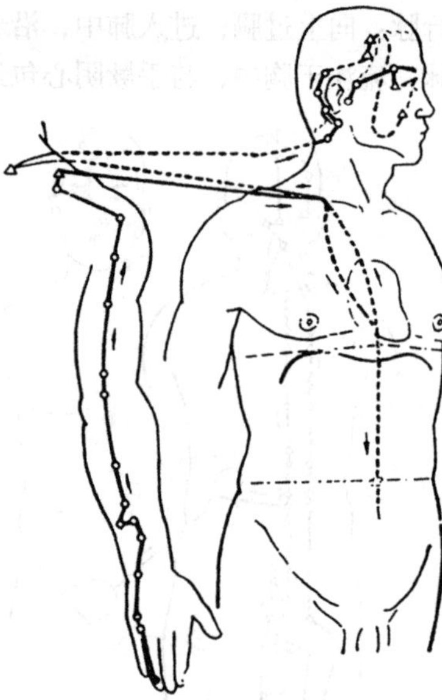

图 1-8-12　手少阳三焦经循行

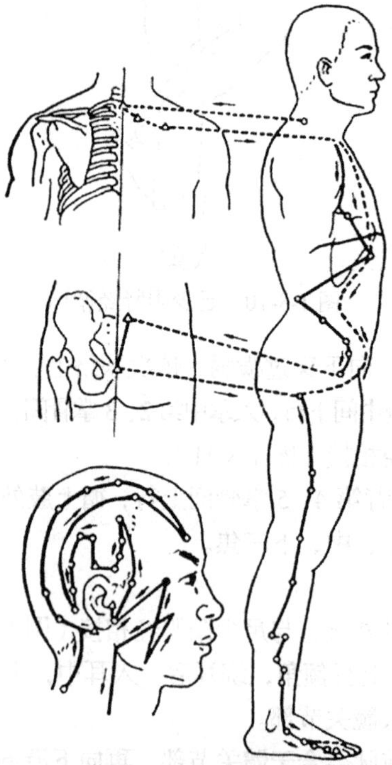

图 1-8-13　足少阳胆经循行

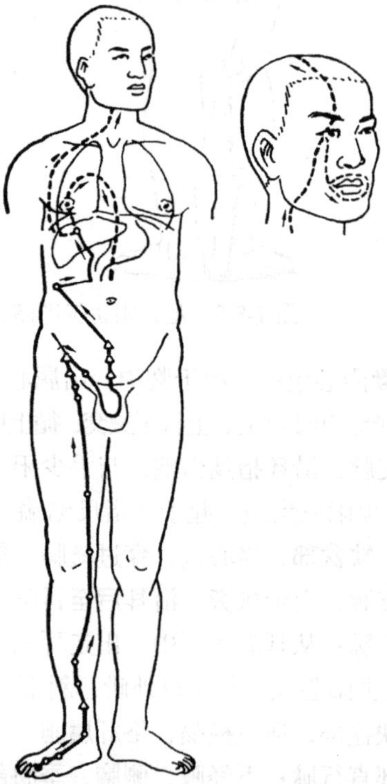

图 1-8-14　足厥阴肝经循行

三　奇经八脉

奇经八脉是任脉、督脉、冲脉、带脉、阴维脉、阳维脉、阴跷脉、阳跷脉的总称。奇经与十二正经不同，既不隶属于脏腑，也无表里关系。奇经八脉功能主要是沟通十二经脉之间的联系，并对十二经脉气血有蓄积和渗灌的作用。

（一）任脉

1. 循行部位　任脉起于胞中，下出于会阴部，沿腹、胸正中线上行，经颈喉正中，再向上环绕口唇，经面部，进入目眶下（图 1-8-15）。

2. 基本功能　任脉为诸阴经交会之脉，具有调节全身阴经经气的作用，故称为“阴脉之海”。“任”有妊养之意，还与女子经孕关系密切，故有“任主胞胎”之说。

（二）督脉

1. 循行部位　督脉起于胞中，下出于会阴部，沿脊背正中上行至项后，进入脑内，上行巅顶，沿前额下行鼻柱，止于上唇内（图 1-8-16）。

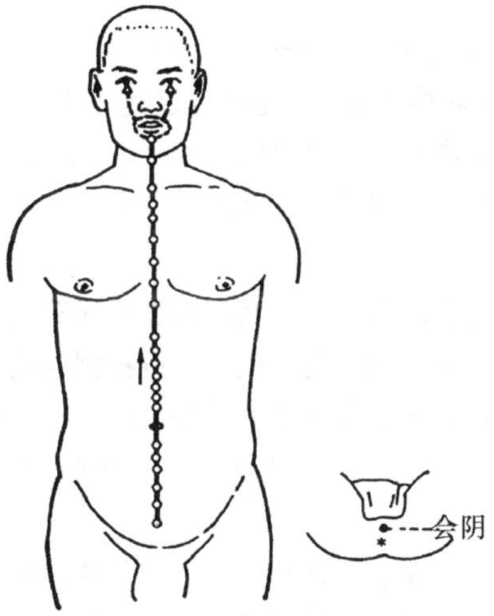

图 1-8-15　任脉循行

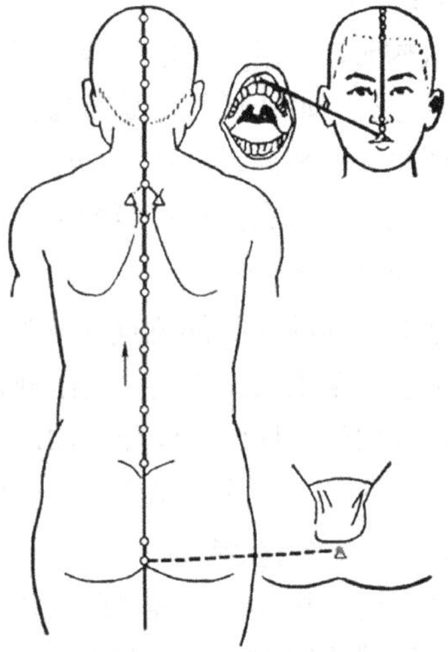

图 1-8-16　督脉循行

2. 基本功能　督脉为诸阳经交会之脉，具有调节全身阳经经气的作用，故称为“阳脉之海”。

（三）冲脉

冲脉起于胞中，下出于会阴部，与足少阴肾经并行，上至目下。冲脉为十二经脉交会之脉，具有溢蓄十二经气血的作用，故有“十二经之海”和“血海”之称。冲脉与女子月经及孕育胎儿功能亦有密切关系。

（四）带脉

带脉起于季胁，环腰一周，状如腰带，具有约束纵行诸经的作用。

四　经络的生理功能

（一）沟通联系作用

十二经脉及其分支纵横交错，能入里出表，通上达下，相互络属脏腑，联络肢节；奇经八脉沟通于十二经之间，从而使人体的各脏腑组织器官有机地联系起来，构成一个上下、内外彼此间紧密联系、协调共济的有机整体。

（二）运行气血作用

气血是脏腑组织器官功能活动的物质基础。经络运行气血，输布全身，以濡润各脏腑组织器官，维持机体的正常功能。

（三）感应传导作用

经络系统对针刺、推拿等刺激具有感觉反应和传递通导的作用。当体表受到刺激时，感应可沿着经络传至内脏，脏腑的生理功能和病理变化也可通过经络反映于体表。

（四）调节机体平衡

经络的调节作用可根据机体的功能状态而表现出双向性，可使功能亢进者得以平抑，也可使功能抑制者转为兴奋，即偏盛的“泻其有余”，偏衰的“补其不足”。如刺激足三里既可增进肠蠕动以治疗腹胀，又可抑制肠蠕动之亢进以治疗泄泻。

五 经络学说的应用

（一）阐释病理变化

当发生疾病时，经络是传递病邪和反映病变的途径。表现在三个方面：一是外邪从皮毛腠理内传脏腑的途径；如风寒之邪侵袭肌表，循经内传于肺；二是脏腑之间病变相互影响的途径，如脾与胃之间病变可相互影响；三是内脏病变反映于体表的途径。内脏的病变通过经络的传导，可以反映于体表，表现在某些特定的部位或与之相应的孔窍，如肝火上炎可见目赤肿痛等。

（二）协助疾病诊断

由于经络有一定的循行部位且络属脏腑，内脏的病变可在其经脉循行通路上出现明显的压痛，或出现结节、条索状反应物，或出现色泽、形态的变化，因此，可根据疾病症状出现的部位，诊断出病在何经、何脏、何腑。如两胁疼痛，多为肝胆病。又如头痛，痛在前额，多属阳明经病变；痛在两侧，多属少阳经病变；痛在后头连及项部者，多属太阳经病变。

（三）指导疾病治疗

经络学说广泛地指导临床各科的治疗。针刺、艾灸、推拿、刮痧等传统治疗康复技术，就是在经脉循行路线或腧穴上施以刺激，以调整经络气血的功能活动，治疗某一经或某一脏腑的病证。如面瘫揉合谷穴，胃痛刺激足三里穴等。

另外，药物也是通过经络的传导转输，使药达病所，发挥其治疗作用。

第2节　腧穴总论

腧穴是人体脏腑经络之气血输注于体表的部位。“腧”通“输”，有输注、转输的意思；“穴”即孔隙的意思。腧穴既是疾病的反应处，亦是针灸、按摩、刮痧的施术部位。由于腧穴与脏腑、经络有密切关系，故在腧穴上施以一些刺激，即可治疗脏腑病证。

一 腧穴的分类

腧穴一般分为经穴、奇穴和阿是穴三类。

（一）经穴

经穴是指分布在十二经脉和任、督二脉的腧穴，亦称“十四经穴”，都有具体的名称和固定的位置，共有361个，是腧穴的主要部分。这类腧穴具有主治本经和所属脏腑病证的作用。

（二）奇穴

奇穴是指未归属于十四经脉的腧穴，亦称“经外奇穴”，有明确位置和具体名称。这类腧穴的主治作用具有一定的针对性，多数对某些病证有特殊疗效，如四缝穴治疗小儿疳积。

（三）阿是穴

阿是穴是指既无具体名称，又无固定位置，而是以压痛点或其他反应点作为针灸推拿施术部位的一类腧穴。又称“不定穴”。

二 腧穴的作用

通过针灸、按摩、刮痧等对腧穴的刺激，可以通经脉，调气血，使阴阳归于平衡，脏腑趋于和调，从而达到扶正祛邪的目的。腧穴的主治作用有三个方面的特点。

（一）近治作用

近治作用是经穴、奇穴和阿是穴所共有的主治特点，即腧穴都能治疗其所在部位及邻近部位的病证，即“腧穴所在，主治所在”。如四白、睛明、迎香、地仓、颊车、下关等穴，均能治疗面瘫。

（二）远治作用

远治作用主要是十二经脉在四肢肘、膝关节以下腧穴的主治特点。这些腧穴不仅能治局部病证，而且能治本经循行所到达的远隔部位的病证，即“经络所过，主治所及”。如合谷穴不仅能治上肢病证，而且能治颈部和头面部病证；足三里穴不但能治下肢病证，而且能治胃肠病证等。

（三）特殊作用

腧穴除了近治作用和远治作用外，还具有双向良性调节作用和相对的特殊作用。很多腧穴都有双向良性调节作用，如泄泻时针刺天枢能止泻，便秘时针刺天枢则能通便。有些腧穴还具有相对的特殊作用，如合谷、曲池、大椎可治外感发热；足三里、关元、气海可强壮机体，增强人体的防卫功能。

三 腧穴的定位方法

腧穴定位法，又称取穴法，是指确定腧穴位置的基本方法。常用的方法有以下几种。

（一）体表标志定位法

体表标志定位法是以人体的各种体表标志为依据来确定腧穴位置的方法，又称自然标志定位法。可分为固定标志和活动标志两种。

1. 固定标志　是指不受人体活动的影响而固定不移的标志，如五官、毛发、指（趾）甲、乳头、脐及有骨骼和肌肉形成的凹陷和隆起。如两眉中间取印堂穴，两乳头中间取膻中穴等。

2. 活动标志　是指必须采用相应的动作姿势才能出现的标志。如利用关节、肌肉、皮肤随活动而出现的凸起、凹陷、皱纹等活动标志来取穴。如屈肘取曲池穴。

（二）骨度分寸定位法

骨度分寸定位法亦称“骨度法”，是以

表 1-8-3　常用骨度分寸折量

部位	起止点	折量寸	度量法	说明
头面部	前发际至后发际	12 寸	直	如前后发际不明，从眉心至大椎穴作 18 寸。眉心至前发际 3 寸，大椎穴至后发际 3 寸
	前额两发角之间	9 寸	横	用于量头部
胸腹部	胸剑联合中点至脐中	8 寸	直	用于量腹部
	脐中至耻骨联合上缘	5 寸		
	两乳头之间	8 寸	横	女性可用锁骨中线代替
背腰部	大椎以下至尾骶	21 椎	直	背腰部腧穴以脊椎棘突作为定位依据
	两肩胛骨内缘之间	6 寸	横	
上肢部	腋前纹头至肘横纹	9 寸	直	用于手三阴经、手三阳经
	肘横纹至腕横纹	12 寸		
下肢部	耻骨联合上缘至股骨内侧髁上缘	18 寸	直	用于足三阴经
	胫骨内侧髁下缘至内踝尖	13 寸		
	股骨大转子至膝中	19 寸	直	用于足三阳经
	膝中至外踝尖	16 寸		
	臀横纹至膝中	14 寸		
	外踝尖至足底	3 寸		

人体体表骨节为主要标志，规定全身各部的长度和宽度，作为折量取穴标准的方法。常用的骨度分寸见表 1-8-3 和图 1-8-17。

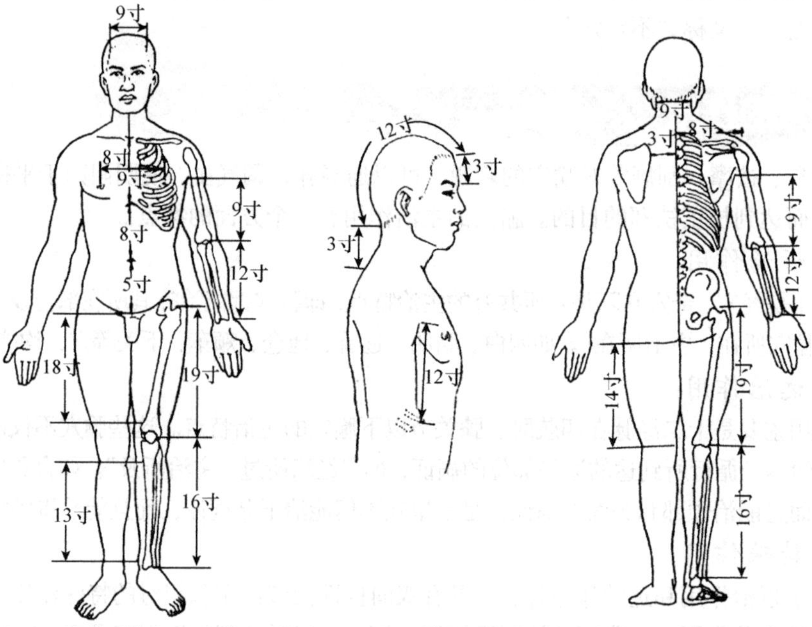

图 1-8-17　常用骨度分寸折量法

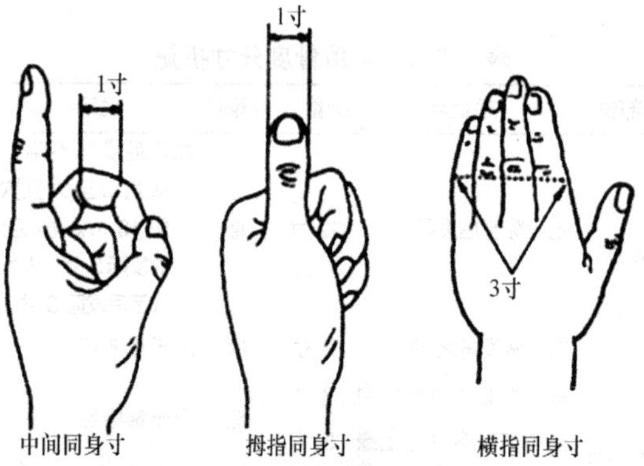

图 1-8-18　手指同身寸定位法

（三）手指同身寸定位法

手指同身寸定位法是以受术者本人的手指为尺寸折量标准来量取腧穴的定位方法。

1. 拇指同身寸　以受术者拇指指间关节的横纹宽度为 1 寸（图 1-8-18）。

2. 中指同身寸　以受术者中指屈曲时中间指节两端纹头之间的距离为 1 寸（图 1-8-18）。

3. 横指同身寸　让受术者将示指、中指、环指和小指并拢，以中指近端指关节横纹为准，四指的宽度为 3 寸（图 1-8-18）。又称“一夫法”。

（四）简便取穴法

简便取穴法是一种简便易行的腧穴定位方法。如两耳尖直上连线中点取百会穴；半握拳，当中指尖所指处取劳宫穴。

目标检测

一、选择题

A_1型题

1. 十二经脉中阴经与阴经的交接部位是(　　)

A. 头部　　B. 面部

C. 上肢末端　　D. 下肢末端

E. 胸腹部

2. 有“阳脉之海”之称的是(　　)

A. 任脉　　B. 膀胱经　　C. 督脉

D. 胃经　　E. 冲脉

3. 根据骨度分寸，胸剑联合至脐中是（　　）
A. 6寸　　B. 9寸　　C. 7寸
D. 8寸　　E. 12寸

4. 根据骨度分寸，两肩胛骨内缘之间是（　　）
A. 4寸　　B. 5寸　　C. 6寸
D. 7寸　　E. 8寸

5. 循行于腹胸正中线的是（　　）
A. 督脉　　B. 任脉　　C. 带脉
D. 冲脉　　E. 脾经

6. 拇指指间关节的横纹宽度为（　　）
A. 1寸　　B. 1.5寸　　C. 2寸
D. 0.5寸　　E. 2.5寸

7. 示指、中指、环指和小指并拢，以中指近端指间横纹为准，四指的宽度为（　　）
A. 2寸　　B. 2.5寸　　C. 3寸
D. 4寸　　E. 3.5寸

8. 有"十二经之海"和"血海"之称的经脉是（　　）
A. 任脉　　B. 督脉　　C. 膀胱经
D. 胃经　　E. 冲脉

9. 足三阳经在下肢的分布规律是（　　）
A. 太阳在前，阳明居中，少阳位后
B. 阳明在前，太阳居中，少阳位后
C. 少阳在前，太阳居中，阳明位后
D. 阳明在前，少阳居中，太阳位后
E. 太阳在前，少阳居中，阳明位后

10. 有表里关系的经脉是（　　）
A. 足厥阴肝经与手阳明大肠经
B. 手厥阴心包经与足太阳膀胱经
C. 手少阴心经与手太阳小肠经
D. 足少阴肾经与足少阳胆经
E. 足太阴脾经与手太阴肺经

二、名词解释

1. 经络　2. 腧穴

三、填空题

1. 经脉主要包括________和________。
2. 腧穴分为________、________、________三类。

四、简答题

1. 经络的生理功能及其在临床的应用。
2. 腧穴的主治作用。

（戴奕爽）

下篇

中医常用护理技术

中医常用护理技术概论

学习目标

1. 掌握按摩、刮痧、拔罐、艾灸技术的注意事项和禁忌证，熟悉其操作前的准备工作。
2. 掌握刮痧顺序、方向、时间、程度总的原则。
3. 掌握晕推的预防及处理。

中医护理技术，即中医适宜技术，有着渊源的历史根基，是伴随着人类医疗活动而逐步发展起来的，是祖国传统医学的重要组成部分，千百年来为人类的健康事业做出了重要贡献。

随着物质生活、精神生活的提高，人们的医疗、保健意识日益增强，"预防为主""全民健身"已成为人们的普遍共识和自觉行为。由于中医适宜技术具有"简、便、效、廉"的特点，深受广大群众的喜爱，目前已成为人们寻求祛病健身、延年益寿的最佳选择，故中医适宜技术也被称为"中医保健技能"。本教材主要介绍按摩、刮痧、拔罐、艾灸技术。

一 按摩技术

按摩又称"推拿"，是以中医学的脏腑、经络学说为理论基础，结合西医的解剖和病理诊断，运用各种手法作用于人体体表特定部位，以调节机体生理、病理状态，从而达到防治疾病目的的一种操作技术。按摩，一是能舒展经筋、疏通经络，促进气血的运行；二是平衡阴阳、调节脏腑，促使脏腑功能协调统一；三是滑利关节、松解粘连，改善局部营养，促进新陈代谢；四是增强机体的抗病能力，预防保健，扶正祛邪。按摩适应范围广泛，凡是筋脉损伤、气血不通、经络闭塞引起的肌肉关节疼痛，脏腑功能失调等均可运用按摩手法得以缓解。

保健按摩是以保健为目的的按摩技术，通过在人体体表特定部位或全身施以有一定力量、目的、规律的手法操作，达到缓解压力、消除疲劳、改善和调整机体各个系统的功能状态、增强机体抗病能力、提高工作效率的目的。

（一）常用按摩介质

按摩介质主要包括粉剂、水剂、膏剂、精油、酊剂等。粉剂是古老剂型之一，常用的如滑石粉、爽身粉；水剂是新的剂型，是用热水或温水作溶媒浸渍药材而制成的液体浸出剂，常用的有红花水、薄荷水等；膏剂可减少皮肤摩擦和损伤，如硅霜、油膏；精油是用油脂浸出药中的有效成分，制得含药的油剂，常用的如红花油、肉桂油；酊剂是药物用不同浓度的乙醇浸出或溶解而制成的澄清液体制剂，也可用油浸膏加适量乙醇稀释制成，如红花油等。

（二）施术前准备

1. 准备用物　按需求准备按摩床、枕头、床单、凳子、按摩介质、按摩巾等用品。

2. 环境要求　按摩室要光线充足，安静整洁，通风保暖。

3. 按摩师准备　按摩师要修剪指甲，保持手的清洁卫生；去掉戒指、手链、手表等硬物，以免操作时伤及受术者；要保持双手温暖，不宜以冰凉的手去接触受术者身体。

4. 做好解释工作　按摩师要向受术者做好按摩的解释工作，让其了解按摩过程，以利于配合，并排除按摩禁忌证。

5. 选择体位　为利于操作中手法的实施，受术者与术者均要选择合适的体位。体位的选择原则：受术者肢体自然放松、舒适持久，受术部位充分暴露，以选择卧位为主；术者操作自如，发力方便，左右手交替无障碍。

（三）按摩手法的基本要求

按摩手法是指术者用手或肢体的其他部位，按照各自特定的技巧动作，作用于受术者体表，从而实现其防病治病目的的方法。按摩基本手法是指按摩手法中能够独立存在、单一动作的手法。根据手法的动作形态和运动规律的不同，可把基本手法归纳为摩擦类手法、挤压类手法、摆动类手法、振动类手法、叩击类手法和运动关节类手法。

作用于软组织的手法应当具备持久、有力、均匀、柔和的基本技术要求，从而达到“深透”的作用效果。持久，是指手法在操作过程中，能够严格按照规定的技术要求和操作规范持续一定的时间。有力，是指手法必须具备一定的力量。力的具体运用应根据受术者的年龄、体质、性别、施术部位等不同而酌情增减。均匀，是指手法操作的力量、频率和幅度都必须保持均衡。力量不可忽强忽弱，频率不可时快时慢，动作幅度不可忽大忽小，应使手法操作既平稳而又有节奏。柔和，是指手法操作时，不仅要有一定的力量，而且动作还要平稳缓和，手法变换时自然、协调，轻而不浮，重而不滞。而所谓“深透”，是指手法在应用过程中所产生的功力不能局限于体表，必须内达筋脉、骨肉等深层组织及脏腑，使手法的效应传之于内。

作用于骨关节的手法，即运动关节类手法，在操作时需特别注意，手法要平稳自然，因势利导；要使用技巧力，不可使用蛮力、暴力。

（四）按摩手法补泻

手法补泻作用是多方面的，大致可以分为以下几方面。

1. 按经络的循行方向　从经络的循行方向来说，顺经络循行方向操作的手法为补，逆经络循行方向操作的手法为泻。即所谓“顺经为补”“逆经为泻”。

2. 按手法的刺激强度　就手法的刺激强度来讲，轻刺激的手法为补，重刺激的手法为泻。即所谓“轻手法为补”“重手法为泻”。

3. 按手法频率的快慢　从手法操作频率的快慢来看，操作频率慢的手法为补，操作频率快的手法为泻。即所谓“慢手法为补”“快手法为泻”。

4. 按手法旋转的方向　按手法旋转的方向来说，顺时针方向操作为补，逆时针方向操作为泻。即所谓“顺时针为补”“逆时针为泻”。但腹部按摩时，逆时针方向操作为补，顺时针方向操作为泻。

一般情况下，多采用平补平泻的按摩手法。

（五）保健按摩注意事项

1. 按摩师在操作过程中要认真、严肃、注意力集中，经常与受术者沟通，随时观察受术者对手法的反应，若有不适，应及时进行调整，以防发生意外。

2. 按摩时要有步骤地实施手法，切忌手法拙劣、粗暴、敷衍了事。

3. 穴位按压时，均宜采用先轻、后重（以受术者能承受为度）、再轻的方法，用力恰到好处。

4. 根据受术者身体状况适当调整用力大小，以局部微有酸麻胀感为宜。

5. 避免按压骨骼部位，特别是对老年人、骨质疏松者，防止发生骨膜炎、骨折等现象。

6. 对受术者身体左右两侧的操作要对称，不要有偏颇、遗漏。

7. 按摩后最好让受术者饮一杯温开水，以加速代谢。

（六）按摩技术禁忌证

1. 各种急性传染病，如急性传染性肝炎、活动性肺结核等。

2. 严重的心、脑、肺、肾等器质性疾病。

3. 结核病、化脓性疾病所致的运动器官病证。

4. 血液病、严重血管病变（如下肢静脉栓塞、血管瘤等），或有出血倾向者。

5. 皮肤破损、感染，皮肤病的病损局部。

6. 骨折局部、脱位、急性感染（如骨髓炎、化脓性关节炎）等。

7. 孕妇的腹部、腰骶部不宜进行按摩；某些腧穴如合谷、肩井、三阴交、昆仑等据文献记载可能引起流产，也不宜按摩；其他部位不宜使用重刺激手法。

8. 对于过饥或过饱、饭后 30 分钟内、剧烈运动后、极度疲劳、体质极度虚弱及醉酒者，一般不予施以按摩。

（七）按摩常见异常情况的预防及处理

按摩是一种安全、有效且一般无副作用的方法，但如果操作不当，也可能出现一些异常情况，会对受术者产生不良影响。学术界将这种推拿操作中出现的异常情况称为“推拿意外”，一旦发生，需及时处理。

1. 晕推　受术者在推拿过程中突然出现头晕目眩、胸闷、恶心呕吐、面色苍白、四肢发凉、出冷汗，甚至昏不知人等，俗称为晕推。

处理：立即停止操作；让受术者仰卧于床上，头稍低位，敞开衣领使其呼吸通畅；监测血压与脉搏，注意保暖；指压人中、合谷、百会、内关、足三里等穴，轻者静卧片刻即可恢复。如经过上述处理仍未缓解者，及时联系医疗机构诊治。

预防：对精神紧张者，按摩前应做好思想工作，消除其恐惧感。对饥饿、疲劳、虚弱者，不宜做按摩，必要时手法应轻柔，掌握好手法的力度和时间。在按摩过程中多与受术者交流询问其感受，随时注意受术者神色变化。保持按摩室空气流通。

2. 瘀斑　受术者在接受推拿中和推拿后，受术部位皮下出血，局部皮肤肿起，并出现青紫、瘀斑现象。

处理：局部小块瘀斑，一般无须处理。局部青紫严重，可先制动、冷敷，24 小时后加湿热敷以消肿、止痛，促进局部瘀血消散、吸收。

预防：不宜选用过强的刺激手法，尤其对老年人使用手法必须轻柔，特别是在骨骼突起的部位，手法刺激更不宜太强。急性软组织损伤者，不要在局部施以推拿手法。了解受术者的服药史。

3. 骨折　受术者在接受推拿时，特别是在做被动运动或较强刺激的按压手法时，突然听到“咔嗒”之声，继之出现局部疼痛、运动障碍等症状（如肋骨骨折、腰椎压缩性骨折、股骨颈骨折等）。

处理：立即停止手法操作，并送相关医疗机构处理。

预防：操作前，要排除骨折及骨结核等骨质病变。被动类手法操作必须在正常生理许可范围内进行，幅度由小到大，力度从轻到重（适度），逐渐增加，不可粗暴。老年人或骨质疏松者，手法用力不宜过重。

链接

骨质疏松高危人群

①体重过低；②性激素低下；③吸烟；④过度饮酒；⑤过度饮用咖啡、碳酸饮料；⑥体力活动缺乏；⑦饮食中钙和维生素 D 缺乏（光照少或摄入少）；⑧患有影响骨代谢的疾病，如甲状腺、甲状旁腺疾病，糖尿病等；⑨应用影响骨代谢的药物，如激素、免疫抑制剂等；⑩老年人群：女性≥50 岁，男性≥60 岁。

二 刮痧技术

刮痧是用特制的器具，依据中医经络腧穴理论，在体表进行相应的手法刮拭以防治疾病的方法。刮痧对人体有舒经活络，活血化瘀，改善微循环；排毒解毒，促进新陈代谢；提高免疫能力；调整骨关节的结构和功能等作用，主要应用于未病先防、既病防变、病后康复及消除疲劳等方面。刮痧具有适应证广、疗效明显、操作方便、经济安全等优点。

（一）刮痧器具

刮痧的主要工具是由水牛角、砭石、陶瓷、玉石等质地坚硬的材质制成的板状器具，即刮痧板。另外，边缘光滑的小碗、杯、汤匙也可做临时刮痧工具。水牛角具有清热解毒、凉血定惊、化瘀消肿的作用，水牛角制作的刮痧板光滑柔韧，皮肤感觉舒适，便于持握，是刮痧操作最为理想而实用的工具。砭石具有镇惊、安神、祛寒的作用；陶瓷具有耐高温、防静电的作用；玉石具有清热、润肤、美容的作用，多用于面部刮痧、儿童刮痧、夏季刮痧。禁用塑料制品、金属制品及其他化学材质的器具进行刮痧，以免产生过敏反应及不良后果。刮痧板的形状主要有椭圆形、方形、三角形、缺口形、梳形（图 2-0-1）。

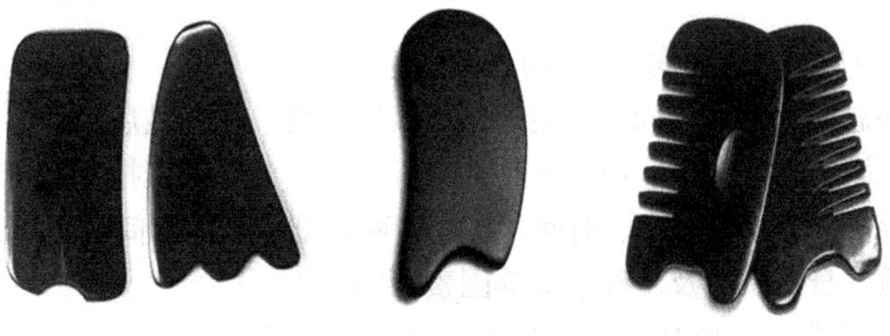

图 2-0-1　常用刮痧器具

（二）刮痧介质

为减少刮痧时的阻力，避免皮肤损伤及增强疗效，刮痧时在刮拭部位涂上适宜的制剂，这些润滑护肤增效的制剂称为刮痧介质。常用的刮痧介质有以下几种。

1. 刮痧油　刮痧油是由中草药与医用油精精炼而成的油剂，具有清热解毒、活血化瘀、解肌发表、缓解疼痛、帮助透痧及润滑、护肤、增效等作用。宜用于成人刮痧，或刮痧面积大者，或皮肤干燥者。

2. 刮痧乳（膏） 刮痧乳是由天然植物合成的乳剂，具有改善血液循环、促进新陈代谢、润滑、护肤、增效的作用。宜用于儿童刮痧，或面部刮痧，或拔罐进行走罐时。

使用刮痧介质的注意事项：一是一定要选择由正规厂家生产，并在有效期内的合格产品，禁止使用过期或变质的刮痧介质；二是使用刮痧介质后若引起皮肤过敏，应立即停止使用，更换其他介质；三是在没有刮痧介质的情况下，不可用含有乙醇的液体如红花油等外用药物代替，可用油性、霜状的润肤物质代替，也可用橄榄油、香油、植物油代替，但不能长期使用，以免造成皮肤损伤。

（三）施术前准备

1. 选择器具 根据病症和刮痧部位的不同，选择相应的刮痧板和刮痧介质。在刮拭人体躯干、四肢时应选择方形刮痧板，在手、足部刮痧时应选择角形刮痧板。刮痧工具边缘要光滑，如有破损及裂痕者不能使用。

2. 选取刮痧部位 刮痧时选取适当的刮痧部位，以经脉循行和病变部位为主，常刮部位有头、颈、肩、背、腰及四肢等。施术部位应尽量暴露，便于操作。

3. 选取体位 根据病症特点、刮痧部位和受术者体质等方面，选择受术者舒适持久、术者便于操作的体位。

4. 环境要求 刮痧室内应保持整洁卫生，温度适宜，以受术者感觉舒适为宜。

5. 消毒 刮痧板使用后应及时消毒，不同材质的刮痧板应用不同的消毒方法。水牛角刮痧板可用1∶1000的新洁尔灭、75%医用乙醇或0.5%的碘伏进行擦拭消毒。砭石、陶瓷、玉石刮痧板除可采用上述擦拭消毒外，还可进行高温、高压或煮沸消毒。提倡刮痧工具实行一板一人、一用一消毒。

刮拭部位应用热毛巾，或75%乙醇棉球，或生理盐水棉球进行清洁。术者双手应用肥皂水或洗手消毒液清洗干净，或用75%乙醇棉球擦拭清洁。

链接

刮痧工具的保养

水牛角刮痧工具注意不能火烤，不能水煮，不能高压消毒，不能浸泡消毒，并应置于阴凉处保管；玉石刮痧板和瓷质刮痧板注意不要与硬物碰撞，以免破碎。

（四）刮痧的顺序、方向、时间和程度

刮痧部位顺序总原则为先头面后手足，先背腰后胸腹，先上肢后下肢。

刮痧方向总原则为由上向下、由内向外，单方向刮拭，尽可能拉长距离。

刮痧手法的轻重、力量的大小、时间的长短，两次刮痧间隔时间的长短，要依据受术者的年龄、性别、体质、身体状况及出痧情况等因素而定。

每个部位一般刮拭20～30次，局部刮痧一般10～20分钟。

刮痧时用力要均匀，由轻到重，先轻刮6～10次，然后力量逐渐加重，尤其是经过穴位部位，但以受术者能够承受为度，刮拭6～10次后，再逐渐减力，轻刮6～10次，使受术者局部放松，有舒适的感觉为宜。一般刮至皮肤出现潮红、紫红色颜色变化，或出现粟粒状、丘疹样斑点，或片状、条索状斑块等形态变化，可伴有局部热感或轻微疼痛。对不易出痧或出痧较少者，不可强求出痧。

两次刮痧之间宜间隔3～5天，以皮肤上痧退、手压皮肤无痛感为宜，若刮痧部位的痧斑未退，不宜在原部位进行刮拭。

链接

"痧"

"痧"即皮肤出现红点如粟米，用手指触摸时，稍有阻碍的疹点。现代医学认为，"痧"是渗出于脉外的含有大量代谢产物的离经之血。当机体脏腑功能减退或发生严重障碍时，代谢产物不能及时排出，局部呈缺氧状态，刮痧时可使局部充血，毛细血管破裂，因此有"痧"的出现。

（五）刮痧的补泻方法

1. 刮痧补法　刮痧时，刮痧板按压的力度小，刮拭速度慢，刮拭时间相对较长。宜用于体弱多病、久病虚弱的虚证患者，或对疼痛敏感者等。

2. 刮痧泻法　刮痧时，刮痧板按压的力度大，刮拭速度快，刮拭时间相对较短。宜用于身体强壮、疾病初期的实证患者及骨关节疼痛患者。

3. 刮痧平补平泻法　介于刮痧补法和泻法之间。刮痧时，刮痧板按压的力度和移动速度适中，时间因人而异。宜用于虚实夹杂体质的患者，尤其适宜于亚健康人群或健康人群的保健刮痧。

（六）刮痧注意事项

1. 刮痧时应注意室内保温，尤其是在冬季应避免感受风寒。夏季刮痧时，应避免风扇、空调直接吹刮拭部位。

2. 刮痧后不宜立即食用生冷食物，刮痧 30 分钟后方可洗温水澡。

3. 年迈体弱、儿童及对疼痛较敏感者宜用轻刮法刮拭。

4. 注意晕刮现象的发生，晕刮的表现及处理办法同晕推。

（七）刮痧技术禁忌证

1. 严重心脑血管疾病、肝肾功能不全等疾病出现全身浮肿者。

2. 有出血倾向的疾病，如严重贫血、血小板减少性紫癜、白血病、血友病等。

3. 感染性疾病，如急性骨髓炎、结核性关节炎、传染性皮肤病、皮肤疖肿包块等。

4. 急性扭挫伤、皮肤出现肿胀破损者，创伤的疼痛部位或骨折部位。

5. 刮痧不配合者，如醉酒、精神分裂症、抽搐等。

6. 特殊部位，如眼睛、口唇、舌体、耳孔、鼻孔、乳头、脐、前后二阴及大血管显现处等部位，孕妇的腹部、腰骶部。

三　拔罐技术

拔罐是以罐为工具，利用燃烧、抽吸等方法造成罐内负压，使罐吸附于腧穴或体表的一定部位，以产生良性刺激，达到调整机体功能、防治疾病目的的外治方法。拔罐法具有疏经通络、温散寒邪、行气活血、消肿止痛等作用，尤其是对腰背痛、腰肌劳损、退行性骨关节病、肩周炎、慢性软组织劳损、痤疮、荨麻疹、风寒感冒、带状疱疹等效果较好。拔罐技术具有操作简便、使用安全、适用范围广泛、疗效稳定等特点。

（一）常用拔罐器具

1. 竹罐　竹罐用坚韧成熟的青竹制成。取材容易，制作简便，吸附力强，轻巧价廉，不易摔碎，但易干裂漏气，且不透明，不便观察罐内情况（图 2-0-2）。

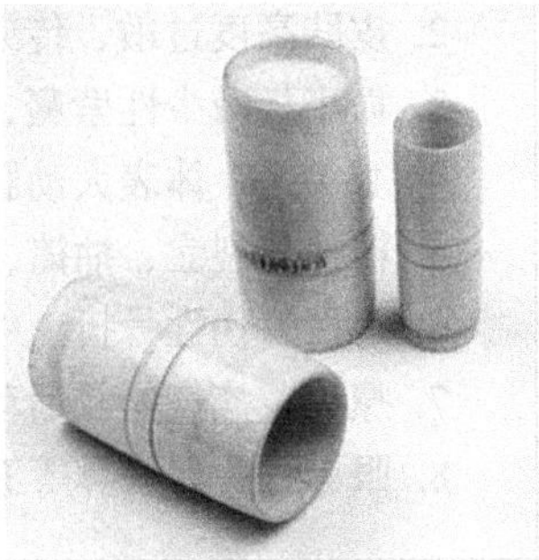

图 2-0-2　竹罐

2. 玻璃罐　玻璃罐用耐热透明玻璃制成。中央呈球形，罐口厚实平滑，分大、中、小等不同型号。吸附力大，透明便于观察，易于清洁消毒，但容易破碎。玻璃罐是目前应用最广泛的拔罐用具（图 2-0-3）。

3. 抽气罐　抽气罐是以抽气或挤压排气方式形成负压的罐具（图 2-0-4）。

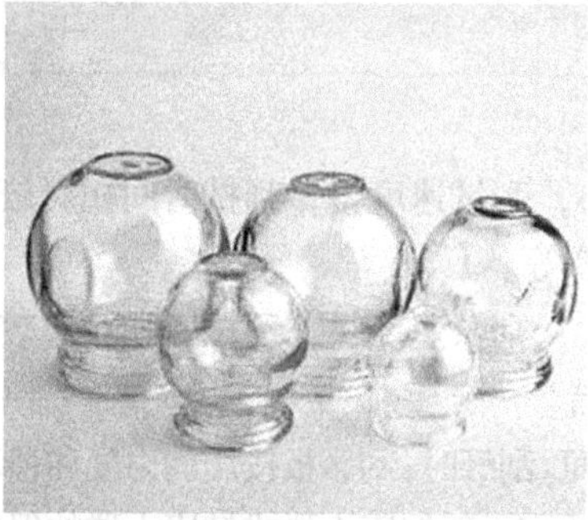

图 2-0-3　玻璃罐

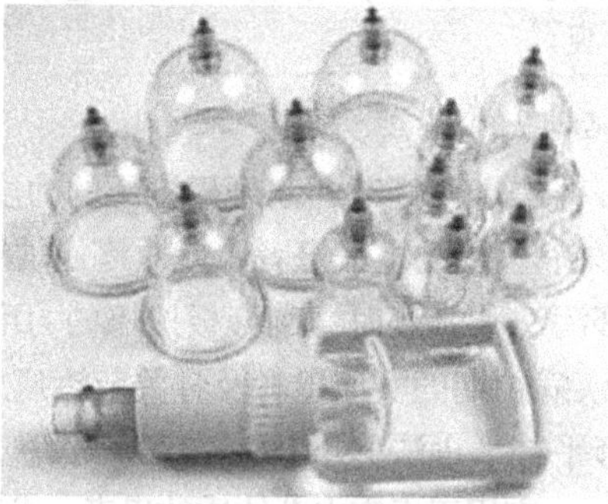

图 2-0-4　抽气罐

（二）施术前准备

1. 选择罐具　根据病症、操作部位的不同可选择不同的罐具。

2. 选取拔罐部位　应根据病症选取适当的部位，以肌肉丰厚处为宜，常选肩、背、腰、臀、四肢近端及腹部等。

3. 选择体位　应选择受术者舒适、术者便于操作的体位。

4. 环境要求　应注意环境清洁卫生，避免污染，温度适宜。

5. 罐具消毒　对不同材质、用途的罐具可用不同的消毒方法。玻璃罐用 2000 mg/L 的“84”消毒药液浸泡（消毒液每周更换 2 次）或 75%乙醇棉球反复擦拭。对用于刺络拔罐或污染有血液、脓液的玻璃罐应一罐一用，并用 2000mg/L 的“84”消毒药液浸泡 2 小时（疑有乙肝病毒者浸泡 10h）。塑料罐具可用 75%乙醇棉球反复擦拭，竹制罐具可煮沸消毒。

（三）拔罐注意事项

1. 老年、儿童、体质虚弱及初次接受拔罐者，拔罐数量宜少，留罐时间宜短。
2. 妊娠妇女及婴幼儿慎用拔罐方法。
3. 使用电罐、磁罐时，应注意询问患者是否带有心脏起搏器等金属物体，有佩带者应禁用。
4. 注意晕罐现象的发生，晕罐的表现及处理办法同晕推。

（四）拔罐技术禁忌证

1. 急性严重疾病、接触性传染病、严重心脏病、心力衰竭。
2. 皮肤高度过敏、传染性皮肤病，以及皮肤肿瘤（肿块）部、皮肤溃烂部。
3. 血小板减少性紫癜、白血病及血友病等出血性疾病。
4. 心尖区、体表大动脉搏动处及静脉曲张处。
5. 精神分裂症、抽搐、高度神经质及不合作者。
6. 急性外伤性骨折、中度和重度水肿部位。
7. 瘰疬、疝气处及活动性肺结核。
8. 眼、耳、口、鼻等五官孔窍部。

四 艾灸技术

艾灸，是用艾绒或以艾绒为主要成分制成的灸材，点燃后悬置或放置在穴位或病变部位，进行烧灼、温熨，借灸火的热力及药物的作用，达到治病防病和保健目的的一种外治方法。艾灸具有温阳补气、祛寒止痛、补虚固脱、温经通络、消瘀散结、补中益气的作用，适应范围十分广泛。艾灸还可调节人体免疫功能，增强机体抵抗力，目前，艾灸技术已成为重要保健方法之一。

链接

艾为菊科多年生草本植物，辛、苦、温，具有温经止血、散寒止痛、调经安胎等作用。艾绒是艾叶经加工制成的淡黄色细软绒状物，便于搓捏成形，芳香易燃，热力温和，穿透力强。

（一）艾灸常用材料

1. 艾条　艾条是用艾绒为主要成分卷成的圆柱形长条。根据内含药物的有无分为药艾条和清艾条（图 2-0-5）。

2. 艾炷　用手工或器具将艾绒制作成小圆锥形，称作艾炷。每燃 1 个艾炷，称灸 1 壮（图 2-0-6）。

3. 温灸器　温灸器是指专门用于施灸的器具，有灸架、灸筒和灸盒等（图 2-0-7）。

（二）施术前准备

1. 选择灸材　根据需要选择灸材及温灸器。

2. 选取艾灸部位　应根据病症选取适当的穴位或部位。

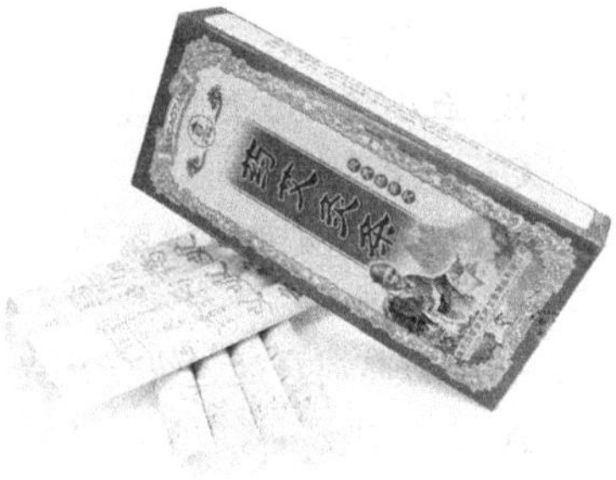

图 2-0-5　艾条

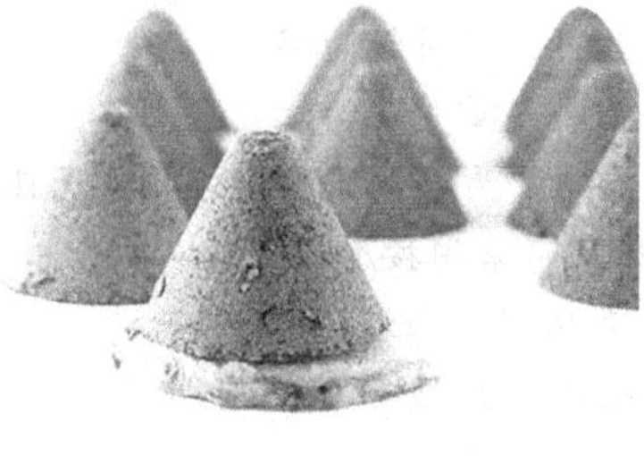

图 2-0-6　艾炷

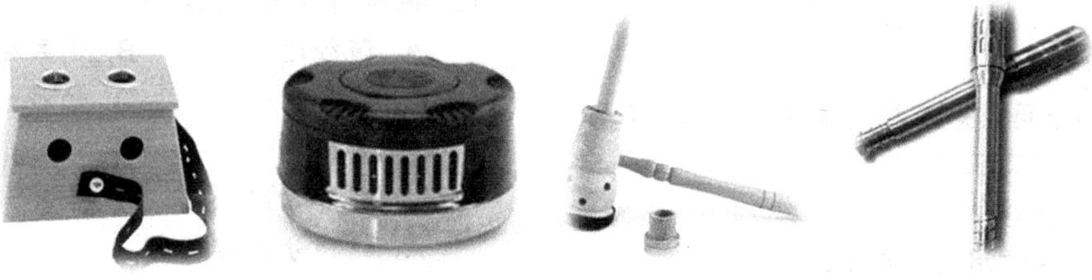

图 2-0-7　常用温灸器

3. 选择体位　选择受术者舒适、术者便于操作的体位。

4. 环境要求　应注意环境清洁卫生，避免污染。

5. 消毒　除温针灸、直接灸外，一般的灸法，施灸部位无须消毒。施术者双手用肥皂水清洗干净即可。

（三）艾灸技术禁忌证

1. 颜面、心前区、大血管部和关节、肌腱处不可用瘢痕灸；乳头、外生殖器官不宜直接灸。
2. 中暑、高血压危象、肺结核晚期大量咯血者不宜使用艾灸疗法。
3. 妊娠期妇女腰骶部和少腹部不宜用瘢痕灸。

目标检测

一、选择题

A_1型题

1. 按摩的功能不包括（　　）
A. 疏通经络　B. 调整脏腑功能
C. 滑利关节　D. 增强机体抗病能力
E. 疗疮解毒

2. 下列不能用作按摩介质的是（　　）
A. 滑石粉　B. 薄荷水
C. 医用酒精　D. 红花油
E. 凡士林

3. 按摩补泻手法错误的说法是（　　）
A. 顺经为补，逆经为泻
B. 慢手法为补，快手法为泻
C. 顺时针为补，逆时针为泻
D. 轻手法为补，重手法为泻
E. 先轻后重手法为补，先重后轻手法为泻

4. 下列哪种情况可采用按摩技术（　　）
A. 急性传染病　B. 血液病
C. 坐骨神经痛　D. 皮肤破损局部
E. 孕妇的腹部、腰骶部

5. 刮痧工具可用的材质不包括（　　）
A. 水牛角　B. 塑料
C. 陶瓷　D. 玉石
E. 砭石

6. 对水牛角刮痧工具说法不正确的是（　　）
A. 可以高压消毒
B. 无静电
C. 是最常用的刮痧工具
D. 不能水煮
E. 置于阴凉处保管

7. 刮痧介质不宜选用（　　）
A. 刮痧油　B. 刮痧乳
C. 水　D. 红花油
E. 香油

8. 刮痧油的作用不包括（　　）
A. 润滑护肤　B. 活血化瘀
C. 解肌发表　D. 美白皮肤
E. 清热解毒

9. 刮痧操作不正确的是（　　）
A. 单方向刮拭
B. 应有一定的刮拭长度
C. 用力由轻到重，再逐渐减力
D. 刮痧方向由上向下、由内向外
E. 病情严重时，痧斑未退的部位可以进行刮拭

10. 下列哪种情况可以刮痧（　　）
A. 醉酒者
B. 血小板减少性紫癜
C. 全身浮肿者
D. 孕妇的腹部、腰骶部
E. 静脉曲张

11. 一般局部刮痧的适宜时间是（　　）
A. 5分钟　B. 10～20分钟
C. 20～30分钟　D. 30～40分钟
E. 40～50分钟

12. 拔罐的作用不包括（　　）
A. 疏经通络　B. 逐寒祛湿
C. 行气活血　D. 消肿止痛
E. 减肥

13. 拔罐技术的禁忌证不包括（　　）
A. 精神分裂症患者
B. 急性外伤性骨折处
C. 中、重度水肿部位
D. 体弱的感冒者
E. 五官孔窍部

14. 下列晕罐的处理措施中，不恰当的是(　　)

A. 让患者头高足低体位
B. 立即起罐
C. 让患者平卧
D. 让患者饮用温开水
E. 注意患者保暖

15. 拔罐技术不适宜于（　　）
A. 风寒感冒　　B. 带状疱疹
C. 高热抽搐　　D. 痛经
E. 风湿痹证

16. 艾灸的作用不包括（　　）
A. 温阳补气　　B. 祛寒止痛
C. 美容护肤　　D. 温经通络
E. 补中益气

二、填空题

1. 按摩基本手法按动作形态的不同可归纳为________、________、________、________、________和________六大类。
2. 最常用的拔罐器具是________。

三、简答题

简述按摩手法的基本要求。

（戴奕爽）

项目1　头面部保健

学习目标

1. 熟悉头面部经脉的分布。
2. 能正确对头面部保健按摩和头部刮痧所用穴位进行定位。
3. 掌握头面部保健按摩的操作流程及动作要领，能规范实施头面部保健按摩。
4. 掌握头部保健刮痧的操作流程，能规范实施头部保健刮痧，熟悉头部刮痧注意事项。
5. 掌握头面部保健按摩和刮痧的相关知识。

头面部经脉分布：头面部主要有手足六条阳经以及督脉分布。

手足阳明经、手太阳经行于面额部，手足少阳经行于侧头部及耳部，足太阳经行于头顶、枕项部，督脉行于头面正中线。另外，任脉行于下颌正中线，足厥阴经行至巅顶部。

任务1　头面部保健按摩

头面为“诸阳之会”。按摩头面部能疏通人体阳气，使百脉调和、髓海充养、精神调治，能起到安神醒脑、改善睡眠、解除精神疲劳、缓解头面部不适的作用。另外，头面部按摩还能预防神经衰弱、面神经麻痹、感冒及神经性头痛等疾病。因头面部皮肤比较嫩薄，操作时手法要轻柔，不宜过重。

一　工作过程

（一）选择体位

操作前让受术者摘下眼镜、散开头发、取下发饰。指导受术者采取仰卧位，按摩师坐在受术者头顶的正前方。

（二）按摩操作

1. 推印堂至神庭　按摩师用双手拇指螺纹面相互交替，稍用力从受术者印堂穴推至神庭穴，其余四指固定于受术者颞部。反复操作8～10遍。

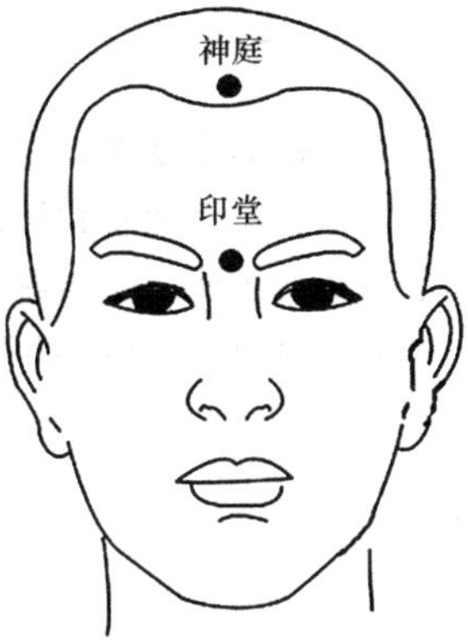

图 2-1-1　印堂穴、神庭穴

印　堂　穴

定位：位于两眉头连线的中点。是奇穴（图 2-1-1）。

主治：头痛，头晕，鼻炎，鼻衄，失眠等。

神　庭　穴

定位：位于前发际正中直上 0.5 寸。属督脉（图 2-1-1）。

主治：失眠，头痛，头晕目眩，鼻炎，鼻衄等。

【动作要领】　操作时，拇指螺纹面要紧贴受术者皮肤，用力要均匀，做单向直线运动。双手拇指交替的频率要快，向后移动的速度要慢。

链接

摩擦类手法、推法

摩擦类手法是以指、掌或肘贴附在体表做直线或环绕移动，以与受术者肌肤表面摩擦的方式作用于机体的一类手法，此法产生热量较高。推法属于摩擦类手法，是用指、掌或肘着力于机体的一定部位，做单方向直线推动的一种手法（图 2-1-2）。

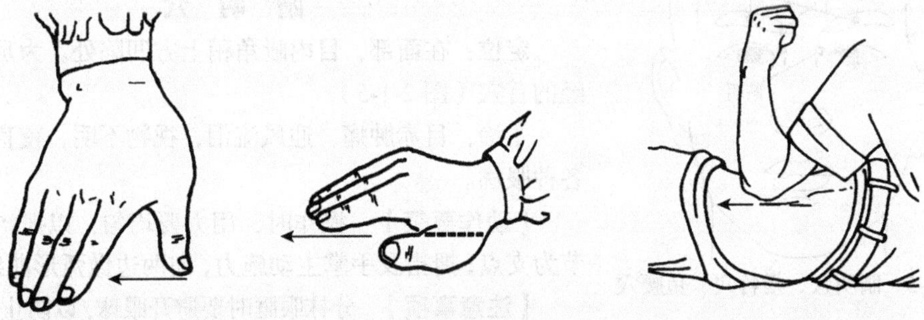

图 2-1-2　推法

2. 揉前额　按摩师四指微张开，用大鱼际着力从前额中线向两侧揉动至太阳穴，操作 1～2 分钟。

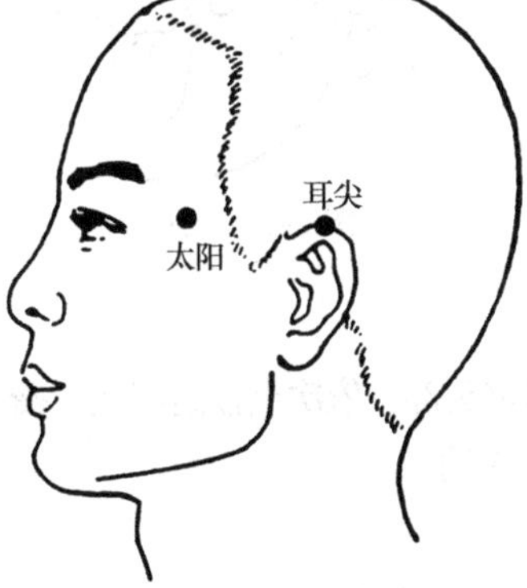

图 2-1-3　太阳穴

太　阳　穴

定位：位于颞部，眉梢与目外眦之间，向后约 1 横指的凹陷处。是奇穴（图 2-1-3）。

主治：头痛，目疾，口眼㖞斜，牙痛等。

【动作要领】　操作时，沉肩，屈肘呈 120°左右，腕关节放松，呈微屈或水平状，拇指略内收，其余四指自然放松，用鱼际吸定于受术部位，稍用力下压，以肘关节为支点，前臂主动做有节律的摆动，通过鱼际带动皮下组织一起运动，不可滑动和摩擦。频率一般为 120～160 次/分。

【注意事项】　揉前额时，要防止受术者头部晃动。

链接

摆动类手法、揉法

摆动类手法是以指、掌或腕关节做协调的连续摆动动作的一类手法，其特点是上肢放松，腕和前臂的动作协调一致，渗透力强，作用面小，适用于全身各部位及穴位。揉法属于摆动类手法，是以指、掌或前臂等部位吸定于人体体表做环旋运动，并带动皮下组织一起运动的手法（图 2-1-4）。

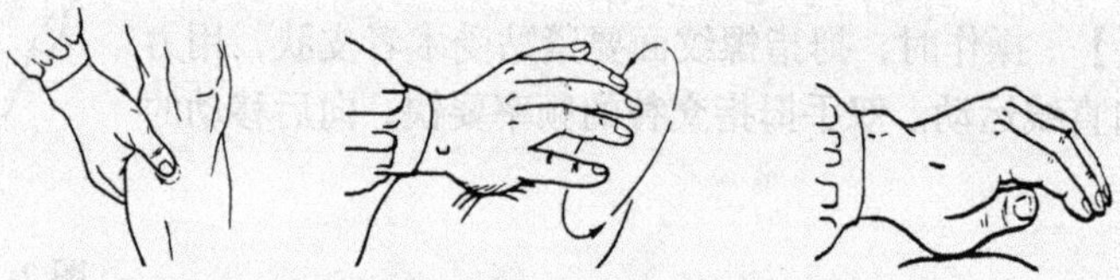

图 2-1-4 揉法

3. 分抹眼眶 按摩师用两手拇指螺纹面着力，分别从受术者睛明穴开始，沿眶上缘分抹至外眼角，再从睛明穴开始，沿眶下缘分抹至外眼角。反复操作 5～10 遍。

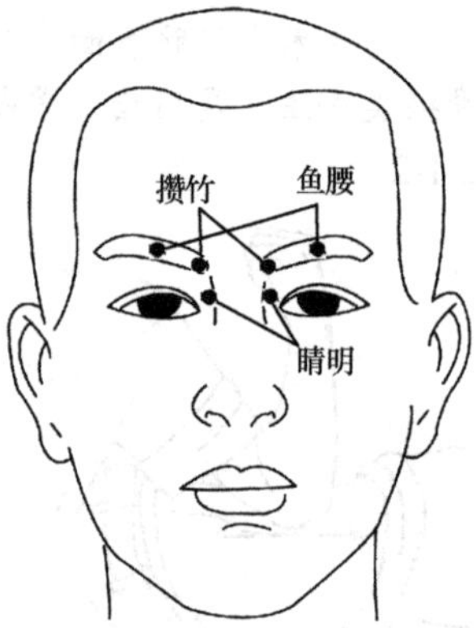

图 2-1-5 睛明穴、攒竹穴、鱼腰穴

睛 明 穴

定位：在面部，目内眦角稍上方凹陷处。为足太阳膀胱经的首穴（图 2-1-5）。

主治：目赤肿痛，迎风流泪，视物不明，夜盲，近视等各种眼病。

【动作要领】 操作时，用力要均匀，以拇指的掌指关节为支点，拇指及手掌主动施力，向两边做弧形曲线的抹动。

【注意事项】 分抹眼眶时要避开眼球，以防止压迫眼球。

链接

抹 法

抹法属于摩擦类手法，是用拇指螺纹面或掌面在体表做上下、左右直线或弧形曲线抹动的一种手法（图 2-1-6）。

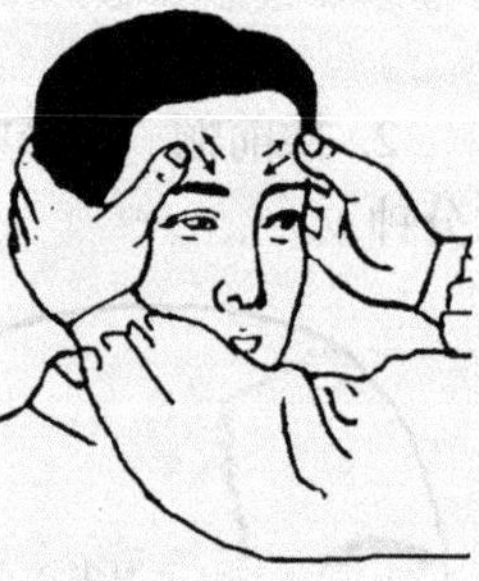

图 2-1-6 抹法

4. 点按眼周穴位 按摩师用两手拇指着力，其余四指微张开固定头部，依次点按睛明穴、攒竹穴、鱼腰穴、丝竹空穴、四白穴，每穴点按 5～10 秒。反复操作 2～3 遍。

攒 竹 穴

定位：在面部，眉头凹陷中，约在目内眦直上。属足太阳膀胱经（图 2-1-5）。

主治：头痛，眉棱骨痛，迎风流泪，眼充血，眼疲劳，假性近视等。

鱼　腰　穴

定位：在额部，瞳孔直上，眉毛中。是奇穴（图 2-1-5）。

主治：目赤肿痛，眼睑跳动，上睑下垂，目翳，近视，眉棱骨痛、口眼㖞斜等。

丝 竹 空 穴

定位：在面部，当眉梢凹陷处。属手少阳三焦经（图 2-1-7）。

主治：偏正头痛，眩晕，目赤肿痛，视物不明，眼睑瞤动等。

四　白　穴

定位：在面部，瞳孔直下，当眶下孔凹陷处。属足阳明胃经（图 2-1-8）。

主治：目赤痛痒，目翳，眼睑瞤动，口眼㖞斜，头痛，眩晕等。

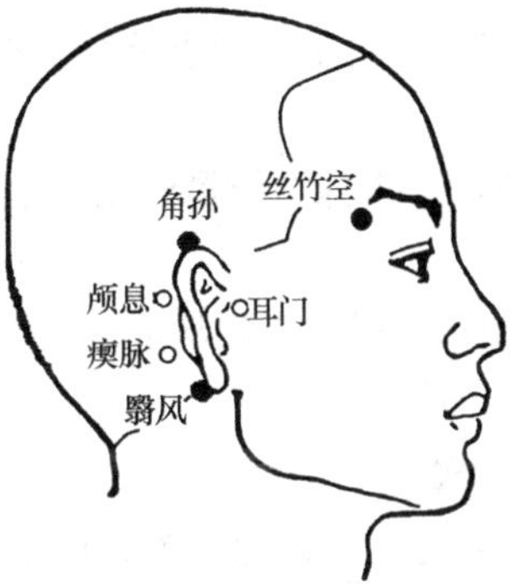

图 2-1-7　丝竹空穴

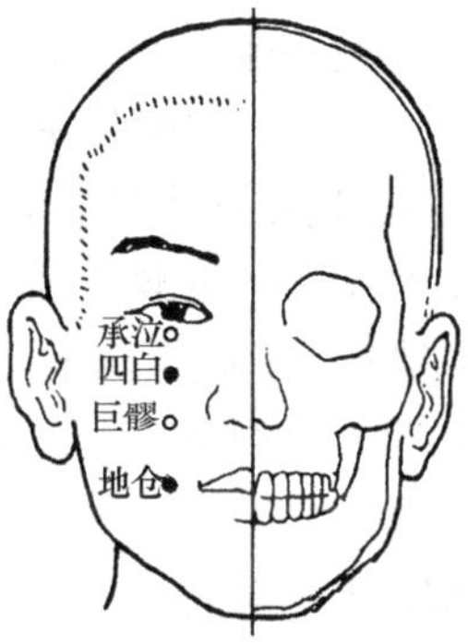

图 2-1-8　四白穴、地仓穴

【动作要领】　操作时，腕关节略屈曲，手握空拳，拇指伸直并紧靠于示指中节，其余四指置一旁以固定助力，以拇指端着力，前臂与拇指主动发力，垂直向下按压，力度由轻到重，稳而持续，使局部有酸、麻、胀、痛等"得气"感且以能忍受为度，再逐渐减力。

【注意事项】　点按睛明穴时朝鼻梁方向，不能压迫眼球。

5. 推抹鼻翼至颧髎　按摩师用两手拇指螺纹面着力，从鼻翼向下推至迎香穴，再到颧髎穴。反复操作 3～5 遍。

迎　香　穴

定位：在面部，位于鼻翼外缘中点旁，鼻唇沟中。属手阳明大肠经（图 2-1-11）。

链接

挤压类手法、点法、按法

挤压类手法是以指、掌或肢体其他部位按压或对称性挤压体表的一类手法。点法、按法都属于挤压类手法，点法是以指端、屈曲的指关节突起部着力于施术部位，持续地垂直按压的一种手法（图 2-1-9）；按法是用指腹、手掌或肘尖等部位着力，垂直方向先轻渐重，向深部逐渐用力，按而留之的一种手法（图 2-1-10）。点法、按法常结合运用。

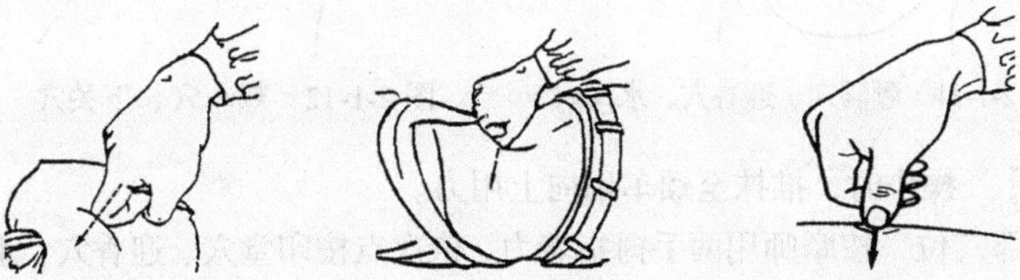

图 2-1-9　点法

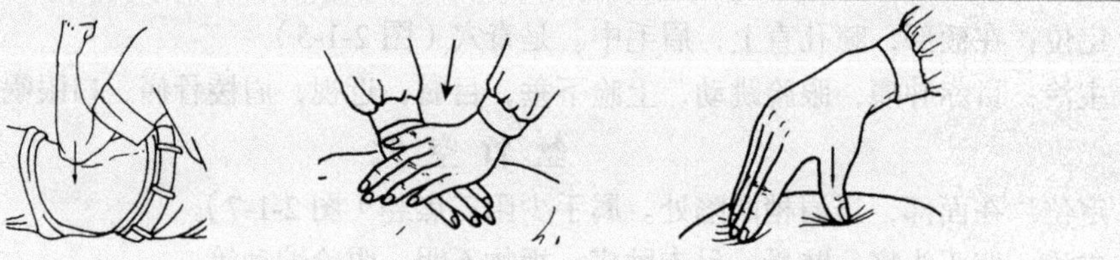

图 2-1-10　按法

主治：鼻塞，鼻衄，口眼㖞斜，面痒，目赤肿痛等。

颧 髎 穴

定位：在面部，当目外眦直下，颧骨下缘凹陷处。属手太阳小肠经（图 2-1-11）。

主治：口眼㖞斜，牙痛，唇颊肿等。

【动作要领】　操作时推抹力量适中，不宜滞涩。推抹至颧髎时稍向上用力，按压力量逐渐增加，稳而持续，使局部产生酸痛感。

6. 推抹水沟至地仓、下颌至颊车　按摩师用双手拇指指腹从水沟穴推抹至地仓穴，再用其余四指指腹从下颌推抹至颊车穴。反复操作 5～10 遍。

水 沟 穴

定位：位于面部，人中沟上 1/3 与下 2/3 的交界处。属督脉（图 2-1-11）。

主治：昏厥，抽搐，癫狂，小儿惊风，面瘫等。

地 仓 穴

定位：位于面部，瞳孔直下，口角外侧。属足阳明胃经（图 2-1-8）。

主治：口眼㖞斜，流涎，齿痛颊肿等。

颊 车 穴

定位：面颊部，下颌角前上方约一横指，咀嚼时咬肌隆起处。属足阳明胃经（图 2-1-12）。

主治：口眼㖞斜，颊肿，齿痛等。

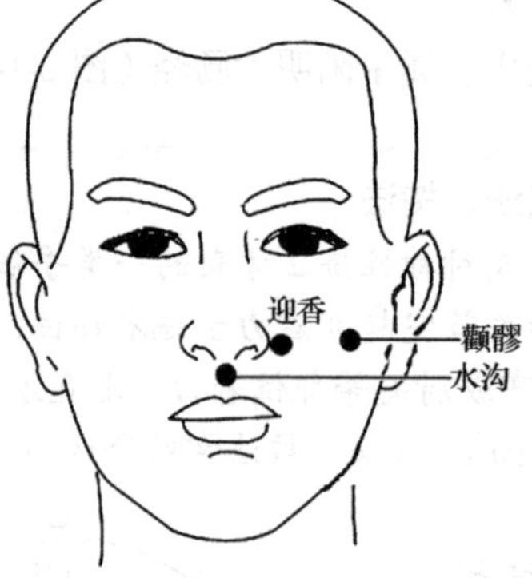

图 2-1-11　颧髎穴、迎香穴、水沟穴

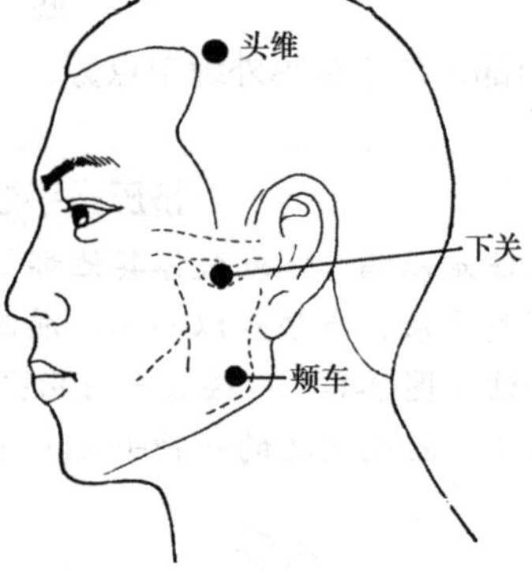

图 2-1-12　颊车穴、下关穴

【动作要领】　操作时，推抹至颊车稍向上用力。

7. 点按面部穴位　按摩师用两手拇指着力，依次点按印堂穴、迎香穴、水沟穴、地仓穴、颊车穴、下关穴、太阳穴，每穴点按 5～10 秒。反复操作 2～3 遍。

下 关 穴

定位：在面部耳前方一横指，颧弓下凹陷处。属足阳明胃经（图 2-1-12）。

主治：牙关开合不利，口眼㖞斜，齿痛，耳鸣耳聋等。

【注意事项】 点按太阳穴时力度适当。

8. 揉捏耳郭 按摩师用双手拇指指腹和屈曲示指桡侧面着力于受术者两侧耳郭，从耳垂至耳尖反复揉捏，结束时向外下方轻拉耳垂。反复操作 5～10 遍。

【动作要领】 操作时，两手指力量要对称，动作要连贯而有节奏性，用力要均匀而柔和。揉捏要快，移动要慢。

【注意事项】 牵拉耳垂时，用力要小。

链接

捏 法

捏法属挤压类手法，是用拇指与其他手指相对着力，对所施术部位的皮肉做对称性挤压的一种手法。捏法、揉法常相合而用（图 2-1-13）。

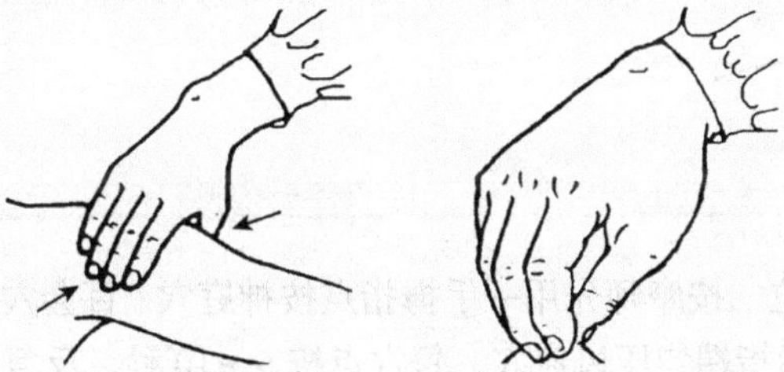

图 2-1-13 捏法

9. 振耳 按摩师用两手掌根分别按住受术者两耳孔或将受术者耳郭自后向前压倒堵住耳孔，然后做有节律快速按抖 30 秒，受术者耳中可感觉嗡鸣声，然后松开。操作 2～3 遍。

【动作要领】 操作时，意念集中于掌心，前臂与手部静止性用力，即前臂和手部肌肉做静止性收缩，发出快速而强烈的振颤，使振动波通过掌心垂直作用于受术部位。振动频率 600～800 次/分。

【注意事项】 抖动幅度不可太大。振动时按摩师要自然呼吸，不可屏气。要告知受术者振动时耳中一般会产生嗡鸣声。

链接

振动类手法、振法

振动类手法是以较高频率的节律，轻重交替刺激，持续作用于人体的一类手法。振法属振动类手法，是以掌或指做垂直于体表的快速振颤运动的手法，又称振颤法。振法的频率可高达 700 次/分，最低要求 300 次/分（图 2-1-14）。

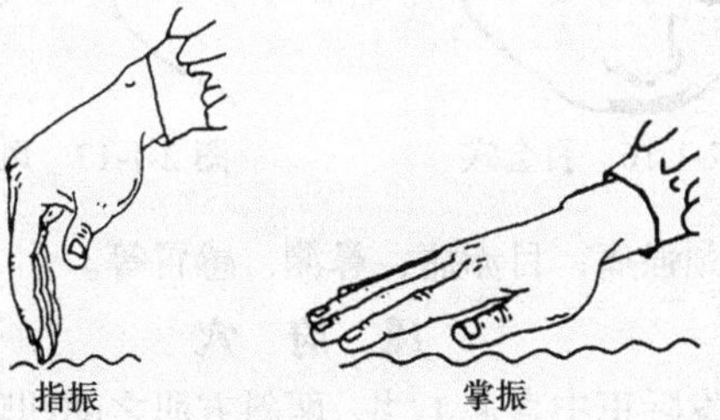

图 2-1-14 振法

10. 拿头部　按摩师以五指拿头顶督脉和两旁的足太阳、足少阳经分布区，自前发际向后拿至枕部。反复操作 3～5 遍。

【动作要领】　操作时，用拇指和其余手指的指腹着力，抓拿中宜含有揉动之力。腕部要放松，使动作柔和灵活，连绵不断，且富有节奏性，以局部酸胀、微痛或放松舒适感觉为度。可单手操作也可双手交替操作。

【注意事项】　所有头皮都要拿到，不要牵拉头发。

链接

拿　法

拿法属挤压类手法，是用拇指与其余四指对称用力，对所施术部位进行拿捏、拿提、拿揉或抓拿的手法（图 2-1-15）。

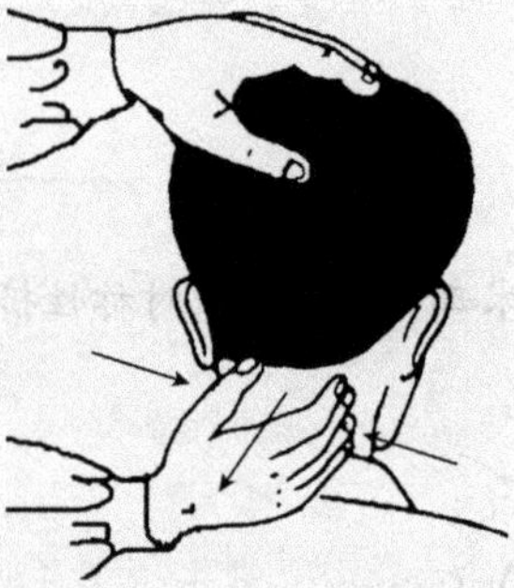

图 2-1-15　拿法

11. 点按头部穴位　按摩师先用一手拇指点按神庭穴、百会穴，再用两手中指指端勾压风池穴，最后用一手中指指端勾压风府穴，每穴点按 5～10 秒。反复操作 2～3 遍。

百　会　穴

定位：头顶正中，两耳尖直上连线的中点。属督脉（图 2-1-16）。

主治：头痛，眩晕，昏厥，中风，健忘，脱肛等。

风　池　穴

定位：在枕骨下，胸锁乳突肌上端与斜方肌上端之间的凹陷中。属足少阳胆经（图 2-1-17）。

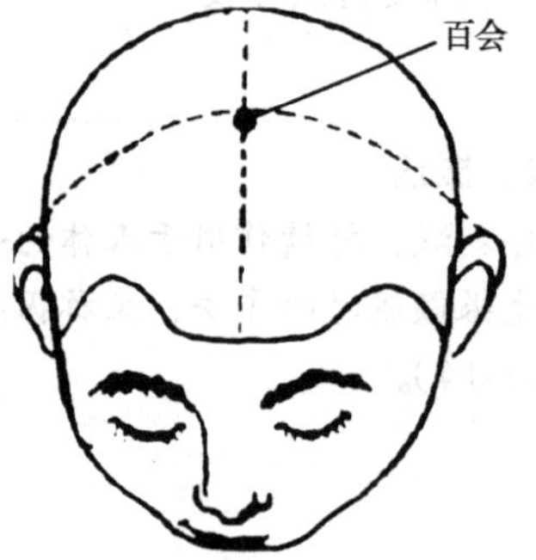

图 2-1-16　百会穴

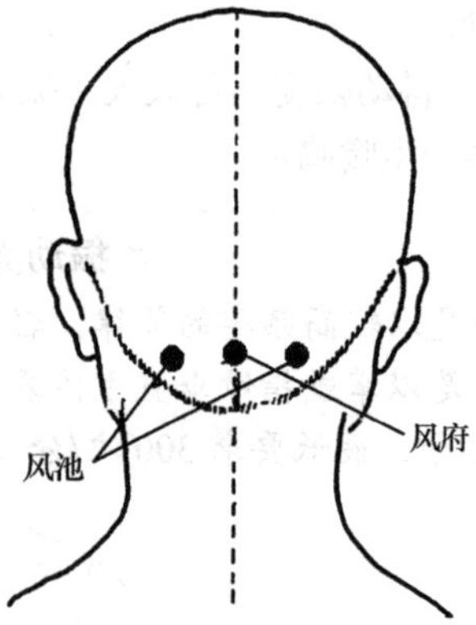

图 2-1-17　风池穴、风府穴

主治：头痛，眩晕，颈强痛，目赤痛，鼻渊，感冒等。

风　府　穴

定位：在项部，当后发际正中直上 1 寸，两斜方肌之间凹陷处。属督脉（图 2-1-17）。

主治：头痛，眩晕，颈项强痛，咽喉肿痛，中风，失音等。

12. 扫散头部　按摩师用一手固定受术者头部，另一手五指屈曲并自然分开，指腹着力于头部，从前发际至后发际，腕部快速摆动作擦法，操作2～3分钟。

【动作要领】　操作时，五指指腹要紧贴头皮，压力要适度，须直线往返运行，而且动作要连续不断，有如拉锯状，腕关节和前臂要成一条直线，频率要快，约160次/分。可单手操作也可双手交替操作。

【注意事项】　不要指尖着力，不要牵拉头发。

链接

擦　法

扫散法使用的是擦法。擦法属于摩擦类手法，是用指或掌贴附于体表一定部位，做较快速的直线往返运动，使之摩擦生热的一种手法（图2-1-18）。

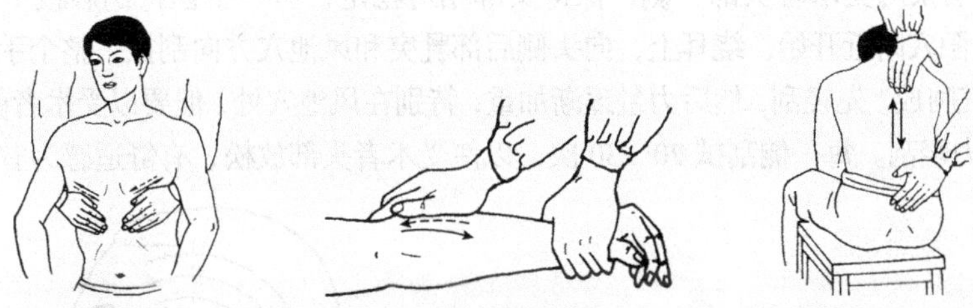

图2-1-18　擦法

二　健康指导

1. 调摄精神，保持良好的心态，保持微笑，避免情绪过度紧张。
2. 劳逸结合，避免过度用脑、用眼，保证充足的睡眠。
3. 注意头部保暖，避受风寒。
4. 合理膳食，营养均衡。
5. 经常做面部五官的运动，如弄眼挤眉、远眺近观、鼓唇摇舌、叩齿咬牙、抓耳挠腮等，经常沐面梳头，经常进行体育运动。

任务2　头部保健刮痧

头部刮痧能促进头部血液循环，消除疲劳，改善睡眠，增强记忆力，对头痛、头晕、失眠、健忘等头部不适有防治作用。长期做头部刮痧还可改善发质干枯、易于脱落的现象。

一　工作过程

（一）选择体位

头部刮痧宜采用坐位，让受术者坐于椅子或方凳上，摘下眼镜，取下发饰，散开头发。

（二）刮痧操作

刮痧师单手握持刮痧板，将刮痧板放置掌心，由拇指和示指、中指夹住刮痧板，环指和小指紧贴刮痧板边角，从刮痧板的两侧和底部固定刮痧板（图2-1-19）。

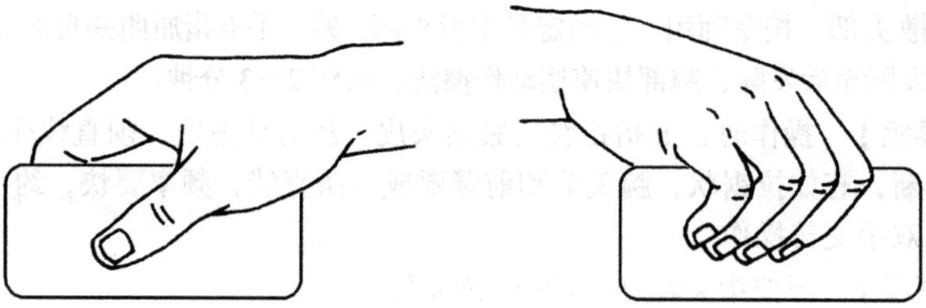

图 2-1-19 持板方法

刮痧时利用指力和腕力调整刮痧板的角度，使刮痧板与刮拭方向皮肤之间夹角约呈 45°，以肘关节为轴心，前臂做有规律地移动（图 2-1-20）。

1. 头部两侧刮痧 从头前侧太阳穴附近向风池穴方向刮拭（胆经）（图 2-1-21）。

刮痧师一手扶持受术者头部一侧，保持头部相对稳定；另一手握持刮痧板（梳）刮拭头部另一侧，从太阳穴附近开始，绕耳上，向头侧后部乳突和风池穴方向刮拭，整个手法像是在划一个问号，要一气呵成。先轻刮，然后力量逐渐加重，特别在风池穴处，但要以受术者能够耐受为度，最后再逐渐减力轻刮。每一侧刮拭 20～30 次，以使受术者头部放松、有舒适感为宜。

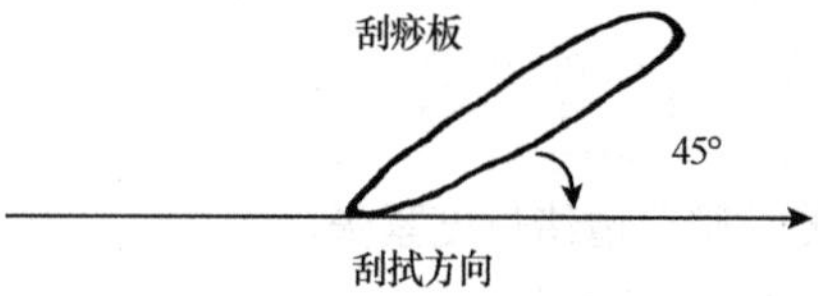

图 2-1-20 刮拭角度

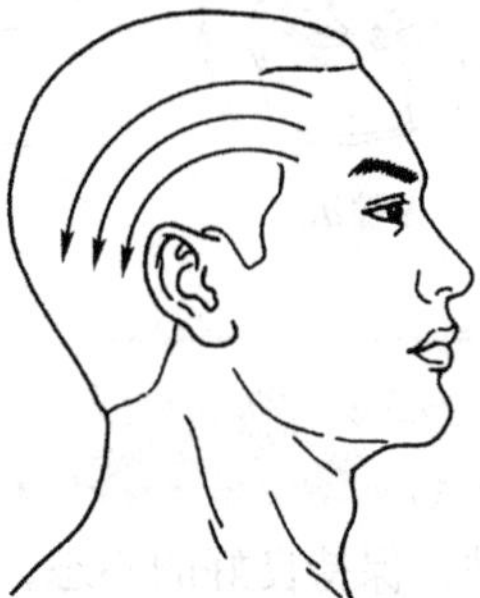

图 2-1-21 头部两侧刮痧

刮拭太阳穴、风池穴：刮拭太阳穴能够解除疲劳、振奋精神、止痛醒脑，保持注意力集中；刮拭风池穴可以改善颈项部僵硬，缓解肩膀酸痛、偏头痛，治疗失眠、落枕等。每一侧刮拭完后，都要用刮痧板棱角按揉太阳穴和风池穴 8～10 次，按揉太阳穴时，用力适中，速度宜慢，以受术者局部有流动热感为宜；风池穴除用刮痧板棱角按揉外，亦可用角刮法自上而下有规律地单方向刮拭 10～15 次，力量可稍大，速度稍慢，以受术者能接受为度。

链接

按揉法、角刮法和边刮法

按揉法是在体表经络穴位做点压按揉，点下后做往返来回或顺逆旋转，操作时刮痧板应紧贴皮肤而不移动，频率为 50～100 次/分。

角刮法是使用角形刮痧板或用刮痧板的棱角接触皮肤，与体表呈 45°角，自上而下或由里向外刮拭，不可用力过猛而损伤皮肤。此法宜用于四肢关节、脊柱两侧经筋部位、骨突周围、肩部穴位。

边刮法是将刮痧板的长条棱边与体表接触呈 45°角进行刮拭。此法宜用于对大面积部位的刮拭，如腹部、背部和下肢等。

2. 头顶部向前刮痧 从头顶部的百会穴向前额方向刮拭（督脉及两侧膀胱经）（图 2-1-22）。

刮痧师一手固定受术者头部，另一手握刮痧板，首先刮拭头顶部正中，从百会穴向前额方向，采用先轻、后重、再轻的手法刮拭 20～30 次。然后刮拭头顶部两侧，刮拭的力量和次数同头顶正中部位刮拭。

刮拭百会穴：百会穴可醒神开窍、益智健脑、调节脏腑功能，缓解健忘、失眠多梦、头晕、反应迟钝等。刮拭百会穴 8～10 次，用力应逐渐加强后再减弱，以受术者感到酸痛能接受为度。

3. 头顶部向后刮痧　从头顶部的百会穴向头后部至颈项方向刮拭（督脉及两侧膀胱经）（图 2-1-23）。

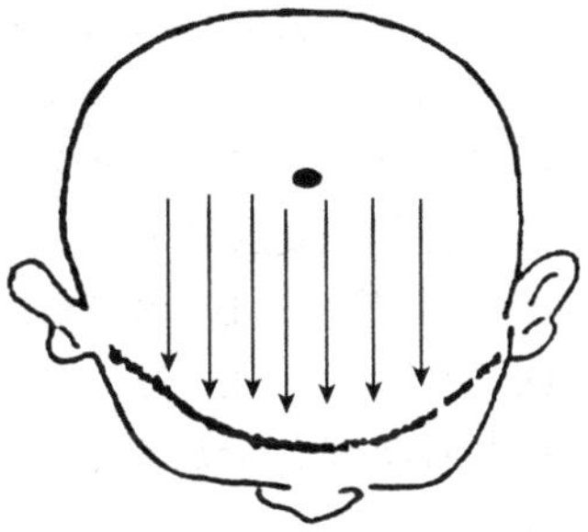

图 2-1-22　头顶部向前刮痧

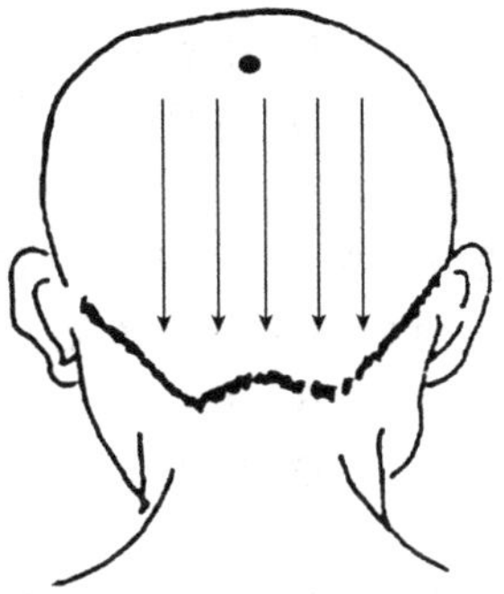

图 2-1-23　头顶部向后刮痧

刮痧师一手扶持受术者头顶前部，保持头部相对稳定；另一手握持刮痧板，首先刮拭头后部正中，从百会穴向头后部过风府穴方向，采用先轻、后重、再轻的手法刮拭 20～30 次，然后刮拭头后部两侧，从头顶部向头后部过风池穴方向刮拭，其刮拭力量和次数同头后部正中部位刮拭。

（三）刮痧后处理

刮痧结束后，让受术者饮一杯温开水，休息 15～20 分钟。

二 注意事项

1. 头部刮痧不涂刮痧介质。
2. 进行头部刮痧时应避开有疔、疖、包块的部位。
3. 头部侧面刮拭时应注意保护耳，避免刮伤。
4. 刮拭穴位时，力量逐渐加重，但要以受术者能承受为度。如果用刮板棱角刮拭受术者难以耐受时，刮痧师可用手指指腹点压、按揉。
5. 头发较长者，宜采用梳刮法。

链接

梳　刮　法

梳刮法即使用刮痧板或刮痧梳从前额发际处及两侧太阳穴处向后发际做有规律地单方向刮拭，刮痧板或刮痧梳与头皮呈 45°角，动作宜轻柔和缓，如梳头状。

目标检测

一、选择题

A_1 型题

1. 揉前额时要特别注意的是（　　）

A. 用力宜轻

B. 要出现酸胀等“得气”感

C. 不要过度晃动头部

D. 不要牵拉头发
E. 不要两手同时操作

2. 在面部，目内眦角稍上方凹陷处的腧穴是(　　)
A. 太阳穴　B. 印堂穴
C. 神庭穴　D. 睛明穴
E. 攒竹穴

3. 头顶正中，两耳尖直上连线的中点是(　　)
A. 太阳穴　B. 印堂穴
C. 神庭穴　D. 睛明穴
E. 百会穴

4. 用拇指指腹着力，垂直方向先轻渐重，向深部逐渐用力，按而留之的手法是(　　)
A. 点法　B. 揉法
C. 按法　D. 挤法
E. 压法

5. 以指、掌或前臂等部位吸定于人体体表做环旋运动，并带动皮下组织一起运动的手法是(　　)
A. 摩法　B. 按法
C. 揉法　D. 挤法
E. 捏法

6. 用拇指与其他手指相对着力，对施术部位的皮肉做对称性挤压的手法是(　　)
A. 点法　B. 按法
C. 揉法　D. 挤法
E. 捏法

7. 在面部，位于鼻翼外缘中点旁，鼻唇沟中的穴位是(　　)
A. 颧髎穴　B. 迎香穴
C. 水沟穴　D. 地仓穴
E. 颊车穴

8. 在面部，当目外眦直下，颧骨下缘凹陷处是(　　)
A. 颧髎穴　B. 迎香穴
C. 水沟穴　D. 地仓穴
E. 颊车穴

9. 位于面部，咀嚼时咬肌隆起处是(　　)
A. 迎香穴　B. 颧髎穴
C. 地仓穴　D. 颊车穴
E. 下关穴

10. 揉捏耳郭时所用的着力面是(　　)
A. 拇指指腹
B. 屈曲示指桡侧面
C. 大鱼际
D. 拇指指腹和屈曲示指桡侧面
E. 小鱼际

11. 刮痧时，刮痧板与刮拭方向皮肤之间夹角约呈(　　)
A. 15°　B. 30°　C. 45°
D. 60°　E. 90°

12. 在枕骨之下，后发迹正中上1寸旁开，胸锁乳突肌与斜方肌之间的凹陷处是(　　)
A. 风府穴　B. 翳风穴　C. 天柱穴
D. 风门穴　E. 风池穴

13. 刮拭头部一般应取(　　)
A. 仰卧位　B. 端坐位　C. 俯卧位
D. 侧卧位　E. 俯伏坐位

14. 对大面积部位如腹部、背部的刮拭，宜采用(　　)
A. 边刮法　B. 点压法　C. 角刮法
D. 弧线刮法　E. 摩擦法

15. 对四肢关节、脊柱两侧及骨突周围部位的刮拭，宜采用(　　)
A. 边刮法　B. 点压法　C. 角刮法
D. 弧线刮法　E. 摩擦法

二、填空题

1. 拿法属于_______类手法；抹法属于_______类手法；推法属于_______类手法。
2. 点按腧穴后，局部有酸、麻、胀、痛等感觉，称为_______。
3. 头部两侧刮痧时，从头前侧_______穴附近向_______穴方向刮拭。
4. 头顶部向前刮痧，是从头顶部的_______穴向前额方向刮拭。
5. 使用角形刮痧板或用刮痧板的棱角进行刮拭的方法是_______。
6. 用刮痧板的棱角在穴位点下后做往返来回或顺逆旋转，操作时刮痧板紧贴皮肤而不移动，此刮痧手法是_______。

三、操作练习

1. 进行头面部常用腧穴的定位练习。
2. 按照头面部保健按摩步骤进行操作练习。
3. 按照头部保健刮痧步骤进行操作练习。

（刘　琳）

项目 2　颈肩部保健

学习目标

1. 熟悉颈肩部的经脉分布。

2. 能正确对颈肩部保健按摩和刮痧所用穴位进行定位。

3. 掌握颈肩部保健按摩的操作流程及动作要领，能规范实施颈肩部保健按摩。

4. 掌握颈肩部保健刮痧的操作流程，能规范实施颈肩部保健刮痧，熟悉颈肩部刮痧注意事项。

5. 学会闪火法吸拔方法，学会应用闪罐、留罐方法实施拔罐，熟悉拔罐后的处理。

6. 掌握颈肩部保健按摩、刮痧及拔罐的相关知识。

颈肩部经脉分布：颈肩部主要有督脉、足太阳膀胱经、手太阳小肠经、手少阳三焦经、足少阳胆经分布。

督脉行于颈项、脊背部正中，足太阳膀胱经行于颈项、脊背部督脉两侧，手太阳小肠经行于肩后方，手少阳三焦经行于肩部，足少阳胆经行于颈外侧，手阳明大肠经行于肩峰。

任务 1　颈肩部保健按摩

随着工作生活节奏的加快及手机、电脑等科技产品的广泛应用，颈肩部不适者越来越多，且年龄也趋于年轻化。颈肩部保健按摩可行气活血、舒理筋骨、祛风散寒、松解粘连、解痉止痛，改善肌肉、韧带的血液供应，缓解颈肩部疲劳，预防颈椎病发生。

一　工作过程

（一）选择体位

指导受术者坐在凳子上，双手扶于桌边。

（二）按摩操作

1. 拿揉颈项部　按摩师一手扶持受术者头部，另一手拇指与其余四指相对，拿揉其颈项部肌肉，从风池穴向下拿揉至项根。反复操作 2～3 分钟。

【动作要领】　拿法与揉法常结合使用，组成拿揉复合手法。操作时腕关节略屈曲，用拇指与其余手指的掌面相对用力，捏住肌肉并将其垂直提起，再缓慢放松，同时揉动，如此反复操作。

2. 按揉风池　按摩师一手扶住受术者头前部，另一手用拇指或拇、示指螺纹面按揉受术者风池穴，每次按揉10～15秒，操作3～5遍。

【动作要领】　操作时，指腹着力于受术部位，做和缓的小幅度环旋揉动，并带动皮下组织一起运动，频率一般为120～160次/分。

【注意事项】　按揉风池穴的用力方向应朝向鼻尖。

3. 按揉棘突两侧　按摩师将双手拇指指腹分别置于受术者颈部棘突两侧，自上而下按揉3～5遍。

【注意事项】　按揉棘突两侧的位置为棘突旁开0.5寸。

4. 拿揉肩部　按摩师将双手拇指分别置于受术者两侧肩胛冈上窝，其余四指放在肩前部，自内向外拿揉肩部5～8遍。

【注意事项】　拿揉肩部时手指要直不能弯曲，避免抓伤肌肉。前置的四指不能用力按压颈部以免引起咳嗽。

5. 按揉肩部穴位　按摩师以双手拇指指腹分别依次按揉受术者两侧肩井穴、肩中俞穴、天宗穴，每穴按揉10～15秒。反复操作3～5遍。

肩井穴

定位：在肩上，当大椎与锁骨肩峰端连线的中点。属足少阳胆经（图2-2-1）。

主治：颈强痛，肩背痛，手臂不举等。

肩中俞穴

定位：在肩背部，当第7颈椎棘突下旁开2寸。属手太阳小肠经（图2-2-2）。

主治：肩背疼痛，落枕，咳嗽，气喘等。

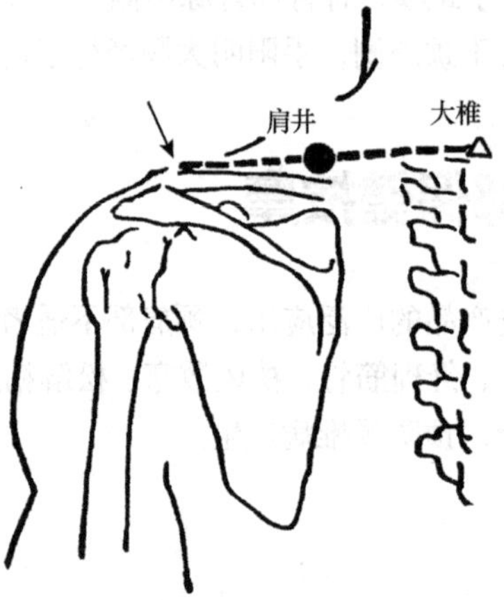

图2-2-1　肩井穴

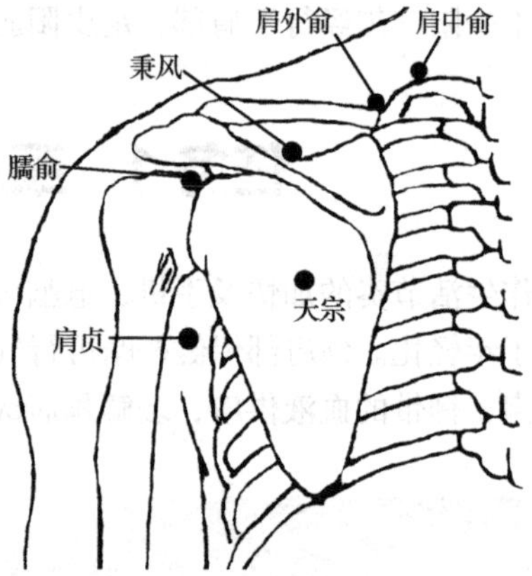

图2-2-2　肩中俞穴、天宗穴、肩贞穴

天宗穴

定位：在肩胛部，当冈下窝中央凹陷处，与第4胸椎相平。属手太阳小肠经（图2-2-2）。

主治：肩胛酸痛，肩周炎，肩背软组织损伤，肘臂外后侧痛，上肢不举，咳嗽等。

6. 㨰肩部　按摩师用手背近小指侧部分㨰受术者肩部5～8遍。

【动作要领】　操作时，掌指关节略微屈曲、自然放松，以掌背近小指侧部分吸定于受术部位。沉肩，以肘部为支点，前臂做主动摆动，带动腕关节屈伸和前臂内外旋转，使手背近尺侧部分在受术部位做节律性来回滚动，频率为 120～160 次/分。

【注意事项】 操作时，要连续不断，不可忽快忽慢，更不能拖来拖去地摩擦，做到滚动时能吸定，移动时要缓慢。

链接

滚　法

滚法属摆动类手法，是以手背近尺侧部分或第 2～5 掌指关节背侧部分着力于施术部位，做节律性往返活动的手法（图 2-2-3）。

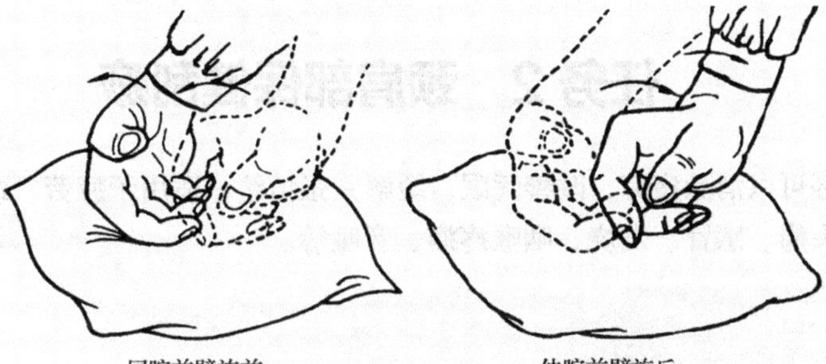

图 2-2-3　滚法

7. 击打肩部　按摩师双手掌相对，五指自然屈曲分开，以掌指尺侧端有节奏地交替击打受术者肩部 1～2 分钟。

【动作要领】 操作时，以腕发力，弹力击打体表，力量由轻而重，频率由慢而快，或快慢交替。击打动作要协调、连续、灵活。

【注意事项】 击打时用力要平稳，有节律，其力量的大小和时间要根据需要。

链接

叩击类手法、击法

叩击类手法是用手掌、拳背、指端或特制的器械等有节律地击打肢体体表，使之产生叩击感觉的一类手法。击法属叩击类手法，是用拳背、掌根、手掌侧面、手指尖或棒着力于施术部位进行击打的手法（图 2-2-4，图 2-2-5）。

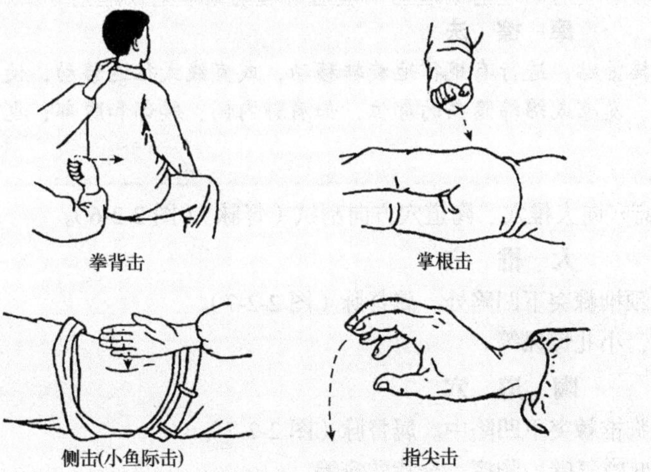

图 2-2-4　击法

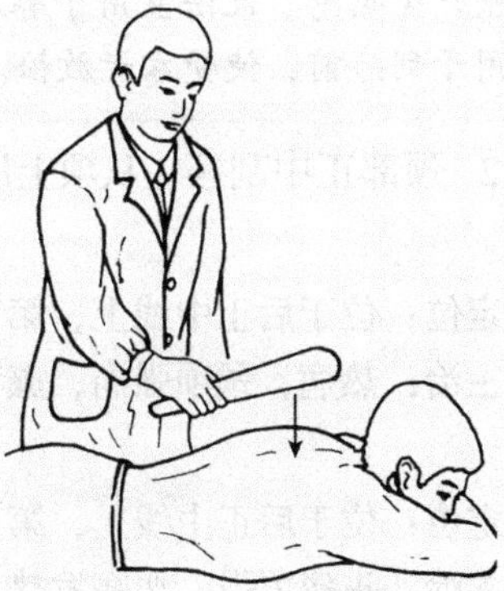

图 2-2-5　棒击法

二 健康指导

1. 纠正长时间低头或半卧位看书、上网、看电视等不良习惯。

2. 睡眠时枕头不可过高或过低，睡下高度长以 5～7cm 为宜。

3. 长期伏案或低头工作者，工作 30 分钟后应主动活动颈部、肩部，或自我按摩局部，放松颈肩部肌肉。

4. 注意颈肩部保暖，防止颈部受伤。

5. 注重饮食清淡而富有营养。

任务 2　颈肩部保健刮痧

颈肩部刮痧可以消除疲劳，改善睡眠，缓解紧张情绪，适用于疲劳、颈肩部肌肉酸痛、肩周不适，以及头痛、感冒、发烧、咽喉疼痛、音哑等。

一 工作过程

（一）选择体位，清洁局部

受术者多采取坐位，面向椅背坐于椅上，双手扶于椅背上；或坐在方凳、圆凳上，双手扶于桌边，头向前倾。暴露颈肩部刮拭部位，刮痧师用热毛巾擦拭清洁。

（二）刮痧操作

1. 颈肩部涂抹刮痧介质　刮痧师首先将刮痧介质均匀涂于刮拭部位。涂抹范围：①从后发际正中向下，再沿两肩胛骨内侧涂至肩胛骨下角；②颈部两侧从风池穴涂至肩部，过肩井穴，再涂向肩前端；③两侧肩胛骨由内向外涂至肩关节后缘；④肩外侧；⑤肩前部锁骨外端及腋前线周围。然后用刮痧板的平面平贴于涂抹介质的皮肤上，拇指、示指、中指、环指同时着力在刮痧板上，用腕力带动刮痧板，按涂抹刮痧介质的顺序进行顺时针快速摩擦旋转，动作敏捷、均匀、柔和，力度适中，将颈肩部皮肤擦至发红，待局部有热感出现后，开始进行刮痧。

> 链接
>
> **摩　擦　法**
>
> 摩擦法是将刮痧板与皮肤直接紧贴，进行有规律地旋转移动，或直线式往返移动，使皮肤产生热感。此法宜用于麻木、发凉或绵绵隐痛的部位，如肩胛内侧、腰部和腹部；也可用于刮痧前，使受术者放松。

2. 颈部正中刮痧　从项上风府穴向大椎穴、陶道穴方向刮拭（督脉）（图 2-2-6）。

大　椎　穴

定位：位于后正中线上，第 7 颈椎棘突下凹陷处。属督脉（图 2-2-7）。

主治：热病，颈项强痛，癫狂，小儿惊风等。

陶　道　穴

定位：位于后正中线上，第 1 胸椎棘突下凹陷中。属督脉（图 2-2-7）。

主治：头痛项强，恶寒发热，咳嗽气喘，胸痛，脊背酸痛等。

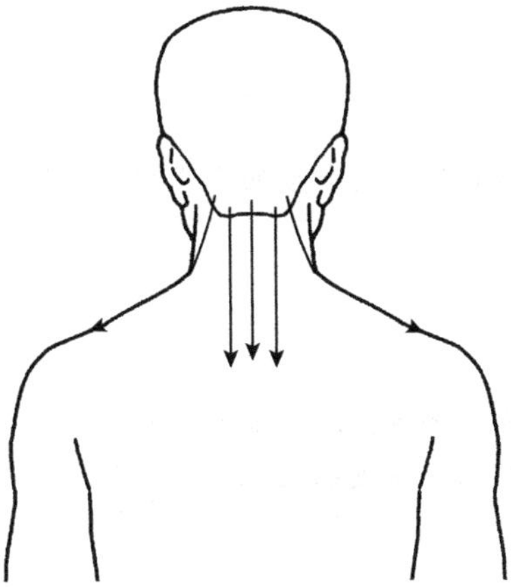

图 2-2-6 颈部刮痧

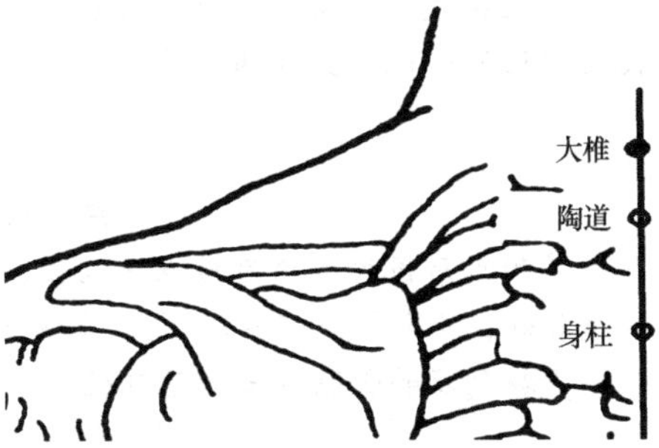

图 2-2-7 大椎穴、陶道穴

刮痧师一手扶持受术者头顶部，保持头部相对稳定；另一手握持刮痧板从风府穴向下刮至大椎穴下的陶道穴，轻刮 10～20 次为宜。身体消瘦、颈椎棘突明显突出者，宜用刮痧板的边角，由上向下依次点压、按揉每一个椎间隙 3～5 次，以局部有酸胀感为宜。

链接

轻刮法与重刮法

按刮痧力量的大小可分为轻刮法与重刮法。

轻刮法是刮痧时刮痧板接触皮肤下压刮拭的力量小，被刮者无疼痛及其他不适感觉。轻刮后皮肤仅出现微红，无瘀斑。此法宜用于老年体弱者及辨证属于虚证者。

重刮法是刮痧时刮痧板接触皮肤下压刮拭的力量较大，以受术者能承受为度。此法宜用于腰背部脊柱两侧、下肢软组织较丰富处，青壮年体质较强者及辨证属于实证、热证者。

刮拭风府穴：风府穴疏散风邪效果好，能有效缓解头痛，头目昏沉。用角刮法自上而下有规律地单方向刮拭该穴位 10～15 次，也可按揉 8～10 次，用力适中，速度稍慢，以受术者能接受为度。

3. 颈部脊柱两侧刮痧　颈部脊柱两侧分别从天柱穴向下刮至风门穴（膀胱经）（图 2-2-6）。手法从轻逐渐加力到中度，直线刮拭，每一侧刮拭 20～30 次为宜。

天 柱 穴

定位：后发际正中直上 0.5 寸，旁开 1.3 寸，当斜方肌外缘凹陷中。属足太阳膀胱经（图 2-2-8）。

主治：头痛，眩晕，颈项强痛，目赤肿痛等。

风 门 穴

定位：第 2 胸椎棘突下，旁开 1.5 寸。属足太阳膀胱经（图 2-2-8）。

主治：头痛，发热，咳嗽，胸背痛等。

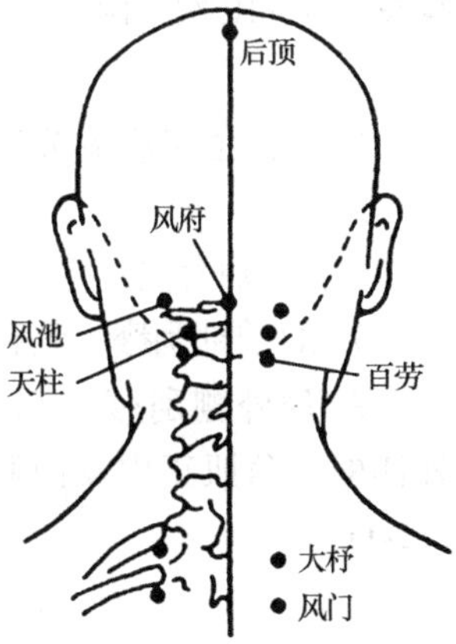

图 2-2-8 天柱穴、风门穴

刮拭天柱穴、风门穴：天柱穴可疏风清头、通经活络，缓解头痛、颈项酸痛效果良好；风门穴可宣肺解表、疏风清热，治疗伤风咳嗽、头痛发热有很好的功效。分别用角刮法自上而下有规律地单方向刮拭两穴位 10～15 次，也可点压、按揉 8～10 次，用力可稍大，速度稍慢，以受术者能接受为度。

链接

直线刮法

直线刮法又称直板刮法，用刮痧板在人体体表进行有一定长度的直线刮拭。此法宜用于身体比较平坦的部位，如背部、胸腹部、四肢部。

链接

点压法

点压法是用刮痧板的边角直接点压穴位，力量逐渐加重，以受术者能承受为度，保持数秒后快速抬起，重复操作5～10次。此法宜用于肌肉丰满处的穴位，或刮痧力量不能深达，或不宜直接刮拭的骨骼关节凹陷部位。

4. 颈部外侧刮痧　颈部左右两侧分别从风池穴向肩井穴方向刮拭（胆经），刮至肩外侧靠近关节及锁骨头处，应注意收住刮板（图2-2-6）。宜采用轻刮法、弧线刮法刮拭，每一侧刮拭20～30次为宜。

链接

弧线刮法

弧线刮法即刮拭方向呈弧线形，刮拭后体表出现弧线形的痧痕，操作时刮痧方向多循肌肉走行或骨骼结构特点而定。此法宜用于胸背部肋间隙、肩关节和膝关节周围等部位。

刮拭风池穴、肩井穴：肩井穴有明显的通经活络、开窍降压、解除疲劳的效果。风池穴由上向下；肩井穴由内向外，用角刮法单方向刮拭两穴位15～20次，力量适中，速度稍慢，也可点压、按揉8～10次，以受术者能接受为度。肩井穴不能深刮，太强太深地刮拭此穴易发生晕刮或胸闷等症状。

5. 肩胛内侧刮痧　从上向下刮拭肩胛骨内侧（膀胱经区域）（图2-2-9）。宜用直线刮法、重刮法刮拭，每侧刮拭20～30次为宜。

6. 肩后部刮痧　先用直线轻刮法由内向外刮拭肩胛冈上下，然后用弧线刮法从上向下刮拭肩关节后缘的腋后线，每一部位刮拭20～30次为宜（图2-2-9）。

刮拭天宗穴、肩贞穴：天宗穴缓解肩胛部疼痛，治疗肩背部损伤效果良好；肩贞穴有明显的疏筋通络散结、解除疲劳之效果。可采用角刮法分别刮拭两穴位15～20次，或点压、按揉每穴8～10次，两穴均可重刮以增强效果。

肩贞穴

定位：位于肩关节后下方，上臂内收时腋后线纹头上1寸处。属手太阳小肠经（图2-2-2）。

主治：肩背痛，手臂不举等。

7. 肩前部刮痧　采用弧线刮法刮拭腋前线，每侧从上向下刮拭20～30次为宜（图2-2-10）。

8. 肩外侧刮痧　刮痧师一手握住受术者前臂手腕处，使上肢外展45°，刮拭肩关节外侧的三角肌正中及两侧缘。用重刮法、直线刮法刮拭，每部位刮拭10～20次为宜（图2-2-11）。

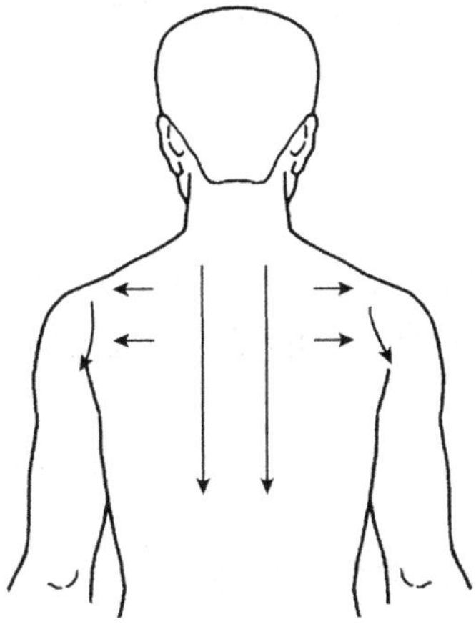

图 2-2-9　肩胛内侧、肩后部刮痧

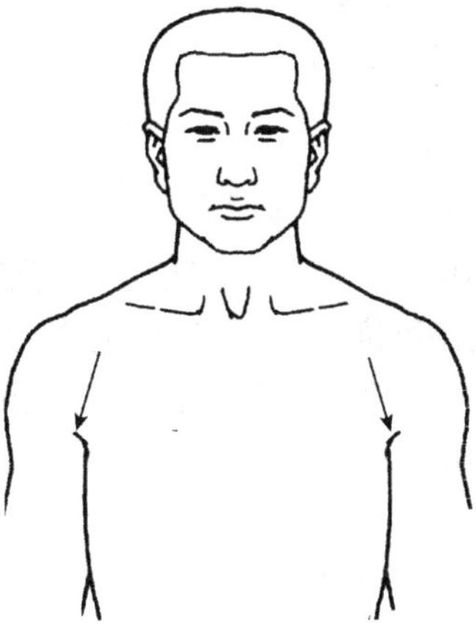

图 2-2-10　肩前部刮痧

刮拭肩髃穴：肩髃穴疏经活络、通利关节、解除疲劳的作用较强，缓解肩臂疼痛效果好，为治疗上肢痛、麻、凉、瘫诸疾的要穴。可采用角刮法单方向刮拭 15～20 次，还可采用按揉、弹拨法。肩髃穴不能重刮或点压，以免伤及骨骼。

肩　髃　穴

定位：在肩部，三角肌上，上臂外展或向前平伸时，当肩峰前下方凹陷处。属手阳明大肠经（图 2-2-12）。

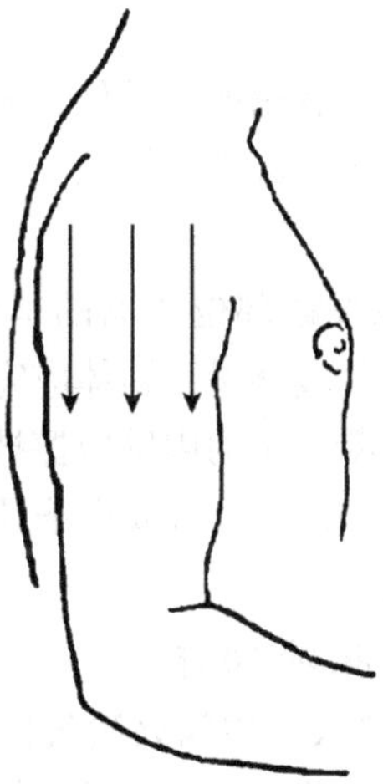

图 2-2-11　肩外侧刮痧

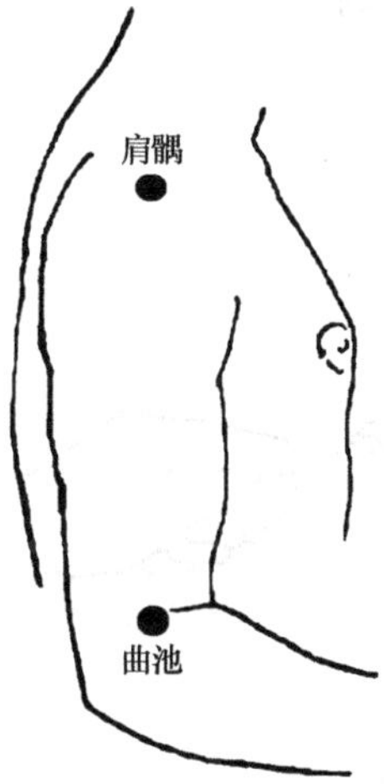

图 2-2-12　肩髃穴

主治：肩臂挛痛，上肢不遂，瘾疹等病症。

链接

弹　拔　法

弹拔法是用刮痧板的边角在人体肌腱、经筋附着处或特定的穴位处，利用腕力进行有规律地点压、按揉，并迅速向外弹拔，状如弹拨琴弦，故名弹拔法。操作时手法轻柔，力量适中，速度较快，每个部位宜弹拔 3～5 次。此法宜用于治疗骨关节、韧带等处的疼痛。

（三）刮痧后处理

清洁刮痧部位。用干净纸巾或干毛巾铺展在颈肩部并用手按压，以吸收皮肤上残留的刮痧介质，若出痧较多，避免来回擦拭，应单方向逐部位擦拭干净，手法要轻柔。让受术者饮一杯温开水，休息 15～20 分钟。

二 注意事项

1. 颈部刮痧不宜采用重刮法或一切强刺激性手法，特别是颈项部正中，以免伤及脊椎。

2. 如采用俯卧位刮痧，要胸前垫枕，使颈部向前伸直。采用俯卧位注意时间不应过久，以 10 分钟为宜。心肺功能不良者不宜采用俯卧位。

3. 颈肩部刮痧要避开骨骼突出的部位，如颈椎棘突突出明显者，可轻刮棘突的两侧或点压、按揉棘突之间。

4. 刮肩胛骨部位时，不可由上向下刮，以免伤及肩胛冈上的皮肤。

任务 3 颈肩部拔罐

颈肩部拔罐可疏经通络，温散寒邪，改善局部血液循环，对缓解颈肩部疲劳、疼痛效果良好。

一 工作过程

（一）选择体位

指导受术者采取俯卧位，充分暴露颈项部、肩背部，局部肌肉宜舒展、松弛。

（二）选择器具

根据拟拔罐部位肌肉的丰厚程度及面积大小选择不同型号的玻璃罐，罐体应完整无碎裂，罐口内外应光滑无毛糙，罐的内壁应擦拭干净。另外，准备好 95%乙醇棉球、打火机或火柴及治疗盘、弯盘、镊子等辅助工具。

（三）拔罐操作

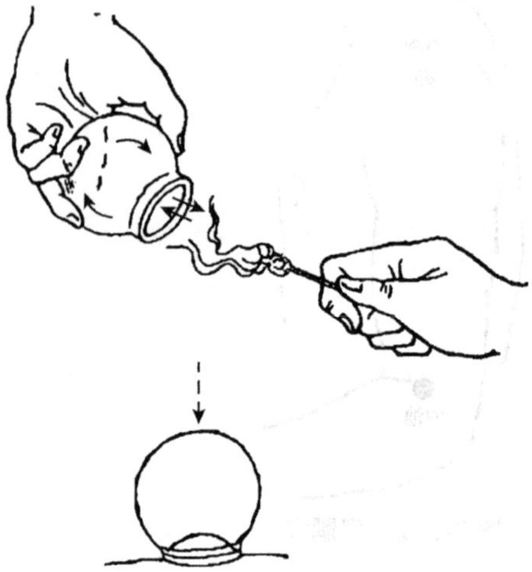

图 2-2-13 闪火法

1. 闪罐法 用闪火法吸拔。闪火法是火罐的一种吸拔方法，即一手用镊子夹住 95%乙醇棉球，一手握罐体，罐口朝下，将棉球点燃后立即伸入罐内，随即退出，并迅速将罐扣在应拔部位上（图 2-2-13）。

闪罐，即将罐扣在应拔部位后，随即取下，再吸拔、再取下，反复吸拔至局部皮肤潮红，或罐体底部发热为度。动作要迅速而准确。

链接

投 火 法

投火法也是火罐的一种吸拔方法，即将易燃软质纸片（卷）或 95%乙醇棉球点燃后投入罐内，迅速将罐扣于应拔部位。

2. 留罐法　闪罐后，将罐具吸拔在皮肤上留置一定时间，使局部皮肤潮红，甚或皮下瘀血呈紫黑色后再将罐具取下。留罐时间可根据年龄、病情、体质等情况而定，一般留罐时间为 5～20 分钟，若肌肤反应明显、皮肤薄弱、老年人及儿童则留罐时间不宜过长。

3. 起罐　一手握住罐体腰底部稍倾斜，另一手拇指或示指按压罐口边缘的皮肤，使罐口与皮肤之间产生空隙，空气进入罐内，即可将罐取下（图 2-2-14）。

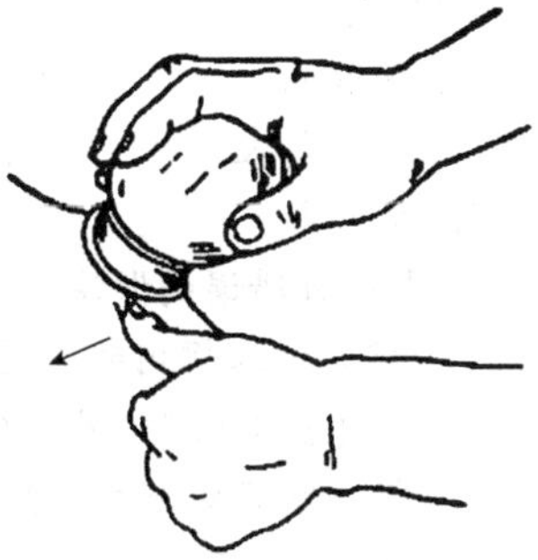

图 2-2-14　起罐法

（四）拔罐后处理

起罐后，拔罐处若出现点片状紫红色瘀点、瘀斑，或兼微热痛感，或局部发红，皆是拔罐的正常反应，一般不予处理。

起罐后，拔罐部位紫红色罐斑上若有小水珠，可用消毒棉球轻轻拭去。若罐斑处微觉痛痒，不可搔抓，数日内自可消退。若出现水疱，只要不擦破，可任其自然吸收；若水疱过大，可用一次性消毒针从疱底刺破，放出水液后，再用消毒敷料覆盖。若有出血，应用消毒棉球拭净。若皮肤破损，应常规消毒并用无菌敷料覆盖其上。

二　注意事项

1. 指导受术者选择舒适、放松的体位，留罐期间嘱其勿移动体位，以防罐具脱落。

2. 用于燃火的乙醇棉球不可吸含乙醇过多，以免拔罐时滴落到受术者皮肤上而造成烧烫伤。

3. 燃火伸入罐内的位置，以罐口与罐底的外 1/3 与内 2/3 处为宜，切忌在罐口燃烧，以防吸拔时烧热的罐口烫伤皮肤。

4. 起罐操作时不可硬拉或旋转罐具，以免引起疼痛，甚至损伤皮肤。

5. 注意用火安全，燃火的乙醇棉球不用时要立即吹灭。

6. 拔罐过程中如果出现拔罐局部疼痛，可用减压放气或立即起罐的方法处理。

目标检测

一、选择题

A_1 型题

1. 第 2 胸椎棘突下，旁开 1.5 寸是（　　）
   A. 风府穴　　B. 翳风穴
   C. 风门穴　　D. 风池穴
   E. 天柱穴

2. 三角肌上，上臂外展或向前平伸时，当肩峰前下方凹陷处是（　　）
   A. 肩髃穴　　B. 肩贞穴
   C. 肩井穴　　D. 肩髎穴
   E. 肩中俞穴

3. 前臂主动摆动，带动腕部做伸屈及前臂内外旋转的手法是（　　）
   A. 揉法　　B. 㨰法
   C. 一指禅推法　　D. 摩法
   E. 擦法

4. 在肩上，当大椎与锁骨肩峰端连线中点的穴位是（　　）
   A. 肩髃穴　　B. 肩中俞穴
   C. 肩贞穴　　D. 肩井穴
   E. 肩髎穴

5. 在背部，当第 7 颈椎棘突下，旁开 2 寸的

穴位是（　　）

A. 肩髃穴　　B. 肩中俞穴

C. 肩外俞穴　　D. 肩井穴

E. 秉风穴

6. 拔火罐时错误的做法是（　　）

A. 燃火伸入罐内的位置，以罐口与罐底的外 1/3 与内 2/3 处为宜

B. 留罐期间嘱受术者勿移动体位

C. 燃火的乙醇棉球不用时要立即吹灭

D. 起罐操作时不可旋转罐具

E. 用于燃火的棉球吸含的乙醇越多越好

7. 击打肩部多用的手法是（　　）

A. 拳击法　　B. 掌根击法

C. 侧击法　　D. 棒击法

E. 指尖击法

8. 刮拭颈项部一般应取（　　）

A. 仰头端坐位　　B. 低头端坐位

C. 侧头端坐位　　D. 侧卧位

E. 仰卧位

9. 下列哪种情况可采用颈项部刮痧（　　）

A. 胸胁苦满　　B. 腰酸背痛

C. 肚痛胀满　　D. 足痛

E. 头痛感冒

10. 刮拭督脉时，对肌肉薄弱，棘突突出明显者，应用刮板的棱角在椎间隙处（　　）

A. 旋刮　　B. 点压弹拨

C. 角刮　　D. 点压按揉

E. 重按

11. 颈部外侧刮痧应采用（　　）

A. 弧线刮法　　B. 直线刮痧

C. 重刮法　　D. 逆刮法

E. 角刮法

12. 下列哪种情况不可以刮痧（　　）

A. 肩关节疼痛　　B. 肩关节活动受限

C. 肩关节麻木　　D. 肩关节骨折

E. 肩关节酸重

13. 肩后部刮拭的顺序是（　　）

A. 从上到下、从外到内

B. 从下到上、从内到外

C. 从上到下、从内到外

D. 从下到上、从外到内

E. 从左到右

二、填空题

1. 按揉棘突两侧的位置为棘突旁开________寸。

2. 击法属于________类手法；擦法属于________类手法。

3. 一般留罐时间为________。

4. 刮拭脊柱两侧时，需分别从________穴向________穴方向刮拭。

5. 将刮痧板与皮肤直接紧贴，进行有规律地旋转移动，或直线式往返移动，使皮肤产生热感的刮痧手法是________。

6. 根据刮痧板接触皮肤下压刮拭力量的大小，可分为________法和________法。

三、操作练习

1. 进行颈肩部常用腧穴的定位练习。

2. 按照颈肩部保健按摩步骤进行操作练习。

3. 按照颈肩部保健刮痧步骤进行操作练习。

4. 按照拔罐技术的操作规范，在颈肩部或身体其他部位进行闪火法吸拔、留罐、起罐的操作练习。

（刘　琳）

项目3 胸部保健

学习目标

1. 熟悉胸部的经脉分布。
2. 能正确对胸部保健按摩和刮痧所用穴位进行定位。
3. 掌握胸部保健按摩的操作流程及动作要领，能规范实施胸部保健按摩。
4. 掌握胸部保健刮痧的操作流程，能规范实施胸部保健刮痧，熟悉胸部刮痧注意事项。
5. 掌握胸部保健按摩和刮痧的相关知识。

胸部经脉分布：胸部有任脉、足少阴肾经、足阳明胃经、足太阴脾经、手太阴肺经、足厥阴肝经和足少阳胆经分布。

任脉循行于前正中线，肾经循行于前正中线旁开 2 寸处，胃经循行于前正中线旁开 4 寸处，脾经循行于前正中线旁开 6 寸处，肺经循行于胸外侧近肩部，肝胆经循行于胁肋部。

任务1 胸部保健按摩

胸廓是由肋骨、胸骨、脊柱和肋间肌构成的骨性笼状支架，内有心肺等重要器官。胸部保健按摩不仅能够宽胸理气、宁心安神，有效地增强心肺功能，对内脏疾病有一定的防治作用，还能预防局部肌肉、骨骼的异常变化。

一 工作过程

（一）选择体位

指导受术者采取仰卧位。

（二）按摩操作

1. 按压双肩　按摩师双手掌根按于受术者双肩前侧，垂直向下用力，按压 5～8 次，每次停留 5～10 秒。

【动作要领】　操作时，按摩师上身前倾产生力量，腕关节背伸，用掌根部着力于受术部位，以上臂发力，由浅入深，由轻而重，垂直向下按压，稍作停留，即“按而留之”，再逐渐减压，回到起始位置，如此反复操作，以受术者感觉双肩放松为宜。

2. 分推胸部　按摩师双手虎口张开，以两手大拇指分置受术者胸骨柄，其余四指并拢抱定胸部两侧，沿肋间隙由内向外、由上至下分推至腋中线止。反复分推 3～5 遍。

【动作要领】　操作时，手掌紧贴受术者皮肤，肘关节伸直，以肩关节为支点，上臂和前臂主动施力，掌根部沿肋骨方向推进，使受术者产生深呼吸的感觉。

【注意事项】　对女性受术者应避开乳房。

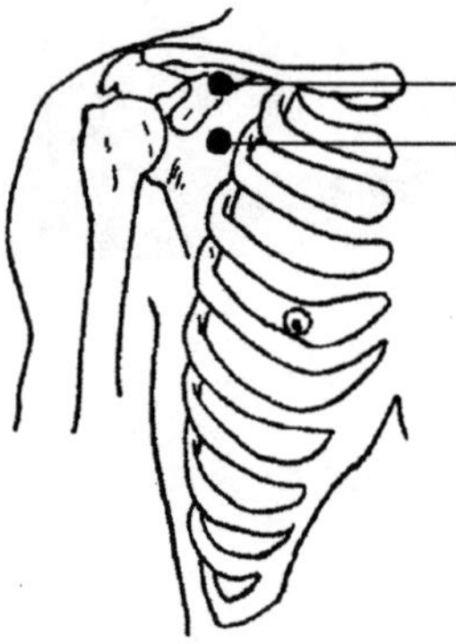

图 2-3-1　中府穴、云门穴

3. 掌根按揉中府　按摩师用双手掌根同时按揉受术者肩部外侧的中府穴，每次按揉 10～15 秒，操作 3～5 次。

中　府　穴

定位：位于胸前壁外上方，距前正中线旁开 6 寸，平第 1 肋间隙处。云门穴下 1 寸。属手太阴肺经，肺之募穴（图 2-3-1）。

主治：咳嗽，气喘，胸痛，胸中烦满等。

云　门　穴

定位：位于胸前壁外上方，肩胛骨喙突上方，距前正中线旁开 6 寸，锁骨下窝凹陷处。属手太阴肺经（图 2-3-1）。

主治：咳嗽，气喘，胸痛，肩背疼痛等。

【动作要领】　操作时，用掌根着力于受术部位，稍用力下压，以肘关节为支点，前臂做主动运动，带动腕及掌根做小幅度的环旋揉动，并带动皮下组织一起运动。频率一般为 120～160 次/分。

【注意事项】　因中府穴处肌肉偏薄，按揉时用力宜小，以受术者能耐受为宜。

4. 按揉胸部穴位　按摩师用拇指指腹分别按揉受术者膻中穴、期门穴、章门穴、京门穴，每穴按揉 10～15 秒。反复操作 3～5 遍。

膻　中　穴

定位：在前正中线上，平第 4 肋间隙，两乳头连线的中点。属任脉，心包之募穴（图 2-3-2）。

主治：咳嗽，气喘，胸痛，心悸，心烦，呃逆等。

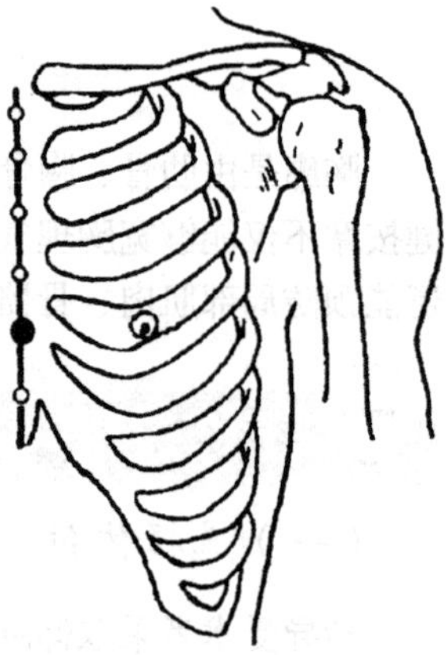

图 2-3-2　膻中穴

期　门　穴

定位：在乳头直下，第 6 肋间隙，前正中线旁开 4 寸。属足厥阴肝经，肝之募穴（图 2-3-3）。

主治：胸胁胀痛，腹胀，呕吐，呃逆等。

章　门　穴

定位：位于侧腹部，第 11 肋游离端下方。属足厥阴肝经，脾之募穴（图 2-3-3）。

主治：腹胀，腹痛，腹泻，呕吐，胁痛等。

京　门　穴

定位：章门后 1.8 寸，当第 12 肋游离端的下方。属足少阳胆经，肾之募穴（图 2-3-4）。

主治：胁痛，腰痛，腹胀，腹泻等。

【注意事项】　操作时手法要轻柔，以受术者有酸胀感为宜。

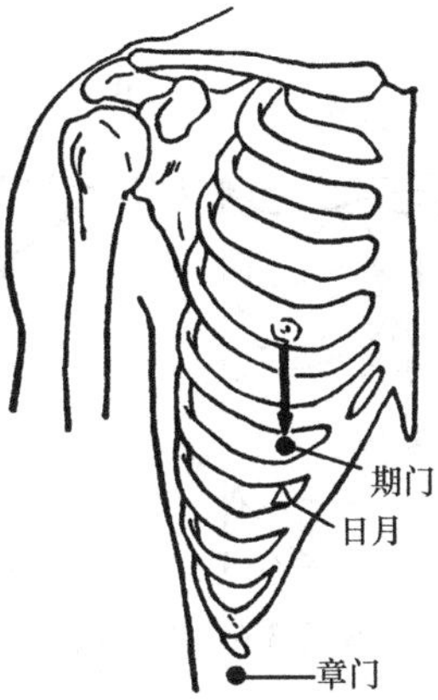

图 2-3-3　期门穴、章门穴

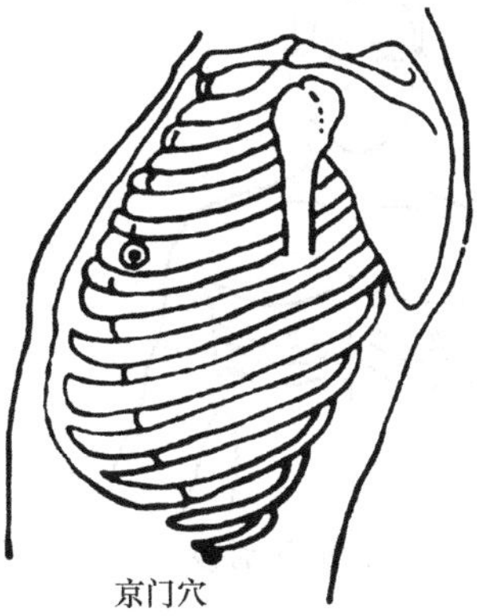

图 2-3-4　京门穴

二　健康指导

1. 注意调摄精神，避免情绪剧烈波动。

2. 注意生活起居，寒温适宜。

3. 调节饮食，避免过饱。提倡低热量、低碳水化合物、低脂肪、低胆固醇、低盐、多纤维素饮食。

4. 注意劳逸结合，睡眠要充足，睡姿要正确。坚持适当运动，提高心肺功能。

任务 2　胸部保健刮痧

胸部为心、肺所居之处，经常刮拭胸部可提高心肺功能，缓解心慌、胸闷、气短、疲劳等症状。另外，胸部刮痧促进了局部血液循环，对女性还有预防乳腺小叶增生、乳腺炎的作用，对乳房保健有一定效果。

一　工作过程

（一）选择体位，清洁局部

指导受术者取仰卧位或仰靠坐位，暴露胸部刮拭部位，上肢自然放于身体两侧，刮痧师用热毛巾擦拭清洁暴露的胸部皮肤。

（二）刮痧操作

1. 胸部涂抹刮痧介质　刮痧师将刮痧介质均匀地涂在受术者胸部正中线及其两侧的皮肤上，然后用刮痧板的平面迅速摩擦要刮拭的部位，以受术者感到局部有热感为度。

2. 胸部正中刮痧　从天突穴向下刮至剑突处（任脉）（图 2-3-5）。采用轻刮法，刮拭 10～20 次为宜。

天　突　穴

定位：位于颈部，当前正中线上，胸骨上窝中央。属任脉（图 2-3-6）。

主治：咳嗽，气喘，暗哑，咽喉肿痛，呃逆等。

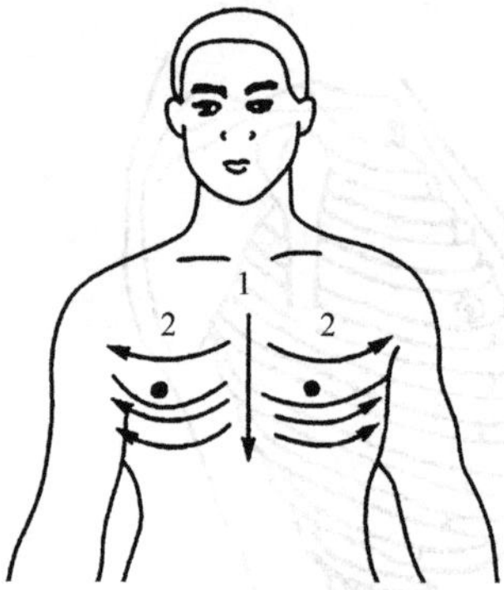

图 2-3-5　胸部刮痧

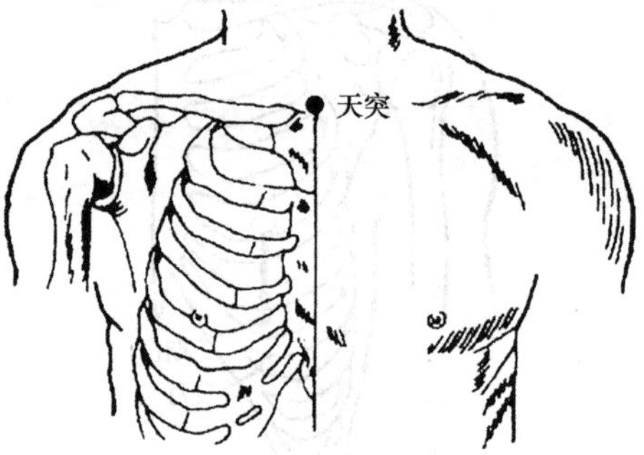

图 2-3-6　天突穴

刮拭天突穴：天突穴可宽胸理气、化痰利咽。用刮痧板的棱角按置于受术者天突穴上，利用腕力点压并有规律地按顺逆时针方向进行按揉 1 分钟，注意点压、按揉要同步配合操作，用力适中，速度宜慢，以受术者能承受并有热感为宜。

刮拭膻中穴：膻中穴具有宽胸理气、活血通络、清肺止喘、舒畅心胸等功能。将刮痧板的棱角按置于膻中穴上，利用腕力，有规律地由上向下刮拭 8～10 次，用力要轻，以受术者能承受为度。

3. 胸部两侧刮痧　用刮痧板薄面边缘，采用轻刮法、角刮法由内向外分别刮拭胸部两侧，每一肋间隙刮拭 10～20 次为宜，从上向下依次刮至乳根，乳头部位跳过（图 2-3-5）。

刮拭中府穴：中府穴有很好的肃降肺气、止咳平喘、清泻肺热的作用。将刮痧板的棱角按置于中府穴上，从内向外经该穴位做有规律地单方向弧线刮拭 10～20 次，力量适中。

（三）刮痧后处理

用干净纸巾或干毛巾清洁皮肤上残留的刮痧介质。让受术者饮一杯温开水，休息片刻。

二 注意事项

1. 由于胸部特殊的骨性结构，肌肉少、软骨多，所以手法要轻。
2. 对患有严重心、肺疾病的患者不宜进行胸部刮痧。
3. 按揉天突穴时用力要轻柔，此处深部为气管所在，用力过重会出现呛咳、恶心等不适。
4. 乳头部位禁刮。女性若患乳腺肿瘤，乳房部位则禁刮。

目标检测

一、选择题

A_1型题

1. 胸前壁外上方，距前正中线旁开 6 寸，平第 1 肋间隙处是（　　）

A. 风府穴　　B. 中府穴
C. 风池穴　　D. 膻中穴
E. 璇玑穴

2. 膻中穴在前正中线上，平第几肋间隙（　　）

A. 2　　B. 3
C. 4　　D. 5
E. 6

3. 按揉中府穴多用（　　）

A. 拇指　　B. 中指
C. 掌根　　D. 肘

E. 示指

4. 在乳头直下，第 6 肋间隙的穴位是（　　）

A. 期门穴　　B. 章门穴

C. 京门穴　　D. 肩井穴

E. 大包穴

5. 位于侧腹部，第 11 肋游离端下方是（　　）

A. 期门穴　　B. 章门穴

C. 京门穴　　D. 日月穴

E. 大包穴

6. 章门穴后 1.8 寸，当第 12 肋游离端的下方是（　　）

A. 期门穴　　B. 章门穴

C. 京门穴　　D. 日月穴

E. 大包穴

7. 按压双肩时，着力于受术部位的是（　　）

A. 拇指　　B. 手腕

C. 手掌　　D. 手指

E. 掌根

8. 循行于胸部的经脉不包括（　　）

A. 任脉　　B. 足少阴肾经

C. 足阳明胃经　　D. 足太阳膀胱经

E. 足太阴脾经

9. 胸部两侧刮痧的方向应是（　　）

A. 由上向下　　B. 由下向上

C. 由内向外　　D. 由外向内

E. 以上都不是

10. 下列具有宽胸理气、活血通络、清肺止喘、舒畅心胸等功能的穴位是（　　）

A. 天突穴　　B. 膻中穴

C. 中府穴　　D. 天枢穴

E. 关元穴

二、填空题

1. 分推胸部时手掌紧贴受术者皮肤，肘关节伸直，以________关节为支点，上臂和前臂主动施力。

2. 肝的募穴是________；脾的募穴是________；心包的募穴是__________；肾的募穴是________。

三、操作练习

1. 进行胸部常用腧穴的定位练习。

2. 按照胸部保健按摩步骤进行操作练习。

3. 按照胸部保健刮痧步骤进行操作练习。

（王俊磊）

项目4　腹部保健

学习目标

1. 熟悉腹部经脉的分布。
2. 能正确对腹部保健按摩和刮痧所用穴位进行定位。
3. 掌握腹部保健按摩的操作流程及动作要领，能规范实施腹部保健按摩。
4. 掌握腹部保健刮痧的操作流程，能规范实施腹部保健刮痧，熟悉腹部刮痧注意事项。
5. 掌握腹部保健按摩刮痧的相关知识。

腹部经脉分布：腹部有任脉、足少阴肾经、足阳明胃经、足太阴脾经、足厥阴肝经分布。任脉循行于前正中线，肾经循行于前正中线旁开 0.5 寸处，胃经循行于前正中线旁开 2 寸处，脾经循行于前正中线旁开 4 寸处，肝经循行于少腹部。

任务1　腹部保健按摩

除心肺之外，其他重要脏器均藏于腹内，并有诸多经脉循行汇聚此处。腹部保健按摩能调和各组织器官的功能，具有疏肝理气、健脾和胃、益气升阳、补肾固涩、理气调经的作用。另外，腹部按摩对消化不良、膈肌痉挛、腹部脂肪堆积、月经不调、遗尿、阳痿等也有很好的防治作用。

一　工作过程

（一）选择体位

指导受术者采取仰卧位，双膝屈曲，使腹部肌肉放松。

（二）按摩操作

1. 直推腹部　按摩师以两手拇指桡侧缘着力于剑突下，其余四指分别置于腹部两侧，自上而下直线推至耻骨联合上。反复操作 8～10 遍。

2. 按揉腹部穴位　依次按揉上脘穴、中脘穴、下脘穴、天枢穴、气海穴、关元穴，每穴按揉 10～15 秒。反复操作 3～5 遍。

按摩师可先用示指、中指、环指指腹同时按揉上脘穴、中脘穴、下脘穴，再以拇指和示指指腹同时按揉两侧天枢穴，最后以示指、中指指腹同时按揉气海穴、关元穴。

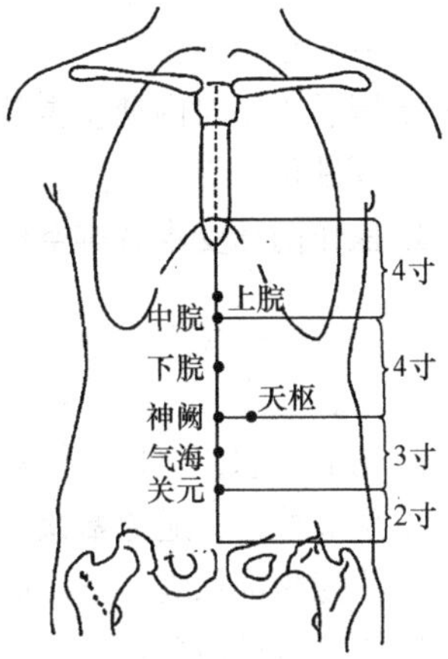

图 2-4-1　上脘穴、中脘穴、下脘穴、天枢穴、气海穴、关元穴

上　脘　穴

定位：在前正中线上，脐上 5 寸。属任脉（图 2-4-1）。

主治：胃痛，腹胀，呕吐，纳呆等。

中　脘　穴

定位：在前正中线上，脐上 4 寸。属任脉，胃之募穴（图 2-4-1）。

主治：胃痛，腹胀，呕吐，纳呆，疳积等。

下　脘　穴

定位：在前正中线上，脐上 2 寸。属任脉（图 2-4-1）。

主治：腹胀，腹泻，纳呆等。

天　枢　穴

定位：在脐旁 2 寸。属足阳明胃经，大肠之募穴（图 2-4-1）。

主治：腹痛，腹泻，腹胀，呕吐，痛经，月经不调等。

气　海　穴

定位：在前正中线上，脐下 1.5 寸。属任脉（图 2-4-1）。

主治：腹痛，腹泻，遗精，阳痿，痛经，月经不调，遗尿，虚劳无力等。本穴为保健要穴。

关　元　穴

定位：在前正中线上，脐下 3 寸。属任脉，小肠之募穴（图 2-4-1）。

主治：遗精，阳痿，痛经，月经不调，遗尿，腹痛，腹泻，虚劳无力等。本穴为保健要穴。

3. 拿捏腹直肌　按摩师以双手拇指指腹置于受术者腹直肌一侧，其余四指置于腹直肌另一侧，自上而下拿捏腹直肌 3～5 遍。拿捏完一侧腹直肌后，再以同样手法拿捏另一侧。

4. 全掌揉腹　按摩师以双手掌重叠于脐部，顺时针按揉全腹 1～2 分钟。

【动作要领】　操作时，用手掌着力于受术部位，以肘关节为支点，前臂做主动运动，带动腕及手掌做小幅度的环旋揉动，手法要轻快、柔和、深透。频率一般为 120～160 次/分。

5. 全掌摩腹　按摩师用手掌在受术者腹部表面轻轻摩擦，顺时针、逆时针方向各操作 1～2 分钟。

【动作要领】　操作时，腕关节放松，掌指自然伸直，以肩关节为支点，通过肩、肘关节的运动带动手掌做环形摩动。频率约 100 次/分。

链接

摩　法

摩法属摩擦类手法，是用手掌或指腹轻放于体表施术部位，做环形有节律摩动的一种手法（图 2-4-2）。

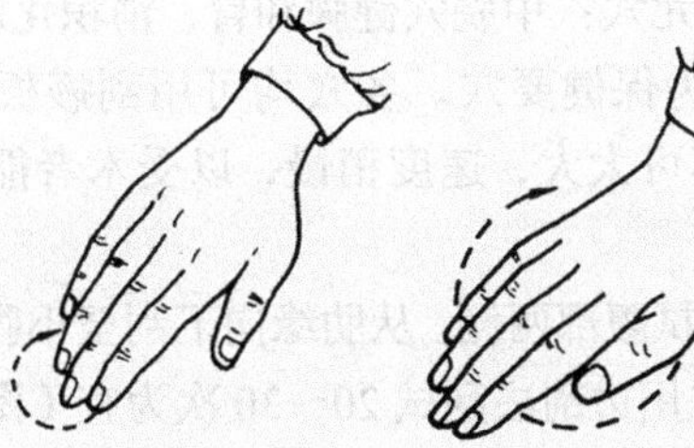

图 2-4-2　摩法

二 注意事项

1. 饭后 1 小时内禁止腹部按摩。
2. 肝硬化、腹水、不明原因的急性腹痛及妇女月经期、妊娠期禁止按摩腹部。
3. 操作前让受术者排空尿液。

三 健康指导

1. 调节情志，保持心情舒畅。
2. 调节饮食，避免暴饮暴食，避免过食辛辣、生冷、油腻、变质食物。
3. 注意腹部保暖，坚持适当运动。
4. 注意劳逸结合。

任务 2　腹部保健刮痧

腹部为肝、胆、脾、胃、肾、膀胱、大肠、小肠所在之处，经常刮拭腹部可以提高胃肠道消化吸收功能，增强人体免疫力，对脏腑功能失调引起的腹泻、便秘、食欲不振、腹胀、腹痛及肥胖具有很好的调理作用。另外，腹部刮痧还可预防泌尿生殖系统疾患，如女性的痛经、盆腔炎等。

一 工作过程

（一）选择体位，清洁局部

指导受术者取仰卧位，上肢自然放于身体两侧，暴露腹部刮拭部位，刮痧师用热毛巾擦拭清洁其暴露的腹部皮肤。

（二）刮痧操作

1. 腹部涂抹刮痧介质　刮痧师将刮痧介质均匀地涂在受术者腹部正中线及其两侧的皮肤上，然后用刮痧板平面迅速摩擦涂抹介质的部位，以受术者感到局部有热感为度。

2. 腹部正中刮痧　从剑突下开始，由上向下经上脘穴、中脘穴、下脘穴，绕开脐，再从气海穴向下，经关元穴刮至中极穴（任脉）。用边刮法、重刮法刮拭 20～30 次为宜（图 2-4-3）。

中　极　穴

定位：位于下腹部，前正中线上，脐下 4 寸。属任脉（图 2-4-4）。

主治：遗尿，水肿，遗精，阳痿，痛经，月经不调等。

刮拭中脘穴、气海穴和关元穴：中脘穴健脾和胃，消积化滞，理气止痛效果良好；气海穴、关元穴强壮身体作用强，为保健要穴。各穴均可用刮痧板的棱角从上向下做有规律地单方向刮拭 10～15 次，力量不可太大，速度稍慢，以受术者能承受并有热感为宜，也可采用点压、按揉法。

3. 腹部两侧刮痧　分别刮拭腹部两侧。从肋缘向下刮至小腹部，由内向外依次刮拭肾经、胃经和脾经循行区域，每个部位用边刮法刮拭 20～30 次为宜（图 2-4-3）。

刮拭天枢穴：刺激天枢穴对于改善肠腑功能，消除或减轻肠道功能失常而导致的各种症状具有显著功效。用刮痧板的棱角从上向下做有规律地单方向刮拭肚脐两侧的天枢穴各 10～15

次，力量可略大，以受术者能承受为度，速度稍慢，也可按揉、点压穴位。

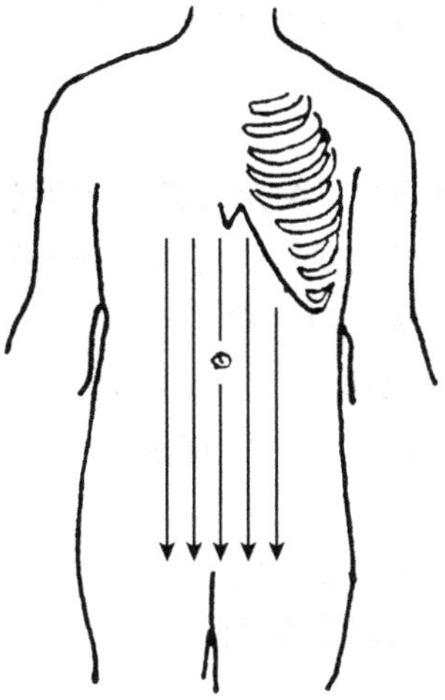

图 2-4-3　腹部刮痧

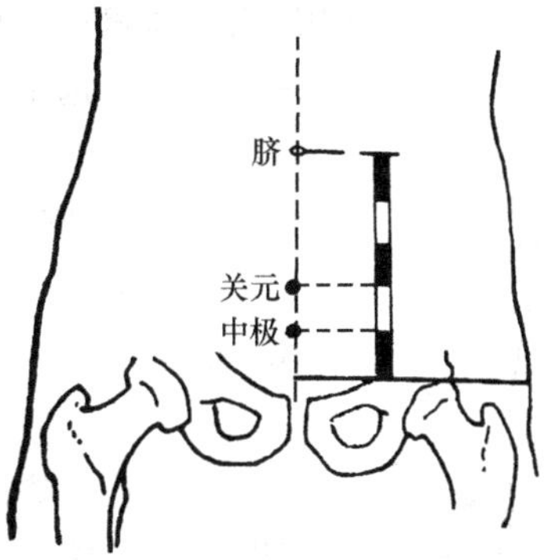

图 2-4-4　中极穴

（三）刮痧后处理

用干净纸巾或干毛巾清洁皮肤上残留的刮痧介质。让受术者饮一杯温开水，休息片刻。

二 注意事项

1. 饭后 30 分钟内禁止在腹部刮痧。
2. 肝硬化、腹水、腹部新近手术及不明原因的急性腹痛等禁刮腹部。
3. 妇女月经期、妊娠期禁刮腹部。
4. 腹部不宜由内向外刮拭，以免造成局部肌肉松弛。
5. 操作前让受术者排空尿液。

在下面任务中要达到的学习目标内容如下。

1. 能正确对腹部艾灸所用穴位进行定位。
2. 学会艾条灸法、艾柱灸法、温灸器灸法，掌握艾灸的注意事项。
3. 掌握腹部艾灸的相关知识。

任务3　腹部艾灸

艾灸腹部穴位可益气补阳、温肾健脾、温通经络、调和气血、扶正祛邪，在治病保健，延年益寿方面有很好的作用，特别对调理胃肠道功能效果更为显著。

一 工作过程

（一）选择体位

指导受术者采取仰卧位，按摩师站在受术者旁边。

（二）选择用品

根据需要选择艾条、艾炷、温灸器。艾条、艾炷应无霉变，不潮湿。准备好打火机或火柴等点火工具，以及治疗盘、弯盘、镊子、灭火管等辅助工具。

若采取间接灸要准备好生姜片，即用鲜姜切成直径2～3cm、厚0.4～0.6cm的薄片，中间用针刺数个气孔。

（三）艾灸操作

腹部施灸穴位宜选择中脘穴、神阙穴、天枢穴、气海穴、关元穴等，为加强效果可配合足三里穴。可选用艾条灸法、艾炷灸法、温灸器灸法任意一种。

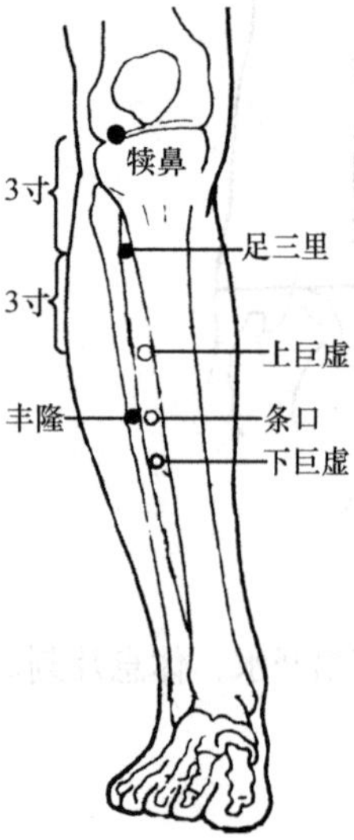

图2-4-5 足三里穴、犊鼻穴

神 阙 穴

定位：位于脐窝正中。属任脉（图2-4-1）。

主治：腹痛，泄泻，脱肛，水肿，虚脱等。本穴是人体的长寿大穴。

犊 鼻 穴

定位：屈膝，在膝部，髌韧带外侧凹陷中，又名外膝眼。属足阳明胃经（图2-4-5）。

主治：膝痛，下肢麻痹，屈伸不利等。

足 三 里 穴

定位：在小腿外侧，犊鼻穴下3寸，胫骨前嵴外1横指处。属足阳明胃经（图2-4-5）。

主治：胃痛，呕吐等胃肠诸疾，下肢痿痹，心悸，高血压，虚劳诸症。本穴为强壮保健要穴。

1. 艾条灸法　灸中脘穴、神阙穴、天枢穴、气海穴、关元穴、足三里穴，每一穴位灸5～10分钟。

用悬起灸法，即术者手持艾条，将艾条的一端点燃，直接悬于施灸部位之上，与之保持一定距离，使热力较为温和地作用于施灸部位。悬起灸法又分温和灸、回旋灸和雀啄灸，操作时三者可交替使用。

（1）温和灸：将艾条燃着端悬于施灸部位上距皮肤2～3 cm处，灸至受术者有温热舒适无灼痛的感觉，且皮肤稍有红晕（图2-4-6）。

（2）回旋灸：将艾条燃着端悬于施灸部位上距皮肤2～3 cm处，平行往复回旋熏灸，使皮肤有温热感而不至于灼痛（图2-4-7）。

（3）雀啄灸：将艾条燃着端悬于施灸部位上距皮肤2～3 cm处，对准穴位，上下移动，使之像鸟雀啄食样，一起一落，忽近忽远（图2-4-8）。

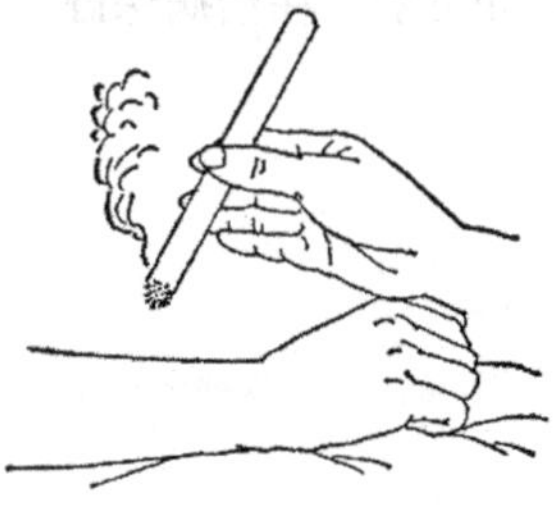
图2-4-6 温和灸

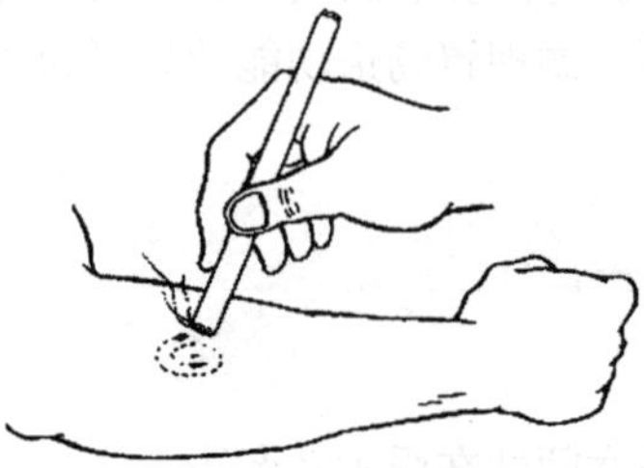
图2-4-7 回旋灸

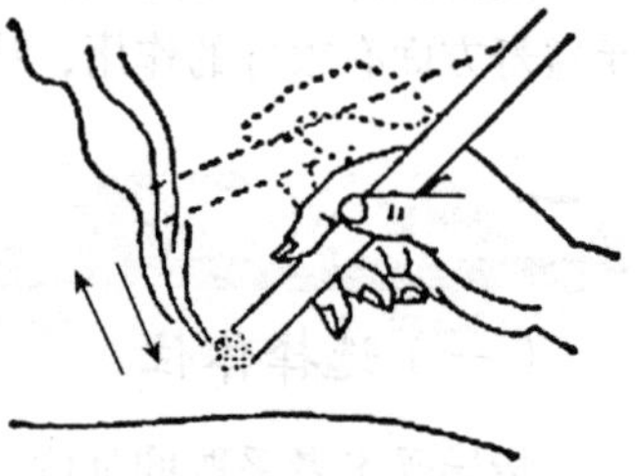
图2-4-8 雀啄灸

2. 艾炷灸法　用间接灸法灸神阙穴、天枢穴、气海穴。

将准备好的生姜片放置穴位上，再把艾炷放在姜片上，点燃艾炷，艾炷燃烧至局部皮肤潮红，受术者有痛感时，可将间隔的生姜片稍许上提，使之离开皮肤片刻，旋即放下，再行灸治，反复进行。若需刺激量轻者，在艾炷燃烧至2/3时即移去艾炷，更换新的艾炷继续灸；若需刺激量重者，在艾炷燃烧至2/3时，术者可用手在施灸穴位的周围轻轻拍打或抓挠，以分散受术者注意力，减轻施灸时的痛苦，待艾炷燃烧毕，再更换新的艾炷继续灸。一般每穴灸5～7壮。

链接

直接灸和间接灸

直接灸是将艾炷直接置放在穴位皮肤上施灸的一种方法，根据对皮肤刺激程度不同，又分为化脓灸法和非化脓灸法（图2-4-9）。

间接灸是在艾炷与皮肤之间垫隔适当的中药材后施灸的一种方法，根据选用中药材的不同又分为不同的间接灸，常用的间接灸如隔姜灸、隔蒜灸、隔盐灸、隔附子饼灸等（图2-4-10）。

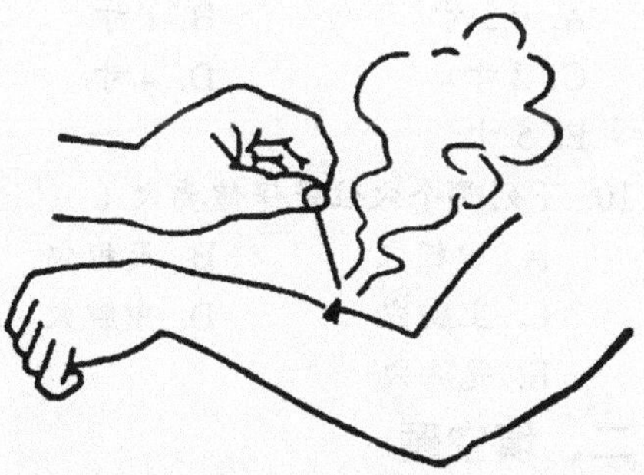

图2-4-9　直接灸

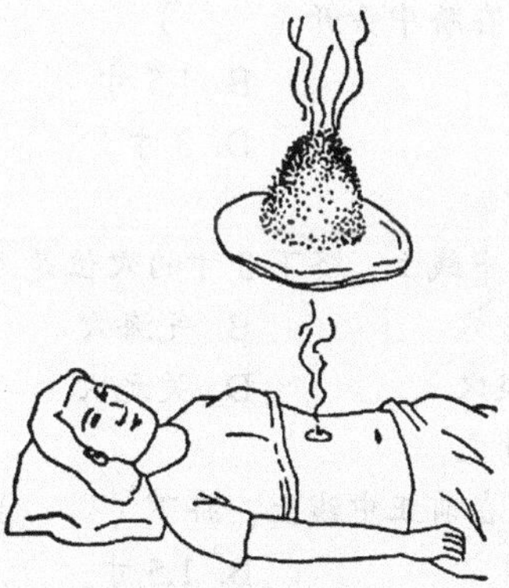

图2-4-10　间接灸

3. 温灸器灸法　选用顶部带有 4～6 个固定艾条圆孔的灸架，将艾条点燃后插入灸架顶孔，将灸架放置在脐周固定好，可通过上下调节插入艾条的高度以调节艾灸温度，以受术者感到温热略烫可耐受为宜。灸10～40分钟。灸毕移去灸架，取出艾条并熄灭。

（四）艾灸后处理

施灸后，皮肤多有红晕灼热感，不需处理，可自行消失。

灸后如对表皮基底层以上的皮肤组织造成灼伤可发生水肿或水疱。如水疱直径在1cm左右，一般不需任何处理，待其自行吸收即可；如水疱较大，可用消毒针剪刺破或剪开疱皮放出水疱内容物，并剪去疱皮，暴露被破坏的基底层，涂搽消炎药膏以防止感染，创面的无菌脓液不必清理，直至结痂自愈。灸疱皮肤可以在5～8天结痂并自动脱落，愈后一般不留瘢痕。

二　注意事项

1. 艾灸火力应先小后大，灸量先少后多，程度先轻后重，以使受术者逐渐适应。
2. 受术者在精神紧张、大汗后、劳累后或饥饿时不适宜艾灸。
3. 注意防止艾灰脱落或艾炷倾倒而烫伤皮肤或烧坏衣被。尤其对幼儿更应认真守护观察，以免发生烫伤。艾条灸毕后，应将剩下的艾条套入灭火管内或将燃头浸入水中，以彻底熄灭，防止再燃。如有艾灰脱落床上，应清扫干净，以免复燃烧坏被褥等物品。

4. 注意晕灸现象的发生，晕灸的表现及处理同晕推。

目标检测

一、选择题

A_1型题

1. 在前正中线上，脐上4寸的腧穴为（　　）
   A. 上脘穴　B. 中脘穴
   C. 下脘穴　D. 中极穴
   E. 建里穴
2. 天枢穴在脐中旁开（　　）
   A. 1寸　B. 1.5寸
   C. 2寸　D. 3寸
   E. 4寸
3. 在前正中线上，脐下3寸的穴位是（　　）
   A. 水分穴　B. 气海穴
   C. 中极穴　D. 关元穴
   E. 曲骨穴
4. 气海穴在前正中线上，脐下（　　）
   A. 1寸　B. 1.5寸
   C. 2寸　D. 2.5寸
   E. 3寸
5. 全掌揉腹时用手掌着力于受术部位，以哪个关节为支点，前臂做主动运动（　　）
   A. 指关节　B. 腕关节
   C. 肘关节　D. 肩关节
   E. 肩、肘关节
6. 将艾条燃着端悬于皮肤上方2～3cm处施灸，使受术者有温热舒适的感觉，灸处皮肤稍有红晕，此灸法是（　　）
   A. 温和灸　B. 回旋灸
   C. 雀啄灸　D. 直接灸
   E. 间接灸
7. 对脾胃功能较弱的人，可选择中脘、神阙、天枢等腹部穴位施灸，为加强效果常配合下列哪个穴位（　　）
   A. 三阴交穴　B. 合谷穴
   C. 公孙穴　D. 曲池穴
   E. 足三里穴
8. 腹部两侧刮痧的方向是（　　）
   A. 由上向下　B. 由下向上
   C. 由内向外　D. 由外向内
   E. 以上都可以
9. 中极穴当脐下（　　）
   A. 0.5寸　B. 1寸
   C. 2寸　D. 4寸
   E. 5寸
10. 下列哪个穴位是保健要穴（　　）
    A. 中极穴　B. 天枢穴
    C. 上脘穴　D. 中脘穴
    E. 气海穴

二、填空题

1. 中脘穴是________之募穴，天枢穴是________之募穴，关元穴是________之募穴。
2. 足三里穴在小腿外侧，犊鼻穴下________寸，胫骨前嵴外________横指处，属________经。
3. 饭后________内禁止腹部刮痧。
4. 腹部不宜由________向________刮拭，以免造成局部肌肉松弛。

三、操作练习

1. 进行腹部常用腧穴的定位练习。
2. 按照腹部保健按摩步骤进行操作练习。
3. 按照腹部保健刮痧步骤进行操作练习。
4. 按照灸法的操作规范，在腹部或身体其他部位进行艾条灸法、艾炷灸法和温灸器灸法的操作练习。

（刘　琳）

项目5　背腰部保健

学习目标

1. 熟悉背腰部经脉的分布。

2. 能正确对背腰部保健按摩和刮痧所用穴位进行定位。

3. 掌握背腰部保健按摩的操作流程及动作要领，能规范实施背腰部保健按摩。

4. 掌握背腰部保健刮痧的操作流程，能规范实施背腰部保健刮痧，熟悉背腰部刮痧注意事项。

5. 学会运用走罐、排罐法实施拔罐。

6. 掌握背腰部保健按摩、刮痧及拔罐的相关知识。

背腰部经脉分布：背腰部有督脉及足太阳膀胱经分布。

督脉循行于背腰部正中线。膀胱经行于后正中线旁开 1.5 寸处；有一分支行于后正中线旁开 3 寸处，沿肩胛骨内侧缘下行。

任务1　背腰部保健按摩

背腰部有肺、心包、心、肝、胆、脾、胃、三焦、肾、大肠、小肠、膀胱之脏腑经气输注的重要腧穴，且“腰者，肾之府也。”故按摩背腰部可增强脏腑功能，补肾益精，达到强身健体的作用。另外，背腰部按摩还可祛风散寒、通经活络，能有效缓解背腰部肌肉酸痛和疲劳。

一　工作过程

（一）选择体位

指导受术者采取俯卧位。

（二）按摩操作

1. 分推背腰部　按摩师位于受术者头顶的正前方，以双手掌置于受术者肩胛骨内侧，由内斜向外，自上而下，逐肋分推至腋中线。反复操作 5～8 遍。

【动作要领】　操作时，以拇指与大鱼际用力为主。

2. 摇晃背腰部　按摩师立于一侧，一手置于受术者肩胛部位，另一手置于对侧的臀部外侧，相对交错用力晃动背腰部 1～2 分钟。

【注意事项】　晃动腰部时幅度不宜过大。

3. 弹拨夹脊穴　按摩师以双手拇指重叠从受术者大椎穴下沿脊柱旁自上而下弹拨夹脊穴。每侧 3～5 遍。

夹　脊　穴

定位：第 1 胸椎至第 5 腰椎，各椎棘突下旁开 0.5 寸。是奇穴（图 2-5-1）。

主治：胸 1～7 椎旁夹脊穴治疗心、肺、胸及上肢疾病，胸 8～腰 1 椎旁夹脊穴治疗肝、胆、胃肠疾病，腰 1～5 椎旁夹脊穴治疗腰、下腹、泌尿生殖、二阴及下肢疾病。

【动作要领】　操作时，拇指下压吸定，虎口展开，其余手指自然放松置于对侧肌肉以扶持助力。下压至有酸胀感时，做横向拨动，状若弹拨琴弦。

【注意事项】　两侧均向脊柱方向弹拨。

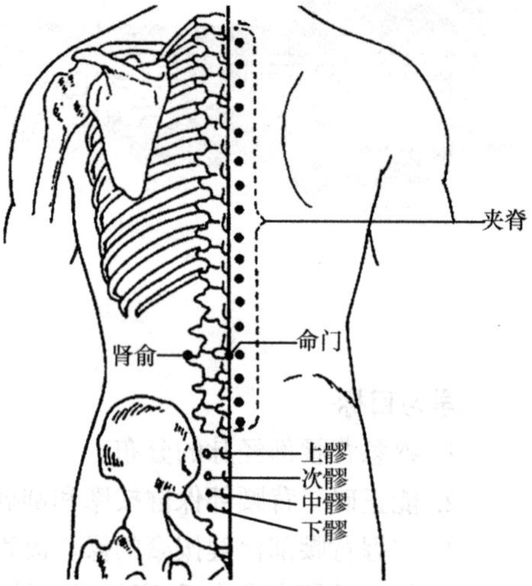

图 2-5-1　夹脊穴、肾俞穴、命门穴、八髎穴

链接

拨　法

拨法属挤压类手法，是用拇指等部位按压并做与肌纤维、肌腱、韧带垂直的横向拨动的手法，又名弹拨法（图 2-5-2）。

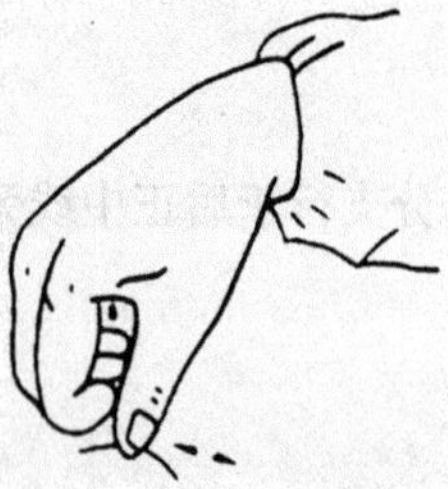
图 2-5-2　弹拨法

4. 按揉足太阳膀胱经　按摩师以单掌或双掌重叠或用前臂，自上而下按揉受术者脊柱两侧足太阳膀胱经 2～3 分钟。

【动作要领】　操作时，以前臂尺侧肌肉丰厚处着力，手自然伸开，通过肩关节小幅环转发力，并借助上身前倾时的自身重力作用，在治疗部位回旋运动，并带动该处皮肤及皮下组织一起运动。

5. 㨰背腰部　按摩师以手背近小指侧部分自上而下㨰受术者背腰部 2～3 分钟。

【注意事项】　㨰背腰部通常顺肌纤维走向或经络走向移动，不跨越棘突做横向移动。

6. 叩击背腰部　按摩师以双手空拳自上而下叩击受术者背腰部 1～2 分钟。

【动作要领】　操作时，按摩师手握空拳，拇指置于掌心，腕关节放松，以前臂主动用力，用下拳眼（小鱼际及屈曲的小指尺侧部）或拳心（鱼际、小鱼际、四指指背）捶打受术部位。

【注意事项】　叩击腰部肾区时力度不宜过大。

链接

叩　　法

叩法属叩击类手法，是以空拳或指掌尺侧叩击受术部位的手法。

7. 按揉肾俞　按摩师以双手拇指指腹分别按揉受术者肾俞穴，每次按揉10～15秒，按揉3～5遍。

肾　俞　穴

定位：在背腰部，第2腰椎棘突下，旁开1.5寸。属足太阳膀胱经（图2-5-1）。

主治：腰膝疼痛，遗精，阳痿，月经不调，遗尿，耳鸣耳聋等。

8. 捏脊　按摩师以双手拇指与其余四指分别置于受术者第5腰椎两侧（或尾骶部），自下而上提捏肌肉至第7颈椎两侧。操作3～5遍。

【注意事项】　操作时，应以指腹提捏，不可用指端抓抠。

9. 擦命门　按摩师以单手掌置于受术者命门穴处迅速擦约30秒，以感觉温热为度。

命　门　穴

定位：在后正中线上，第2腰椎棘突下凹陷中。属督脉（图2-5-1）。

主治：腰膝疼痛，四肢清冷，遗精，阳痿，宫寒不孕，遗尿，五更泻等。

【动作要领】　操作时，腕关节伸直并保持一定的紧张度，手掌贴附于受术部位，稍用力下压，以肩关节和肘关节的联合屈伸动作，带动手掌做均匀地直线往返摩擦运动。操作时按摩师应呼吸自然，不可屏气；如手掌直接接触皮肤，应配合使用少许介质，以保护皮肤，同时提高手法效果。

10. 擦八髎　按摩师以单手掌置于受术者腰骶部八髎穴处迅速擦1分钟。

八　髎　穴

定位：上、次、中、下髎，左右共8穴，合称八髎。在腰骶部，依次位于第1、第2、第3、第4骶后孔中。属足太阳膀胱经（图2-5-1）。

主治：月经不调，带下病，小便不利，阳痿，遗精，腰痛，便秘等。

11. 直推背腰部　按摩师以双手掌置于受术者肩胛内侧，自上而下直推至腰骶部。操作3～5遍。

二　健康指导

1. 平时注意腰部功能锻炼，以加强腰肌力量。
2. 劳动、工作中应避免背腰部的不良姿势，并避免长时间固定于某一姿势。
3. 注意腰部保暖，避免感受风寒湿邪。
4. 防止背腰部急性损伤。

任务2　背腰部保健刮痧

经常刮拭背腰部的督脉及膀胱经，可调理五脏六腑功能，提高机体免疫力，消除疲劳，预防疾病。另外，背腰部刮痧对腰肌劳损、腰椎退行性病变、腰椎间盘突出及感受风寒所引起的腰痛也有良好效果。

一 工作过程

（一）选择体位，清洁局部

根据受术者身体状况，选择扶持站位或俯卧位。取扶持站位时，指导受术者在刮痧椅后站立，双手扶在刮痧椅的椅背上，双足分开保持约 1 尺距离；取俯卧位时，指导受术者将头面部放入床的透气孔中，全身放松，上肢平放于身体两侧。受术者需暴露背腰部，刮痧师用热毛巾擦拭清洁局部。

（二）刮痧操作

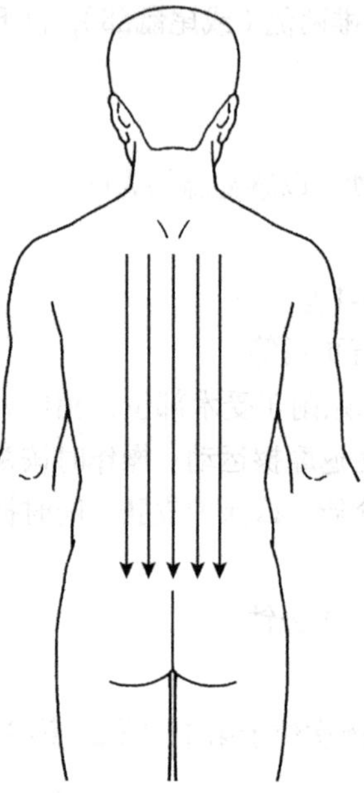

图 2-5-3　背腰部刮痧

1. 背腰部涂抹刮痧介质　刮痧师将刮痧介质均匀地涂在受术者背腰部督脉及膀胱经循行的皮肤上。涂抹范围：背腰部正中，从大椎穴涂至骶管裂孔；脊柱两侧，大椎穴旁开 1.5～3 寸区域，从上向下涂至第 4 骶椎棘突下。然后用刮痧板的平面迅速摩擦涂抹刮痧介质的皮肤，以受术者感到局部有热感为度。

2. 背腰部正中刮痧　从上向下刮拭背腰部正中（督脉）（图 2-5-3）。肌肉软组织丰满者可采用轻刮法，刮拭 10～20 次为宜。若身体消瘦、椎体棘突明显突出者，宜用刮痧板的边角由上向下依次点压、按揉椎间隙，每一个椎间隙按揉 5～10 秒，以局部有酸胀感为宜。

刮拭夹脊穴：用刮痧板的棱角沿棘突两侧自上而下点压、按揉华佗夹脊穴，以局部有酸胀感为宜。

3. 背腰部脊柱两侧刮痧　从上向下刮拭背腰部膀胱经第 1、第 2 侧线之间（脊柱两侧旁开 1.5～3 寸）的区域（图 2-5-3）。采用直线重刮法，每侧刮拭 20～30 次为宜。

刮拭大杼穴、风门穴：刺激大杼穴对加速传导、减轻粘连、缓解疼痛有较好效果；风门穴疏风散寒作用良好。分别用刮痧板的棱角置于大杼穴、风门穴上，直线刮拭 15～20 次，并施以适当点压或按揉。

大　杼　穴

定位：在背部，当第 1 胸椎棘突下，旁开 1.5 寸。属足太阳膀胱经（图 2-5-4）。

主治：咳嗽，发热，项强，肩背痛。

刮拭背俞穴：背俞穴是脏腑经气输注于背腰部的腧穴，全部分布于背部足太阳膀胱经第 1 侧线上，即后正中线（督脉）旁开 1.5　寸处。刺激背俞穴除治疗相应脏腑病证外，还可治疗与该脏腑有关联的五官病、肢体病。可重点刮拭肺俞、心俞、膈俞、肝俞、胆俞、脾俞、胃俞、肾俞等穴，以调节各脏腑的生理功能，提高免疫力，预防慢性疾病。常用直线重刮法、按揉法。

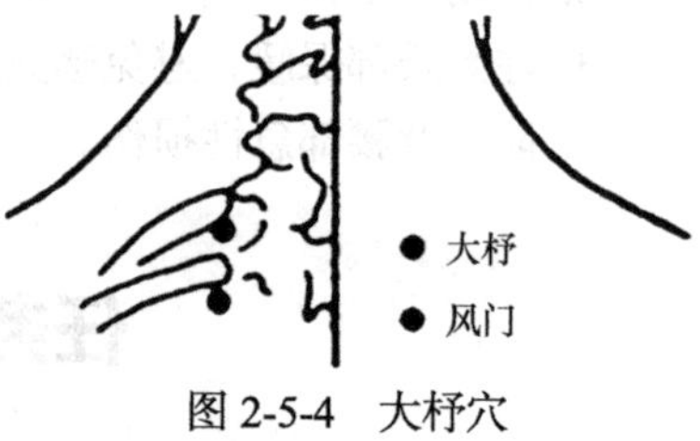

图 2-5-4　大杼穴

肺 俞 穴

定位：在背部，当第 3 胸椎棘突下，旁开 1.5 寸。属足太阳膀胱经（图 2-5-5）。

主治：发热，咳嗽，气喘，胸闷，潮热盗汗，鼻塞，背肌劳损等。

心 俞 穴

定位：在背部，当第 5 胸椎棘突下，旁开 1.5 寸。属足太阳膀胱经（图 2-5-5）。

主治：心痛，心悸，失眠，健忘，梦遗等。

膈 俞 穴

定位：在背部，当第 7 胸椎棘突下，旁开 1.5 寸。属足太阳膀胱经（图 2-5-5）。

主治：急性胃脘痛，呃逆，便血，咳嗽，气喘等。

肝 俞 穴

定位：在背部，当第 9 胸椎棘突下，旁开 1.5 寸。属足太阳膀胱经（图 2-5-5）。

主治：胁痛，黄疸，目疾，脊背痛等。

胆 俞 穴

定位：在背部，当第 10 胸椎棘突下，旁开 1.5 寸。属足太阳膀胱经（图 2-5-5）。

主治：黄疸，口苦，胁痛等。

脾 俞 穴

定位：在背部，当第 11 胸椎棘突下，旁开 1.5 寸。属足太阳膀胱经（图 2-5-5）。

主治：腹胀，黄疸，呕吐，泄泻，水肿等。

胃 俞 穴

定位：在背部，当第 12 胸椎棘突下，旁开 1.5 寸。属足太阳膀胱经（图 2-5-5）。

主治：胃脘痛，呕吐，腹胀，肠鸣等。

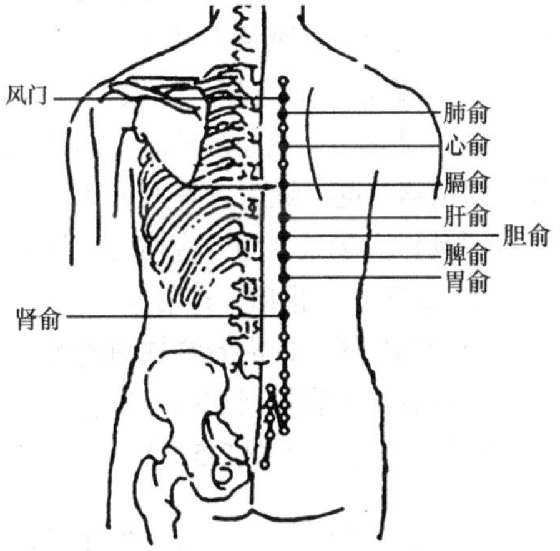

图 2-5-5 背俞穴

（三）刮痧后处理

用干净纸巾或干毛巾清洁皮肤上残留的刮痧介质。让受术者饮一杯温开水，休息片刻。

二 注意事项

1. 对患有严重的高血压、心脏供血不足及眩晕症的受术者，不宜采用站立位进行刮痧。

2. 对身体瘦弱者宜采用轻刮法，脊椎棘突明显突出者可用刮痧板的边角点压按揉棘突两侧凹陷处的夹脊穴。

3. 泌尿系感染、妇科疾病引起的腰痛及急性腰扭伤引起的腰痛禁刮。

4. 妇女月经期慎刮，孕妇腰骶部禁刮。

任务 3 背腰部拔罐

背腰部有背俞穴等很多重要穴位，背腰部拔罐不仅能调节脏腑，有效改善五脏六腑的功能，提高机体抗病能力，还能通过疏通经络，促进血液循环，有效缓解背腰部酸痛和疲劳。

一 工作过程

（一）选择体位

指导受术者采取俯卧位，充分暴露背腰部，局部肌肉宜舒展、松弛。

（二）选择器具

根据拟拔罐部位肌肉的丰厚程度及面积大小选择不同型号的质量合格的玻璃罐。准备好95%乙醇棉球、打火机或火柴、润滑剂（常用凡士林、医用甘油、液状石蜡或润肤霜等），以及治疗盘、弯盘、镊子等辅助工具。

（三）拔罐操作

背腰部拔罐，闪罐法、留罐法、走罐法、排罐法可结合运用。闪罐及留罐法已在颈肩部介绍，此处仅介绍走罐及排罐法。

1. 走罐法　宜选用口径较大，罐口圆厚、平滑的玻璃罐循足太阳膀胱经走罐。

先于足太阳膀胱经区域涂上润滑剂，同时还可将罐口涂上油脂。将罐吸拔后，一手握住罐体（罐前略抬起，罐后方着力），沿着足太阳膀胱经区域反复推拉，至走罐部位皮肤紫红为度。推罐时动作宜缓慢，用力应均匀，以防止火罐漏气脱落（图 2-5-6）。

2. 排罐法　排罐，即沿某一经脉或某一肌束的体表位置顺序成行排列吸拔多个罐具。

背腰部排罐，即沿着脊柱两侧足太阳膀胱经（背俞穴）从上向下吸拔两排玻璃罐，根据受术者身体状况可密排或疏排。另外，还可配合在督脉大椎穴吸拔一个口径略小的玻璃罐。留罐5～20 分钟后起罐（图 2-5-7）。

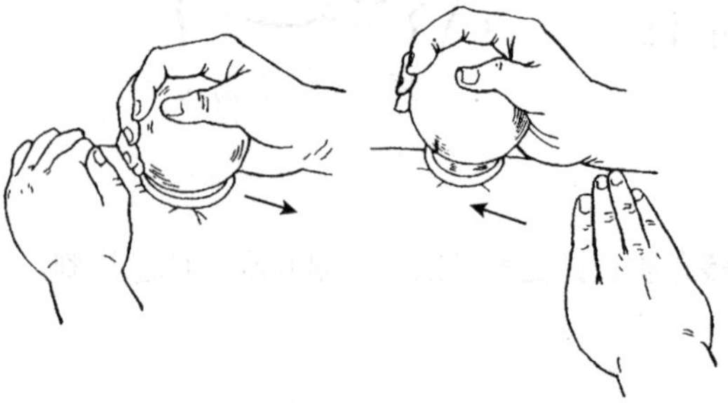

图 2-5-6　走罐法

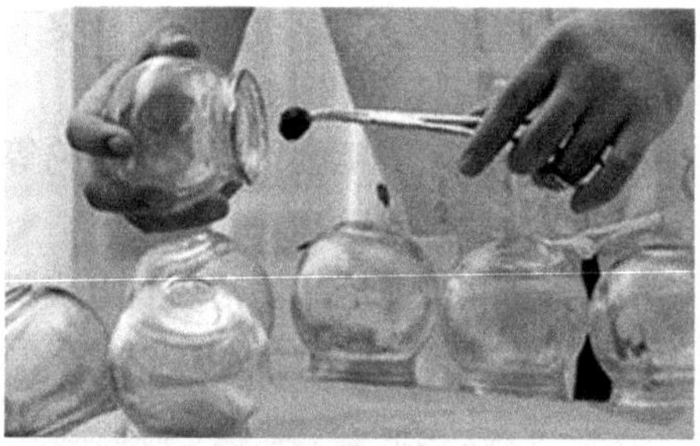

图 2-5-7　排罐法

链接

刺络拔罐

刺络拔罐是在用皮肤针或三棱针、粗毫针等点刺出血，或三棱针挑治后，再行拔罐、留罐。起罐后用消毒棉球擦净血迹，挑刺部位用消毒敷料或创可贴贴护。

二 注意事项

注意事项同颈肩部拔罐。

目标检测

一、选择题

A_1型题

1. 夹脊穴共有（　　）
   A. 34个　B. 17个
   C. 10个　D. 8个
   E. 20个
2. 当第2腰椎棘突下，旁开1.5寸的腧穴是（　　）
   A. 命门穴　B. 肾俞穴
   C. 腰眼穴　D. 腰阳关穴
   E. 大肠俞穴
3. 在腰骶部，位于第2骶后孔中腧穴是（　　）
   A. 上髎穴　B. 次髎穴
   C. 中髎穴　D. 下髎穴
   E. 肾俞穴
4. 在后正中线上，第2腰椎棘突下凹陷中的穴位是（　　）
   A. 命门穴　B. 肾俞穴
   C. 腰眼穴　D. 腰阳关穴
   E. 神阙穴
5. 足太阳膀胱经在背腰部分别位于脊柱旁开1.5寸及（　　）
   A. 2寸　B. 2.5寸
   C. 3寸　D. 3.5寸
   E. 4寸
6. 分推背腰部时按摩师宜站于受术者的（　　）
   A. 左侧　B. 右侧
   C. 后方　D. 头顶正前方
   E. 以上都可
7. 背部走罐不正确的是（　　）
   A. 宜选罐口平滑厚实的罐具
   B. 拔罐前在足太阳膀胱经区域涂上润滑剂
   C. 沿足太阳膀胱经区域反复推拉
   D. 至走罐部位皮肤紫红为度
   E. 推罐时，手握罐体使罐前方着力
8. 对患有高血压病、心脏病及体质虚弱的人进行刮痧时，不宜采用（　　）
   A. 站位　B. 坐位
   C. 俯卧位　D. 仰卧位
   E. 侧卧位
9. 对身体消瘦，棘突明显突出者，宜用刮痧板的边角采用下列哪一手法，由上向下依次刮拭椎间隙（　　）
   A. 重刮法　B. 挑法
   C. 点压按揉法　D. 刺法
   E. 角揉法

二、填空题

1. 肝俞穴在第________胸椎棘突下，旁开1.5寸；脾俞穴在第________胸椎棘突下，旁开1.5寸；肺俞穴在第________胸椎棘突下，旁开1.5寸。
2. 背腰部走罐时宜选用口径较大的________罐。
3. 背腰部有________及________经脉循行。
4. 背腰部脊柱两侧刮痧的区域，是脊柱两侧旁开________寸至________寸。

三、操作练习

1. 进行背腰部常用腧穴的定位练习。
2. 按照背腰部保健按摩步骤进行操作练习。
3. 按照背腰部保健刮痧步骤进行操作练习。
4. 按照走罐法、排罐法的操作规范，在背腰部进行操作练习。

（刘　琳）

项目6　上肢部保健

学习目标

1. 熟悉上肢部的经脉分布。
2. 能正确对上肢部保健按摩和刮痧所用穴位进行定位。
3. 掌握上肢部保健按摩的操作流程及动作要领，能规范实施上肢部保健按摩。
4. 掌握上肢部保健刮痧的操作流程，能规范实施上肢部保健刮痧，熟悉上肢部刮痧注意事项。
5. 掌握上肢部保健按摩和刮痧的相关知识。

上肢部经脉分布：上肢部有手三阴经、手三阳经分布。

手三阴经循行于上肢内侧：手太阴肺经循行于内侧前缘，手厥阴心包经循行于内侧中线，手少阴心经循行于内侧后缘。手三阳经循行于上肢外侧：手阳明大肠经循行于外侧前缘，手少阳三焦经循行于外侧中线，手太阳小肠经循行于外侧后缘。

任务1　上肢部保健按摩

上肢部是十二经脉中手三阴经、手三阳经的循行部位，按摩上肢部不仅能够起到调理相应脏腑功能的作用，还有通经活络、解痉止痛、滑利关节的功效，对缓解上肢酸痛，消除上肢疲劳有很好的效果。

一　工作过程

（一）选择体位

指导受术者采取仰卧位（也可采取坐位）。

（二）按摩操作

1. 推上肢　按摩师用手掌沿受术者上肢内侧从腕部向上直推至腋下，再沿上肢外侧从肩部向下直推至腕关节，各推5～8遍。

2. 拿揉上肢　按摩师拇指与其余四指相对用力，由肩部至腕部拿揉上肢肌肉。反复操作3～5遍。

3. 按揉腕关节　按摩师双手握住受术者一手的大小鱼际，用双手拇指指腹交替按揉受术者腕关节 1～2 分钟。

4. 按揉上肢穴位　按摩师用拇指分别按揉曲池穴、手三里穴、内关穴、神门穴、合谷穴、劳宫穴，每穴按揉 10～15 秒。反复操作 3～5 遍。

曲　池　穴

定位：侧腕，屈肘成直角，肘横纹外侧端与肱骨外上髁连线的中点。属手阳明大肠经（图 2-6-1）。

主治：手臂痹痛，上肢不遂，热病，高血压，急性胃肠炎，咽喉肿痛，齿痛，目赤痛，瘾疹，湿疹等。

手　三　里　穴

定位：在前臂背面桡侧，当阳溪穴与曲池穴连线上，肘横纹下 2 寸。属手阳明大肠经（图 2-6-1）。

主治：上肢不遂，手臂疼痛麻木，腹痛，腹泻，齿痛颊肿等。

阳　溪　穴

定位：腕背横纹桡侧，手拇指向上翘时，当拇短伸肌腱与拇长伸肌腱之间的凹陷中。属手阳明大肠经（图 2-6-2）。

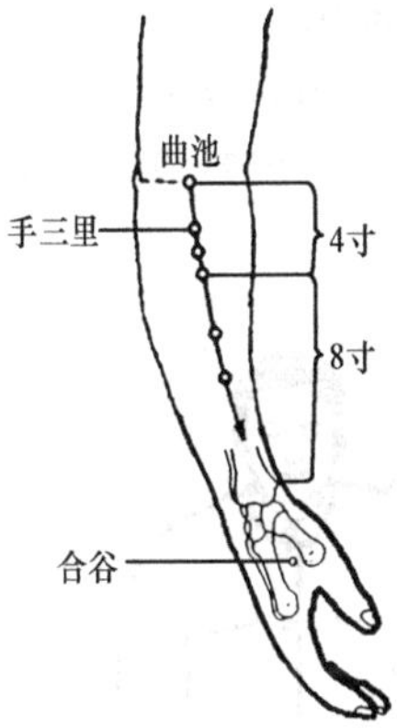

图 2-6-1　曲池穴、手三里穴

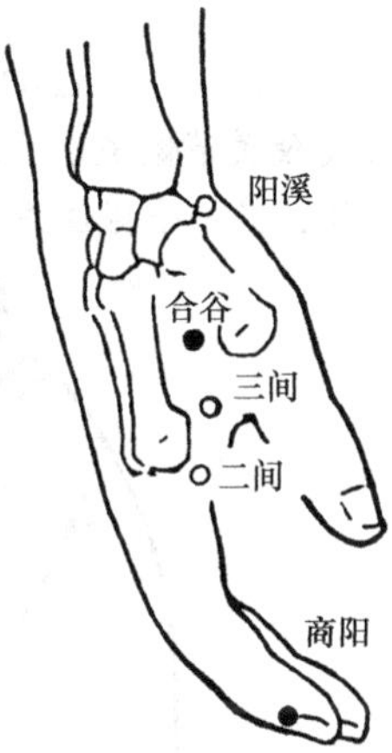

图 2-6-2　阳溪穴、合谷穴

主治：头痛，目赤肿痛，齿痛，手腕痛等。

合　谷　穴

定位：侧掌，微握拳，手背第 1、2 掌骨间，第 2 掌骨桡侧的中点处。简便取穴法：以一手的拇指掌面指关节横纹，放在另一手的拇、示指之间的指蹼缘上，屈指当拇指尖下是穴。属手阳明大肠经（图 2-6-2）。

主治：头痛、目赤肿痛、口眼㖞斜等头面一切疾病，胃痛，腹痛，便秘，感冒，半身不遂，痛经，经闭等病症。

内　关　穴

定位：前臂掌侧，腕横纹上 2 寸，掌长肌腱与桡侧腕屈肌腱之间。属手厥阴心包经（图 2-6-3）。

主治：心痛，心悸，胸痛，胃痛，呕吐，呃逆，失眠等。

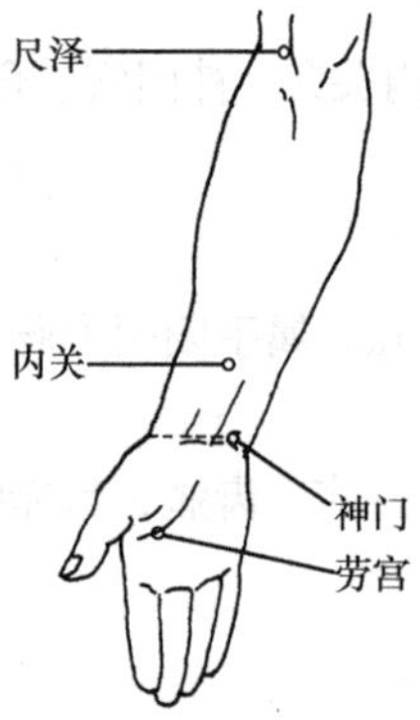

图 2-6-3　内关穴、神门穴、劳宫穴

神　门　穴

定位：位于腕部，腕掌侧横纹尺侧端，尺侧腕屈肌腱的桡侧凹陷处。属手少阴心经（图 2-6-3）。

主治：心悸，失眠，健忘，癫狂痫，心痛，心烦，腕臂痛，胸胁痛等。

劳　宫　穴

定位：在手掌心，第 2、3 掌骨之间，握拳中指尖下。属手厥阴心包经（图 2-6-3）。

主治：中风昏迷，心痛，口疮，口臭，鼻衄，癫狂痫证等。

5. 推揉掌心、手指　按摩师双手握住受术者手部，拇指放于其掌心，其余四指放于手背部，用拇指推揉掌心 1～2 分钟，然后推揉手指 3～5 遍。

6. 摇腕关节　按摩师一手握住受术者手腕部，另一手手指与其手指交错，掌心相对，稍加拔伸，在保持一定牵拉力的状态下摇动受术者腕关节 1 分钟。

【注意事项】　摇转幅度由小到大，并控制在生理活动范围内，或以受术者能耐受为度。

链接

运动关节类手法、摇法

运动关节类手法是使关节做被动性活动的一类手法。摇法属运动关节类手法，是用一手握住或挟住关节近端肢体，另一手握住关节远端肢体，使关节做被动的环旋运动（图 2-6-4）。

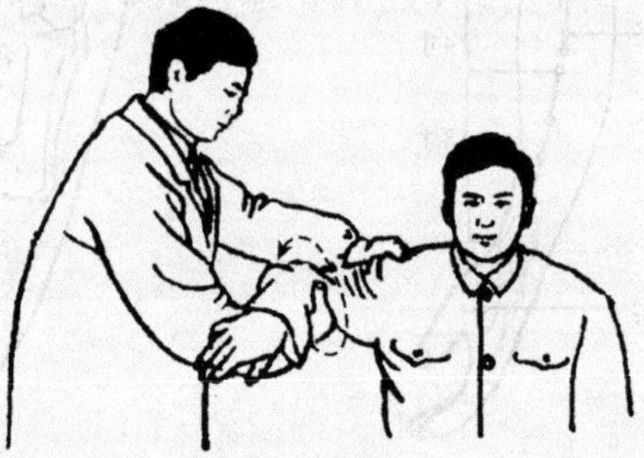

图 2-6-4　摇法

7. 捻勒手指　按摩师一手握住受术者手掌，另一手拇指和示指相对，先逐个捻搓受术者手指，然后用示指和中指夹住受术者手指，由指根向指尖迅速滑脱。反复操作 3～5 遍。

【动作要领】　操作时，一手握住其施术侧腕，另一手先用拇、示二指螺纹面，或拇指螺纹面与屈曲的示指中节桡侧面着力，夹持住受术者手指来回搓揉，再用示指和中指依次夹住各指指根，向指尖急拉滑脱。

【注意事项】　先捻揉各指，以放松肌筋。勒手指时，按摩师的示指和中指要与受术者手指贴实，急速地滑开。

链接

捻法和勒法

捻法属挤压类手法，是用拇指、示指捏住一定部位做往返搓揉（图 2-6-5）。勒法属运动关节类手法，是用屈曲的示、中两指紧夹指（趾）根部，迅速滑出指（趾）端。

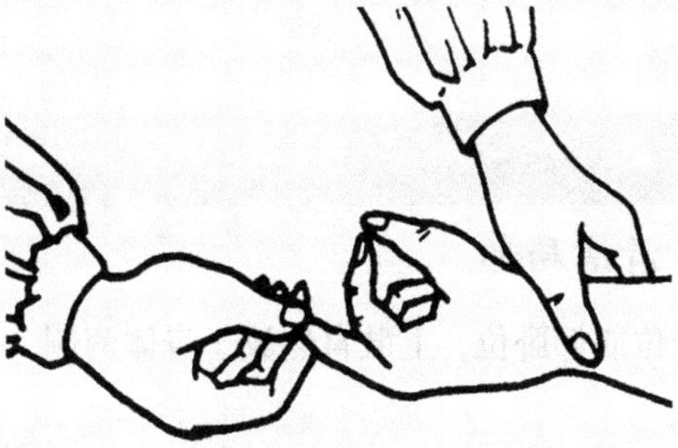

图 2-6-5 捻法

8. 抖动上肢 按摩师双手同时握住受术者一手大、小鱼际部，在稍用力牵拉的基础上，做上下抖动 1～2 分钟。

【动作要领】 操作时，上身略前俯，用双手握住受术者的腕部，将其上肢向前外侧抬起 60°左右，稍带牵拉做连续、小幅度、频率较高的上下抖动，频率为 200～250 次/分。按摩师应呼吸自然，不可屏气。

【注意事项】 抖动上肢操作结束时禁止猛然用力牵拉。习惯性肩关节脱位者禁用本法。

链接

抖 法

抖法属振动类手法，是用双手或单手握住肢体远端，做小幅度快频率的连续上下抖动，使关节肌肉产生松动感（图 2-6-6）。

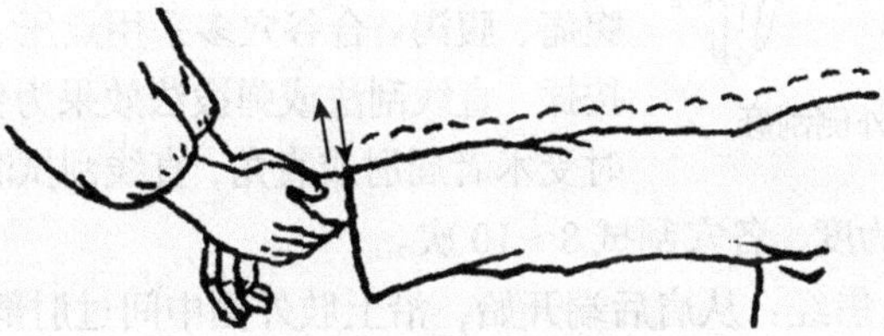

图 2-6-6 抖法

9. 摇肩关节 按摩师用一手扶着受术者肘部，另一手握住其手指，先顺时针后逆时针，环转摇动肩关节各 5～10 圈。

【注意事项】 摇转幅度由小到大，并控制在生理活动范围内，或以受术者能耐受为度。

二 健康指导

1. 劳逸结合，避免上肢长时间处于肌肉紧张状态，避免过度劳累。
2. 注意保暖，寒凉天气不要把上肢裸露在外，避免风寒之邪侵袭。
3. 注意上肢功能锻炼，以增强肌力。
4. 防止外伤。

任务 2 上肢部保健刮痧

上肢部有心、肺、心包、小肠、大肠、三焦六条经脉循行，经常刮拭上肢部能调节相应脏腑功能，防治头痛眩晕、高血压、心脏病等疾患。上肢部刮痧对缓解上肢疲劳、酸痛、麻木等也有良好效果。

一 工作过程

（一）选择体位，清洁局部

指导受术者取仰靠坐位或仰卧位，上肢自然放于身体两侧，暴露上肢部的皮肤，刮痧师用热毛巾擦拭清洁。

（二）刮痧操作

1. 上肢部涂抹刮痧介质　刮痧师将刮痧介质均匀地涂在受术者上肢内、外两侧的皮肤上，用刮痧板的平面迅速摩擦要刮的部位，以受术者感到局部有热感为度。

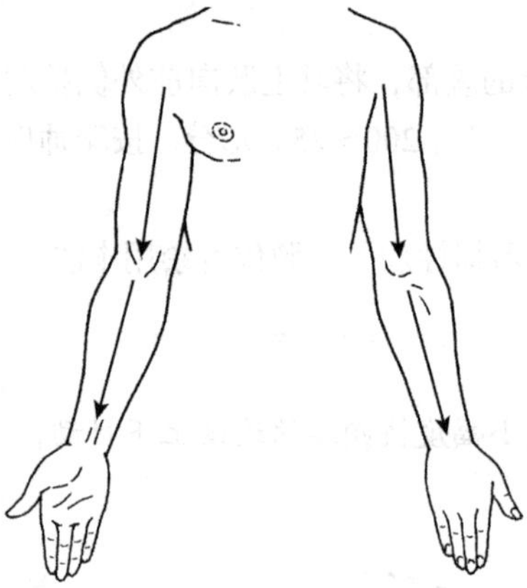

图 2-6-7　上肢内、外侧刮痧

2. 上肢外侧刮痧（图 2-6-7）

（1）刮手阳明大肠经：从肩前端开始，沿上肢外侧前缘过肘部刮至腕部、示指桡侧处。用轻刮法刮拭 10～20 次为宜。

刮拭合谷穴、手三里穴、曲池穴：合谷穴长于清泻阳明之郁热，疏解面齿之风邪，通调头面之经络，是治疗头面五官各种疾患之要穴；曲池穴治疗肩肘关节疼痛、上肢瘫痪、高血压、荨麻疹、感冒发热、扁桃体炎效果良好；手三里穴可疏经通络、理肠通腑、理气止痛，多用于治疗手肘疼痛、腹痛、腹泻。合谷穴多采用点压、按揉法刮拭；手三里穴用按揉、直线刮法或弹拨法效果为佳；曲池穴用点压、按揉法时受术者屈肘成直角，直线刮拭时要平伸上臂。刮拭力量适中，以受术者能承受为度，各穴刮拭 8～10 次。

（2）刮手少阳三焦经：从肩后端开始，沿上肢外侧中间过肘部刮至腕部、环指尺侧处。用轻刮法刮拭 10～20 次为宜。

刮拭外关穴：外关穴有镇惊熄风、通经活络的功效。刮拭外关穴，多采用点压、按揉或直线刮法，要求力量适中，以受术者能承受为度，操作 8～10 次。

外 关 穴

定位：在尺桡骨之间，腕背横纹上 2 寸，与内关穴相对。属手少阳三焦经（图 2-6-8）。

主治：手指疼痛，肩臂疼痛，偏头痛，耳鸣耳聋，热病，胸胁痛等。

（3）刮手太阳小肠经：从肩关节后侧腋后纹头处开始，沿上肢外侧后缘过肘部刮至腕部、小指尺侧处。用轻刮法刮拭 10～20 次为宜。

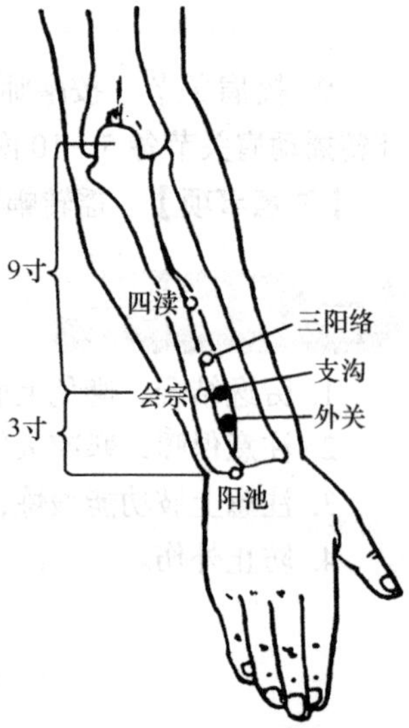

图 2-6-8　外关穴

3. 上肢内侧刮痧（图 2-6-7）

（1）刮手太阴肺经：从锁骨外端的中府穴开始，沿上肢内侧前缘过肘部刮至腕部、拇指桡侧处。用轻刮法刮拭10～20次为宜。

（2）刮手厥阴心包经：从上肢内侧中间过肘部刮至腕部、中指端。用轻刮法刮拭10～20次为宜。

刮拭内关穴：内关穴缓急止痛、宁心安神、和胃降逆效果良好，是治疗心血管病的重要穴位。可循经直线刮拭10～20次，或点压、按揉，力量适中，以受术者能承受为度。

（3）刮手少阴心经：从腋窝顶端开始，沿上肢内侧后缘过肘部刮至腕部、小指桡侧处。用轻刮法刮拭10～20次为宜。

刮拭神门穴：神门穴帮助入眠、补益心气、安定心神效果良好。刮拭神门穴多采用点压、按揉法，要求力量适中，以受术者能承受为度，刮拭8～10次。

（三）刮痧后处理

用干净纸巾或干毛巾清洁皮肤上残留的刮痧介质。让受术者饮一杯温开水，休息片刻。

二 注意事项

1. 掌握好刮拭的力度、方向，避免损伤关节。
2. 关节红肿、积水者，局部不宜刮。
3. 皮肤局部红肿、溃破感染处不能刮。
4. 应避开肘关节内侧尺神经、腋窝大血管及骨骼突出处。

目标检测

一、选择题

A_1型题

1. 内关穴位于掌长肌腱与桡侧腕屈肌腱之间，腕横纹上（　　）

A. 3寸　B. 1寸　C. 2寸　D. 4寸　E. 5寸

2. 握拳，中指尖下的腧穴是（　　）

A. 中冲穴　B. 少冲穴　C. 中渚穴　D. 劳宫穴　E. 太冲穴

3. 侧掌，微握拳，手背第1、2掌骨间，第2掌骨桡侧中点处是（　　）

A. 阳溪穴　B. 合谷穴　C. 中渚穴　D. 劳宫穴　E. 足三里穴

4. 神门穴属于（　　）

A. 足少阴肾经　B. 手太阴肺经　C. 手厥阴心包经　D. 手少阴心经　E. 手阳明大肠经

5. 手三里穴位于前臂背面桡侧，肘横纹下（　　）

A. 2寸　B. 3寸　C. 1寸　D. 4寸　E. 5寸

6. 侧腕，屈肘成直角，位于肘横纹外侧端与肱骨外上髁之间的穴位是（　　）

A. 尺泽穴　B. 曲泽穴　C. 曲池穴　D. 小海穴　E. 手三里穴

7. 摇关节时要注意（　　）

A. 幅度不宜过大　B. 幅度越大越好　C. 幅度不宜过小　D. 幅度越小越好　E. 力度要大

8. 外关穴位于尺桡骨之间，腕背横纹上（　　）

A. 1寸　B. 2寸　C. 3寸　D. 4寸　E. 5寸

9. 上肢部刮痧宜采用（　　）
A. 梳刮法　　B. 重刮法
C. 弧线刮法　　D. 摩擦法
E. 轻刮法

二、填空题

1. 上肢部循行的经脉有________、________、________、________、________、________。
2. 按摩师用屈曲的示、中两指紧夹受术者指（趾）根部，迅速滑出指（趾）端的手法是________。
3. 腕关节保健按摩常用的手法有________和________。
4. 摇法属于________类手法；捻法属于________类手法；抖法属于________类手法。

三、操作练习

1. 进行上肢部常用腧穴的定位练习。
2. 按照上肢部保健按摩步骤进行操作练习。
3. 按照上肢部保健刮痧步骤进行操作练习。

（董建栋）

项目 7　下肢部保健

学习目标

1. 熟悉下肢部的经脉分布。
2. 能正确对下肢部保健按摩和刮痧所用穴位进行定位。
3. 掌握下肢部保健按摩的操作流程及动作要领，能规范实施下肢部保健按摩。
4. 掌握下肢部保健刮痧的操作流程，能规范实施下肢部保健刮痧，熟悉下肢部刮痧注意事项。
5. 掌握下肢部保健按摩和刮痧的相关知识。

下肢部经脉分布：下肢部有足三阴经、足三阳经分布。

足三阴经分布于下肢内侧：足太阴脾经循行于内侧前缘，足厥阴肝经循行于内侧中线，足少阴肾经循行于内侧后缘。在内踝上 8 寸以下，肝经走前缘，脾经走中线。足三阳经分布于下肢外侧：足阳明胃经循行于外侧前缘，足少阳胆经循行于外侧中线，足太阳膀胱经循行于外侧后缘。

任务 1　下肢部保健按摩

下肢部是十二经脉中足三阴经、足三阳经的循行部位，按摩下肢部除能调节相应脏腑功能外，还能明显缓解下肢部疲劳、酸痛，缓解腓肠肌痉挛，滑利膝踝关节，还可预防坐骨神经痛、下肢肌肉劳损等病症。

一　工作过程

（一）选择体位

指导受术者先采取仰卧位（也可采取仰靠位），进行下肢前侧、内侧、外侧部按摩，下肢后侧部按摩时改换成俯卧位。

（二）按摩操作

1. 下肢前侧、内侧、外侧部按摩

（1）直推下肢前侧、内侧、外侧：按摩师以手掌紧贴受术者大腿根部，分别自大腿前面直推至足背，自股内侧直推至足弓，自大腿外侧直推至足外踝，各推 3～5 遍。

（2）拿揉下肢内侧、前侧、外侧：按摩师以双手拇指与其余四指分别着力于受术者下肢内侧、前侧、外侧，自上而下，各拿揉 3～5 遍。

（3）擦下肢前侧、内侧、外侧：按摩师一手扶于受术者髋部，另一手用手背近小指侧部分从其髋部擦至膝关节。反复操作 3～5 遍。

（4）拨膝眼：按摩师用拇指指腹着力于受术者内、外膝眼穴，向下施力按压并拨动，每穴各拨 2～3 次。

膝 眼 穴

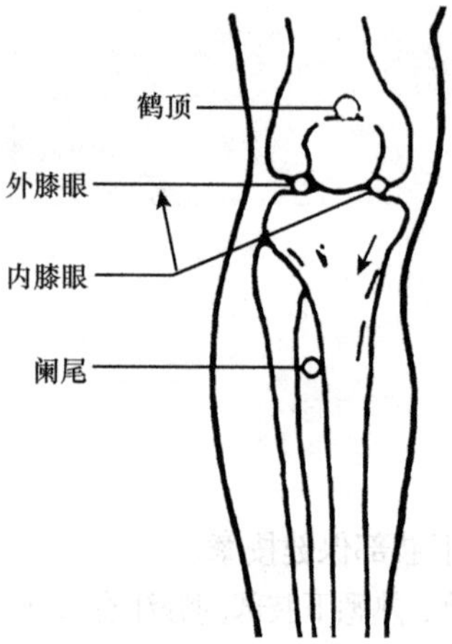

图 2-7-1　膝眼穴

定位：屈膝，在膝部，髌韧带内、外侧凹陷中。是奇穴（图 2-7-1）。

主治：膝关节疼痛，腿痛，脚气等。

【注意事项】

拨法操作时用力不宜过大，向髌韧带方向弹拨。

（5）抱揉膝关节：按摩师双手抱住受术者膝关节两侧，交替揉动 1～2 分钟。

（6）按揉下肢内侧、前侧穴位：按摩师用拇指指腹分别按揉受术者血海穴、足三里穴、三阴交穴，每穴按揉 10～15 秒。反复操作 3～5 遍。

血 海 穴

定位：在股前区，髌底内侧端上 2 寸，股内侧肌隆起处。简便取穴法：受术者屈膝，按摩师以左（右）手掌心按于受术者右（左）膝髌骨上缘，第 2～5 指向上伸直，拇指约呈 45° 斜置，拇指尖下是穴。属足太阴脾经（图 2-7-2）。

主治：痛经，月经不调，经闭，崩漏，湿疹，丹毒，瘾疹等。

三 阴 交 穴

定位：在小腿内侧，内踝尖上 3 寸，胫骨内侧缘后际。属足太阴脾经（图 2-7-3）。

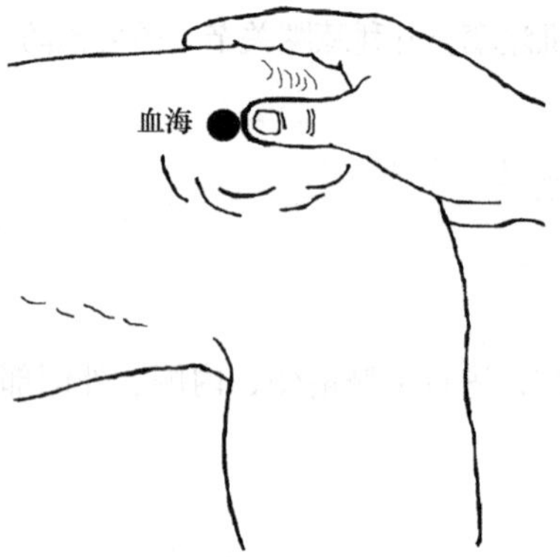

图 2-7-2　血海穴

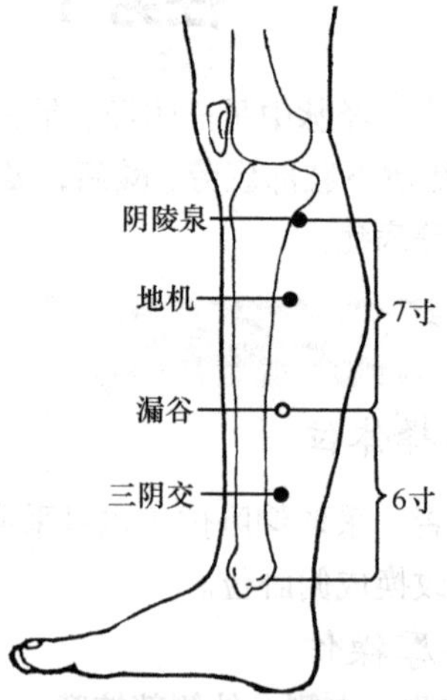

图 2-7-3　三阴交穴

主治：腹胀，腹泻，痛经，月经不调，遗尿，水肿，遗精，阳痿等。

（7）拨足阳明胃经：按摩师用双手拇指指腹置受术者膝下足阳明胃经上，自上而下弹拨 3～5 遍。

（8）叩击下肢内内侧、前侧、外侧：按摩师用双手空拳或手掌侧面击打受术者大腿、小腿内外两侧1～2分钟。

（9）推摩足背：按摩师双手四指置于受术者足底，以双手拇指、大鱼际及掌根自受术者脚踝部推摩至足趾。反复5～10遍。

（10）摇踝关节（规范名：距小腿关节）：按摩师一手托住受术者踝关节，一手握住其足部，做踝关节背屈、背伸及顺、逆时针地环转摇动1分钟。

2. 下肢后侧部按摩　指导受术者改换成俯卧位。

（1）推下肢：按摩师一手扶在受术者臀部，另一手掌面贴紧其下肢后部，由上向下直推至脚踝5～8遍。

（2）拿揉臀部及下肢后侧：按摩师以两手拇指与其余四指相对，自上而下拿揉受术者臀部及下肢后侧3～5遍，以臀部、大腿后侧及小腿后侧肌群为拿揉重点。

（3）㨰臀部及下肢后侧：按摩师以手背近小指侧部分㨰受术者臀部及下肢后侧3～5遍，臀部、大腿后侧及小腿后侧肌群应重点㨰。

（4）按揉下肢后侧穴位：按摩师用肘尖或拇指指腹按揉受术者环跳、承扶、殷门、委中、承山等穴，每穴按揉10～15秒。反复操作3～5遍。

环　跳　穴

定位：侧卧屈股，位于股骨大转子最凸点与骶管裂孔连线的外1/3与内2/3交点处。属足少阳胆经（图2-7-4）。

主治：腰胯疼痛，半身不遂，下肢痿痹，挫闪腰痛等。

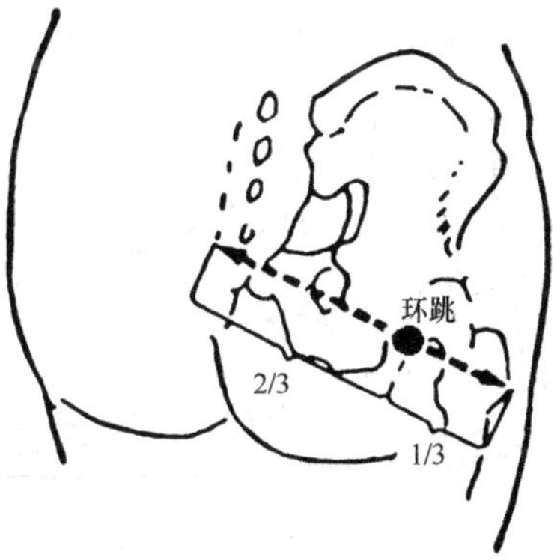

图2-7-4　环跳穴

承　扶　穴

定位：在大腿后面，位于臀横纹中点。属足太阳膀胱经（图2-7-5）。

主治：腰腿疼痛，下肢瘫痪，痔疮等。

殷　门　穴

定位：承扶穴与委中穴的连线上，承扶穴下6寸。属足太阳膀胱经（图2-7-5）。

主治：腰腿疼痛，下肢痿痹等。

委　中　穴

定位：位于腘横纹中央。属足太阳膀胱经（图2-7-6）。

主治：腰背痛，下肢痿痹，半身不遂，疔疮，小便不利，遗尿等。

承　山　穴

定位：位于小腿后面正中，当伸直小腿或足跟上提时腓肠肌肌腹下出现的凹陷的顶端。属足太阳膀胱经（图2-7-6）。

主治：腿痛转筋，腰背痛，脚气，腹痛，便秘，痔疮等。

【注意事项】　按揉委中穴、承山穴时力度不宜过大，不宜用肘尖。

（5）叩击臀部及下肢后侧：按摩师以双手空拳有节奏地叩击受术者臀部及下肢后侧部1～2分钟，力量稍重。

（6）按揉昆仑、太溪：按摩师将拇指和示指置于受术者昆仑穴、太溪穴，每次按揉10～15秒，操作3～5次。

昆　仑　穴

定位：位于外踝尖与跟腱之间的凹陷处。属足太阳膀胱经（图2-7-7）。

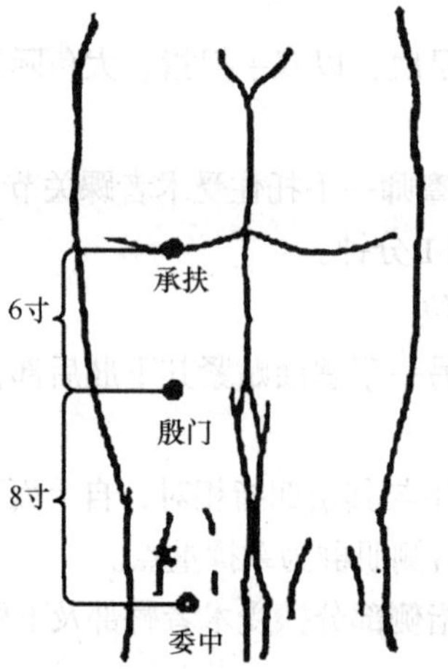

图 2-7-5　承扶穴、殷门穴

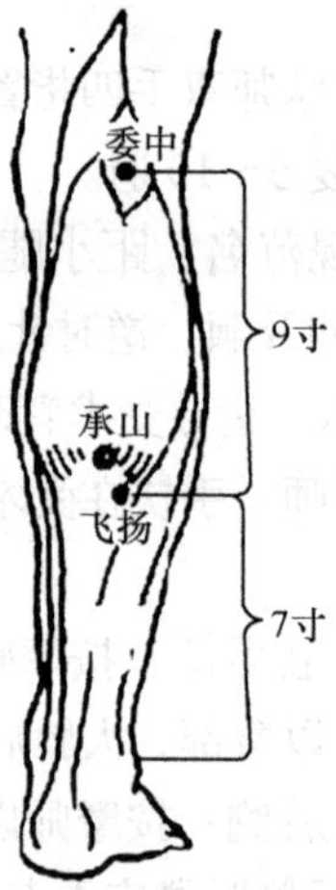

图 2-7-6　委中穴、承山穴

主治：头痛，项强，目眩，腰骶疼痛，足跟肿痛等。

太　溪　穴

定位：位于内踝高点与跟腱之间的凹陷处。属足少阴肾经（图 2-7-8）。

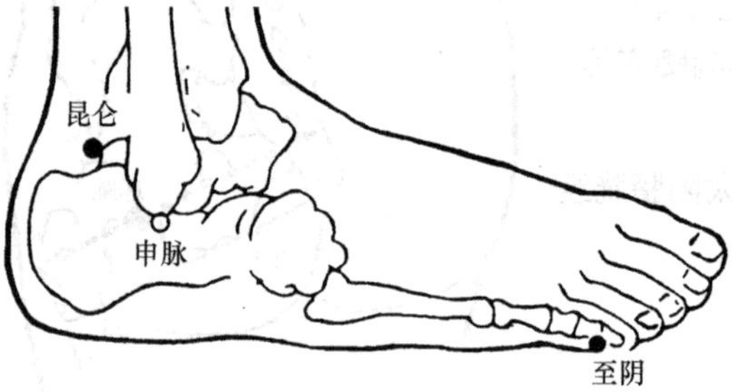

图 2-7-7　昆仑穴

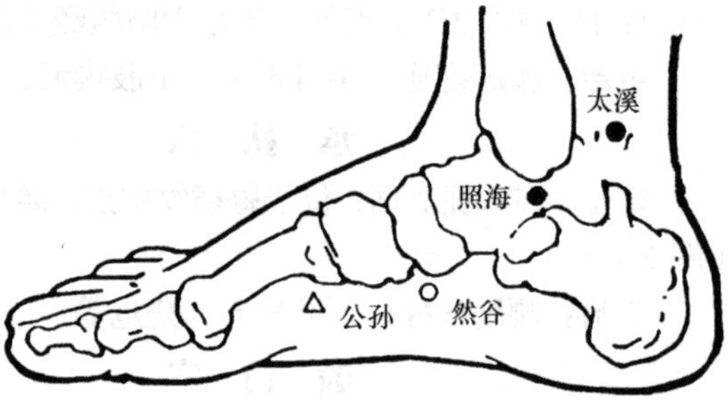

图 2-7-8　太溪穴

主治：头痛目眩，耳鸣耳聋，月经不调，遗精，阳痿，小便频数，腰脊痛，足跟痛等。

（7）捻勒足趾：按摩师用拇指和示指相对，先逐个捻搓受术者足趾，然后用示指和中指夹住受术者足趾，由趾根向趾尖迅速滑脱，反复操作 3～5 次。

（8）叩足跟：按摩师单手半握拳用小鱼际叩击受术者足跟 10～15 次。

（9）推足底：按摩师用单手掌快速推受术者足底 3～5 次。

二　健康指导

1. 不要长时间站立不动。中年后，要适当控制登山、爬楼梯类运动，避免损伤膝关节。
2. 注意保暖，尤其是膝、踝关节，避免风寒之邪侵袭。
3. 注意适当的下肢功能锻炼，增强下肢力量。
4. 防止外伤。

任务 2　下肢部保健刮痧

下肢部有肝、脾、肾、胆、胃、膀胱六条经脉循行，经常刮拭下肢部有调节相应脏腑功能的作用，还可缓解由椎间盘突出、坐骨神经痛、腰肌劳损等所引起的下肢麻木疼痛。

一 工作过程

（一）选择体位，清洁局部

指导受术者取仰靠坐位或仰卧位，上肢自然放于身体两侧，暴露下肢部皮肤，刮痧师用热毛巾擦拭清洁。

（二）刮痧操作

1. 下肢部涂抹刮痧介质　先将刮痧介质均匀地涂在受术者下肢外侧的皮肤上，用刮痧板的平面迅速摩擦涂抹刮拭介质的皮肤，以受术者感到局部有热感为度。

2. 下肢外、后侧刮痧　以膝关节为界分上下两段分别刮拭（图 2-7-9）。

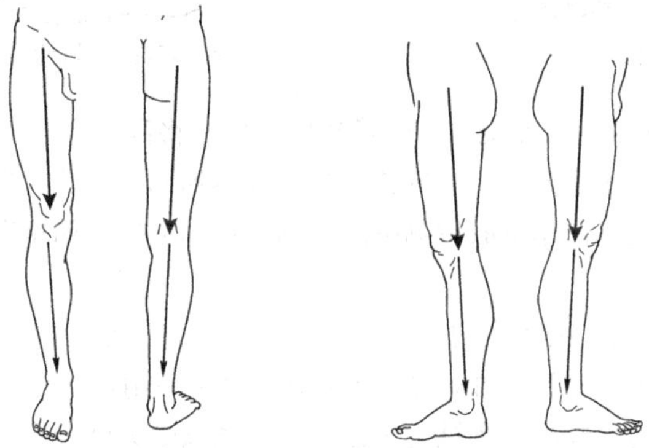

图 2-7-9　下肢部刮痧

（1）刮足阳明胃经：从大腿外侧前缘近腹股沟处向下刮拭，经膝关节外侧、足三里穴、胫骨外侧至第 2 足趾处。用重刮法刮拭 15～20 次为宜。

刮拭足三里穴、丰隆穴：足三里穴是强身健体的要穴，有疏通经络、调和气血、健胃止痛的作用；丰隆穴祛痰化湿、健脾和胃效果良好。两穴均可采用直线重刮法，分别刮拭 20～30 次，也可采用点压、按揉法，刮拭力量以受术者能承受为度。

丰　隆　穴

定位：在小腿前外侧，当外踝尖上 8 寸，距胫骨前缘 2 横指，也是外膝眼与外踝尖连线中点。属足阳明胃经（图 2-7-10）。

主治：头痛，眩晕，痰多咳嗽，呕吐，便秘，下肢痿痹。

（2）刮足少阳胆经：指导受术者换成侧卧位。从髋关节外侧的环跳穴向下刮拭，循下肢外侧中间，经阳陵泉穴至第 4 足趾处。用重刮法刮拭 15～20 次为宜。

刮拭环跳穴、阳陵泉穴：环跳穴治疗坐骨神经痛，下肢麻痹，脑血管病后遗症，腰腿痛，髋关节及周围软组织疾病效果良好；阳陵泉穴善于舒筋通络。两穴均可采用直线刮法，每个穴位从上向下刮拭 15～20 次为宜，也可采用点压、按揉法，环跳穴还可采用弹拨法，刮拭力量以受术者能承受为度。

阳 陵 泉 穴

定位：腓骨小头前下方凹陷处。属足少阳胆经（图 2-7-11）。

主治：半身不遂，下肢痿痹，麻木，膝肿痛，胁肋痛，口苦等。

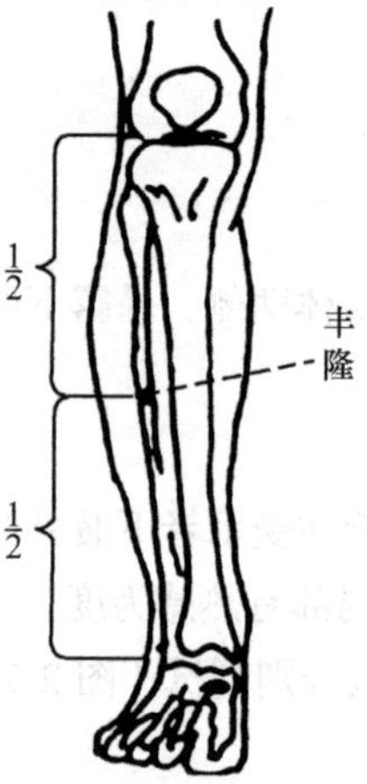

图 2-7-10　丰隆穴

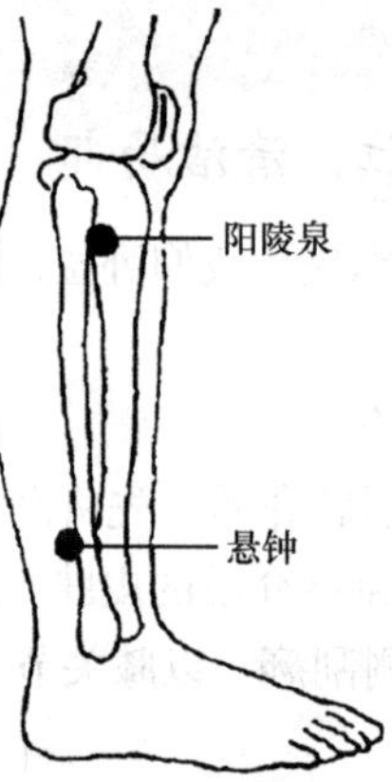

图 2-7-11　阳陵泉穴

（3）刮足太阳膀胱经：指导受术者变换成俯卧位。将刮痧介质均匀地涂在下肢后侧的皮肤上，用刮痧板的平面迅速摩擦要刮的皮肤，受术者感到局部有热感后开始刮拭。

从臀横纹中点向下刮拭，循下肢后侧中间，刮至足小趾处。用重刮法直线刮拭 15～20 次为宜。

刮拭委中穴、承山穴：委中穴对缓解背腰痛效果良好，承山穴为治疗腓肠肌痉挛的常用穴。可采用直线刮法，每个穴位刮 15～20 次为宜，也可采用点压、按揉法。委中穴还可采用拍打法，承山穴还可采用弹拨法。刮拭力量以受术者能承受为度。

链接

拍　打　法

拍打法又称击打法、叩击法。握住刮痧板一端，利用腕力或肘部关节的活动，使刮痧板另一端平面在体表上进行有规律地击打，速度均匀，力度和缓。此法宜用于腰背部、前臂、腘窝等部位。

3. 下肢内侧刮痧　以膝关节为界分上下两段分别刮拭（图 2-7-9）。

（1）刮足太阴脾经：指导受术者变换为仰靠坐位或仰卧位。将刮痧介质均匀地涂在下肢内侧的皮肤上，用刮痧板的平面迅速摩擦涂抹刮痧介质的皮肤，受术者感到局部有热感后开始刮拭。

从大腿内侧前缘向下刮拭，经血海穴、三阴交穴至足大趾内侧处。用重刮法刮拭 15～20 次为宜。

刮拭血海穴、三阴交穴：血海穴对月经不调、崩漏、经闭及胃痛、膝肿、乳痛均有理想的治疗效果；三阴交穴有健脾益气、调补肝肾的功效，能统调足三阴经所主治的疾患。两穴均可采用直线轻刮法刮拭 15～20 次，也可用点压、按揉法。

（2）刮足厥阴肝经：从大腿内侧根部，脾经之后向下刮拭至足大趾处。刮拭 15～20 次为宜。

（3）刮足少阴肾经：从腹股沟内侧端，沿下肢内侧后缘向下刮拭，经膝关节内后侧刮至足底涌泉穴处。刮拭 15～20 次为宜。

涌 泉 穴

定位：位于足底（去趾）前1/3与后2/3交界处，足趾跖屈时呈凹陷处。属足少阴肾经（图2-7-12）。

主治：昏厥，头痛，头晕，眼花，咽喉痛，足心热等。

（三）刮痧后处理

用干净纸巾或干毛巾清洁皮肤上残留的刮痧介质。让受术者饮一杯温开水，休息片刻。

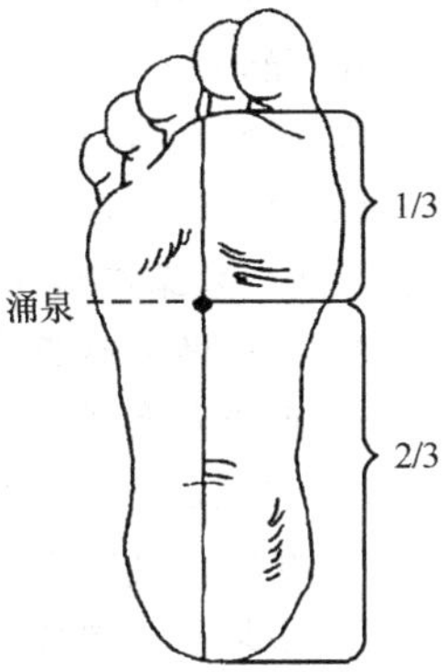

图2-7-12 涌泉穴

二 注意事项

1. 下肢刮拭可分为膝上、膝下两段进行，由上向下刮拭。
2. 下肢常用重刮法直线刮拭，关节处应变换手法，避免损伤关节。
3. 下肢静脉曲张及浮肿者，宜采用逆刮法。
4. 关节内积液或关节红肿热痛时，局部不宜刮拭。

链接

逆 刮 法

逆刮法指与常规的刮拭方向相反，从远心端开始向近心端方向刮拭。此法宜用于下肢静脉曲张、下肢浮肿患者或按常规方向刮痧效果不理想的部位。

目标检测

一、选择题

A_1型题

1. 血海穴位于大腿内侧，髌底内侧端上（　　）
   A. 3寸　B. 1寸　C. 2寸　D. 4寸　E. 5寸
2. 位于内踝高点与跟腱之间凹陷处的腧穴是（　　）
   A. 昆仑穴　B. 太溪穴　C. 照海穴　D. 太冲穴　E. 三阴交穴
3. 三阴交穴位于小腿内侧面，胫骨内侧面后缘，内踝尖上（　　）
   A. 2寸　B. 1寸　C. 4寸　D. 3寸　E. 5寸
4. 位于腘横纹中央的穴位是（　　）
   A. 委中穴　B. 委阳穴　C. 犊鼻穴　D. 血海穴　E. 鹤顶穴
5. 下列哪个腧穴常用肘尖按揉（　　）
   A. 委中穴　B. 承山穴　C. 太溪穴　D. 三阴交穴　E. 环跳穴
6. 腓骨小头前下方凹陷处是（　　）
   A. 阴陵泉穴　B. 阳陵泉穴　C. 丰隆穴　D. 足三里穴　E. 血海穴
7. 下列操作不正确的是（　　）
   A. 拿揉下肢后侧以臀部、大腿后侧及小腿后侧肌群为重点。
   B. 按揉委中穴、承山穴时力度不宜过大。
   C. 摇踝关节是做踝关节背曲、背伸及顺、逆时针的环转摇动。
   D. 拨足阳明胃经是从大腿根部，自上而下拨至膝关节。
   E. 叩击臀部及下肢后侧部时力量可稍重

些。

8. 下肢静脉曲张者宜采用（　　）
   A. 逆刮法　　B. 直线刮法
   C. 弧线刮法　　D. 边刮法
   E. 角刮法
9. 下列刮痧操作正确的是（　　）
   A. 四肢部刮拭应尽量拉长，遇到关节部位可强力重刮。
   B. 四肢皮下不明原因的包块及皮肤局部红肿、溃破感染的部位不能刮拭。
   C. 膝关节结构简单，宜用刮痧板的棱角刮拭。
   D. 肘关节内侧尺侧神经、腋窝大血管及骨骼突出处应重刮。
   E. 关节内积液或关节红肿热痛时，局部可用轻刮法。

二、填空题

1. 下肢部分布的经脉有________、________、________、________、________、________。
2. 逆刮法是从________开始向________方向刮拭。
3. 握住刮痧板一端，利用腕力或肘部关节的活动，使刮痧板另一端平面在体表上进行有规律地击打，此刮痧手法是________。

三、操作练习

1. 进行下肢部常用腧穴的定位练习。
2. 按照下肢部保健按摩步骤进行操作练习。
3. 按照下肢部保健刮痧步骤进行操作练习。

（董建栋）

参考文献

封银曼. 2016. 中国传统康复疗法. 北京：人民卫生出版社
贾春华. 2012. 中医护理. 第 2 版. 北京：人民卫生出版社
金玉忠，杨利慧，李力强. 2016. 中医学. 第 3 版. 西安：第四军医大学出版社
李晶. 2011. 中医诊断学. 第 2 版. 北京：科学出版社
刘桂英，马秋平. 2010. 中医护理. 北京：科学出版社
马烈光. 2012. 中医养生学. 北京：中国中医药出版社
孙秋华. 2012. 中医护理. 北京：人民卫生出版社
王敏勇，孙欣峰. 2015. 中医基础理论. 北京：中国中医药出版社
温茂兴. 2014. 中医护理学. 第 3 版. 北京：人民卫生出版社
吴红玲. 2014. 中医护理. 北京：北京出版社
伍利民，顾绍年. 2009. 中医学基础. 西安：第四军医大学出版社
谢明夫，郑友凡. 2014. 中医护理学. 北京：人民卫生出版社
中国就业培训技术指导中心组. 2013. 保健按摩师. 北京：中国劳动社会保障出版社
中国就业培训技术指导中心组. 2013. 保健刮痧师. 北京：中国劳动社会保障出版社
中华人民共和国国家标准. 2013. 针灸技术操作规范. 北京：中国国家标准化管理局

附　录

附录1　毫 针 刺 法

毫针刺法，是以毫针为针刺工具，运用一定的手法刺入人体经络腧穴，以达到防治疾病目的的一种技术操作。毫针刺法具有疏通经络、行气活血、调和阴阳和扶正祛邪的作用，其适应证广泛，内、外、妇、儿等各科均可应用，对于疼痛性、功能失调性及某些急性病症，均有迅速而显著的效果。

临床使用的毫针多以不锈钢为主制成，分为针尖、针身、针根、针柄、针尾五部分。根据针身长短和粗细的不同，毫针可分为多种规格，临床上根据腧穴所在部位的解剖特点、治疗需要和病人的年龄、体质等情况合理选用。

一　操作

（一）针刺前准备

1. 应与患者沟通，消除患者顾虑，使患者能够充分放松，配合治疗。

2. 按针刺部位取合理体位。所选体位应有利于术者能够正确取穴、施术方便，同时又能保证患者在留针和行针过程中舒适。

3. 进行严格消毒。针具器械可采用高压蒸汽灭菌法、药液浸泡消毒法和煮沸消毒法，也可选用一次性针灸针；治疗人员手指应用肥皂水（或免洗手消毒凝胶）洗手，再用乙醇棉球擦拭后才可持针操作；进针部位应用碘伏从进针的中心点向外扩展绕圈擦拭。

（二）进针法

1. 进针　一般情况下进针时术者需两手配合。持针之手，称为刺手，多为右手；按压穴位局部或辅助进针之手，称为押手，多为左手。基本的进针方法如下。

（1）指切进针法：押手拇指或示指的指甲掐切腧穴皮肤，刺手持针，针尖紧靠押手指甲缘迅速刺入。此法适用于短针的进针。

（2）夹持进针法：押手拇、示二指持消毒干棉球，裹于针体下端，露出针尖，使针尖接触腧穴，刺手持针柄，刺手、押手同时用力，将针刺入。此法用于较长毫针的进针。

（3）舒张进针法：押手将所刺腧穴部位皮肤撑开绷紧，刺手持针刺入。此法适用于皮肤松弛部位，如腹部腧穴的进针。

（4）提捏进针法：押手拇、示指将欲刺腧穴两旁的皮肤提捏起，刺手持针从提捏的腧穴上刺入。此法适用于皮肉浅薄处进针。

（5）捻转进针法：刺手持针，均匀捻转针柄，边捻转边进针，捻转角度应小于90°角。

2. 针刺的角度、深度

（1）针刺角度：指进针时针身与皮肤表面所构成的夹角。其角度的大小，根据腧穴部位的解剖位置和治疗要求而定。一般分为直刺、斜刺、平刺三种。

①直刺：针身与皮肤表面呈90°左右，垂直刺入皮肤。适用于肌肉丰厚部位的腧穴。

②斜刺：针身与皮肤表面呈45°左右，倾斜刺入皮肤。适用于肌肉稍浅薄部位的腧穴，或内有重要脏器的腧穴。

③平刺：针身与皮肤表面呈15°左右，横向刺入皮肤。适用于肌肉浅薄部位的腧穴。

（2）针刺深度：指针身刺入皮肤的深浅。针刺深度以既有针感又不伤害重要脏器为原则。

（三）行针与得气

行针，即进针后为了获得针感而采取的操作方法，又称"运针"。得气即针感，针下是否得气，可以从两方面来判断：一是患者针刺局部产生酸、麻、胀、重等感觉，或呈现沿着一定方向和部位传导和扩散现象；二是术者的刺手可体会到针下沉紧、涩滞等感觉。行针的基本手法主要有两种。

1. 提插法　将毫针刺入腧穴一定深度后，施以上提、下插运动。

2. 捻转法　将毫针刺入腧穴一定深度后，施以左右交替捻转（捻转角度要小于90°角）。

（四）留针

行针得气后，将针留置20～30分钟，在此期间可行针。通过留针，可以加强针刺感应和延长刺激作用。

（五）出针

出针时一手持消毒干棉球轻压针刺部位，一手持针柄将针尖退至皮下后迅速拔出，然后用棉球按压针孔，防止出血。

二　针刺禁忌证

1. 饥饿、饱食、醉酒、大怒、大惊、过度疲劳、精神紧张者不宜针刺。
2. 皮肤有感染、溃疡、瘢痕或肿瘤部位，患部不宜针刺。
3. 患者有出血倾向或高度水肿时不能针刺。
4. 小儿囟门未闭合时，囟门附近的腧穴不宜针刺。
5. 孕妇禁止针刺。月经期不宜针刺，若为了调经止痛，经期可以针刺。

附录2　熏　洗　法

熏洗法是将药物煎汤，利用药物煮沸后产生的温热药气或汤汁，在患处熏蒸、淋洗的一种外治方法。熏洗法具有疏通经络、行气活血、清热解毒、消肿止痒止痛、祛风除湿等治疗作用。

一　适应证

1. 关节疼痛、肿胀、屈伸不利，皮肤瘙痒等。
2. 眼疾引起的眼结膜红肿、痒痛、糜烂等。

3. 肛肠疾患或肛肠手术后的伤口愈合。
4. 外阴部的炎症、瘙痒等。

二 禁忌证

1. 月经期、妊娠期禁用坐浴。
2. 急性传染病、出血性疾病不宜熏洗。
3. 年老体弱者，严重心血管疾病、严重贫血者不宜熏洗。

三 操作

1. 配制药液，将药液煮沸。
2. 根据熏洗部位安排患者体位，暴露熏洗部位，做好局部清洁工作。
3. 先用药物热气熏蒸患处，待药液温度降至40℃以下时，可泡洗。
4. 熏洗过程中，注意了解患者的感受，若感到不适，应立即停止。
5. 熏洗完毕，擦干局部皮肤。

四 注意事项

1. 熏洗药液不宜过热，温度适宜，以防烫伤。
2. 在伤口部位进行熏洗时，应注意消毒。
3. 包扎部位熏洗时，应揭去敷料；熏洗完毕后，更换消毒敷料。
4. 所用物品需清洁消毒，用具一人一份一消毒，避免交叉感染。

附录3 热 熨 法

热熨法是将药物或其他物品加热后，在患病部位或特定穴位适时来回或回旋运转，以达到治疗目的的一种外治方法。临床中常用的热熨法包括药熨法、葱熨法、盐熨法、大豆熨法、麦麸熨法等。热熨法具有温中散寒、活血祛瘀、消肿止痛等作用。

一 适应证

1. 脾胃虚寒引起的胃脘疼痛、腹冷泄泻、恶心呕吐等。
2. 跌打损伤等引起的局部瘀血、肿痛等。
3. 扭伤引起的腰背不适、行动不便等。
4. 风湿痹症引起的关节冷痛、麻木、沉重、酸胀等。

二 禁忌证

1. 各种实热证或意识不清醒者。
2. 腹部包块，性质未明者。
3. 孕妇。
4. 身体大血管处、皮肤有破损处及病变部位感觉障碍处。

三 操作

1. 将药物加醋或白酒，混匀后放入锅中，用文火炒热至 60～70℃后转入双层纱布袋中。

2. 协助患者暴露治疗部位，并在其皮肤上涂一层凡士林。

3. 将纱布药袋放在患处或相应穴位用力来回推熨，或固定在某处。开始时药袋温度较高，用力要轻，移动要快，以免烫伤皮肤。热熨过程一般持续 30 分钟左右。

4. 药熨后擦净局部皮肤。

四 注意事项

1. 药熨中应保持药袋的温度，变凉后应及时更换或加热。

2. 操作过程中要及时询问患者感受，观察皮肤色泽变化，预防烫伤。

附录4 湿 敷 法

湿敷法是将无菌纱布用药液浸透，敷于治疗部位，利用药物的渗透和冷、热作用，以达到治疗作用的一种外治方法。湿敷法具有疏通腠理、清热解毒、消肿散结等作用。

一 适应证

用于丹毒、脱疽、关节炎、手足癣等外科肿疡及皮肤病。

二 禁忌证

1. 疮疡脓肿迅速蔓延者。

2. 大疱性皮肤病、大疱性表皮剥脱坏死松懈症。

3. 对湿敷药物过敏者。

三 操作

1. 配制药液，加热到合适温度时倒入容器内，敷布在药液中浸湿后，敷于患处。

2. 定时用无菌镊子夹取纱布浸药后淋药液于敷布上，保持湿润及温度。

3. 操作完毕，擦干局部药液。

四 注意事项

1. 药液温度适宜，一般保持在 38～41℃。可以根据辨证确定敷药温度，热证凉敷，低于体温，以患者可耐受为宜；寒证热敷，但不超过 50℃，老人孩子注意避免烫伤。

2. 注意所用物品的消毒隔离。

3. 治疗过程中注意观察局部皮肤反应，如出现苍白、红斑、水疱、痒痛或破溃等现象时，立即停止治疗。

（丁 琳）

《中医护理》教学基本要求

一 课程性质及任务

中医护理是高职护理类专业的一门专业课程，主要学习中医基础理论知识及中医常用护理技术。通过学习主要使学生了解中医护理的基本概念，掌握中医的基本理论、基本思维方法，熟悉中药基本知识，掌握中医常用护理技术，具备为患者实施中医护理和保健的能力。还使学生加深对人类复杂生命现象的认识，理解不同医学体系对于生命现象的认知，拓宽学生的专业知识领域，增强专业护理能力，为将来的临床护理工作打下牢固基础。

二 课程教学目标

（一）知识目标

1. 熟悉中医常用名词术语。
2. 掌握阴阳五行学说及中医护理的基本特点。
3. 掌握中医各脏腑的生理功能与病理表现。
4. 掌握气血津液的概念、生成、运行、生理功能及其相互间的关系。
5. 掌握中医病因学说，熟悉中医诊断疾病的方法及治病原则。
6. 掌握中药四气五味的概念和作用。
7. 了解中医养生的基本原则和方法。
8. 掌握经络的概念、组成，十二正经的分布规律及腧穴的含义、分类和作用。
9. 掌握按摩、刮痧、拔罐、艾灸等护理技术的相关知识。

（二）能力目标

1. 能运用中医四诊进行病情资料的采集，并运用八纲和脏腑辨证理论进行初步辨证。
2. 学会中药的煎煮方法，并能正确地进行中药用药后护理。
3. 能运用按摩、刮痧、拔罐、艾灸等中医护理技术为患者或亚健康人群实施护理和保健。

（三）素质目标

1. 培养学生继承和发扬祖国医学的责任感。
2. 培养学生的爱伤精神及自觉尊重服务对象的优良品质，增强对患者的责任心和同情心。
3. 培养学生认真、严谨、耐心、细致的职业态度和工作作风。
4. 培养学生健康的心理，使学生具有良好的团队合作意识及沟通能力。

5. 培养学生勤学善思的学习习惯，使学生具有终身学习的理念，提高在学习和实践中不断思考问题、研究问题、解决问题的能力。

三 教学内容和要求

序号	教学项目		课程内容与教学要求	活动设计建议	参考学时	
					理论	实践
1	绪论		1. 熟悉中医护理发展过程中的重要典籍、重要人物和重要事件 2. 掌握中医护理的基本特点	1. 通过中医典故引起学生兴趣，促进对中医护理发展史的学习 2. 通过实际案例的展示，帮助学生对中医护理基本特点的掌握	1	
2	阴阳五行	阴阳	1. 掌握阴阳的概念、性质及阴阳学说的内容 2. 熟悉阴阳学说在中医学中的应用	1. 通过对自然现象和事物的联系使学生掌握理论知识 2. 通过实例展现阴阳五行学说在中医学中的应用	2	
		五行	1. 掌握五行的概念、特性及五行学说的内容 2. 了解自然和人体属性的五行归类 3. 熟悉五行学说在中医学中的应用			
3	藏象	五脏	1. 熟悉藏象学说对人体脏腑的划分 2. 掌握五脏的生理功能及病理表现，掌握各脏与志、体、窍、液的关系	1. 通过讲授使学生掌握理论知识 2. 通过中西医理论对比展现中医藏象学说的特点 3. 列举脏腑功能失调的案例，运用所学知识进行分析	10	
		六腑	1. 掌握胃、小肠的生理功能及病理表现 2. 熟悉胆、大肠、膀胱的生理功能 3. 掌握三焦的概念和功能特性			
		脏腑之间关系	1. 熟悉五脏之间的相互关系 2. 了解六腑之间、脏与腑之间的相互关系			
		气血津液	1. 掌握气的概念、生成、功能及分类 2. 掌握血的概念、生成、功能及循行 3. 掌握津液的概念、生成、功能及代谢 4. 掌握气与血之间的关系 5. 熟悉气与津液、血和津液之间的关系	1. 通过讲授使学生掌握理论知识 2. 通过中西医理论对比展示中医气血津液学说的特点 3. 列举气血津液失调的案例，运用所学知识进行分析		
4	病因病机	病因	1. 掌握六淫、七情、痰饮、瘀血的概念 2. 掌握六淫各自的性质和致病特点 3. 掌握七情、痰饮、瘀血的致病特点 4. 了解疠气概念，熟悉疠气的致病特点 5. 了解饮食失宜的常见类型及临床表现 6. 熟悉痰饮、瘀血的生成原因	1. 通过讲授使学生掌握理论知识 2. 通过把人体的疾病表现与自然现象和事物进行类比，帮助学生对病因进行理解 3. 通过视频或图片等展示不同病因导致的疾病现象	6	
		病机	1. 掌握“邪”“正”的概念，掌握邪正相争与发病和疾病过程的关系 2. 掌握阴阳偏盛、偏衰的机理和主要临床表现	4. 列举案例，引导学生用病因病机的理论对病情进行分析		
5	诊法与辨证	望诊	1. 掌握望神、望色、望舌的内容及其临床意义 2. 熟悉正常的面色特点和舌象特点 3. 了解望形态、望五官、望皮肤的内容及其临床意义 4. 熟悉望分泌物、排泄物的内容及其临床意义 5. 了解望舌的基本程序	1. 通过视频、图片等展示疾病状态下不同神色、面色、舌象等的表现，结合多媒体资源进行讲授，帮助学生理解并掌握 2. 列举案例，引导学生用四诊的内容对病情进行分析	7	
		闻诊	了解听声音、嗅气味的内容及其临床意义			

续表

序号	教学项目		课程内容与教学要求	活动设计建议	参考学时	
					理论	实践
5	诊法与辨证	问诊	1. 熟悉问诊的方法和内容 2. 掌握寒热、出汗、疼痛的不同表现及其临床意义 3. 了解饮食口味、二便、睡眠、经带等的异常表现及其临床意义			
		切诊	1. 熟悉脉诊的基本方法 2. 掌握正常脉象的特点 3. 了解常见病脉的类型及其临床意义			
		辨证	1. 掌握八纲的概念 2. 掌握表里、寒热、虚实、阴阳证的辨证 3. 掌握表与里、寒与热、虚与实证的鉴别 4. 熟悉心与小肠、肺与大肠、脾与胃、肝与胆、肾与膀胱及脏腑兼证的辨证	1. 结合前面所学内容讲授，使学生掌握理论知识 2. 列举案例，引导学生进行辨证		
6	治则与治法	治则 治法	1. 掌握“标”“本”的概念及治标与治本的运用原则 2. 掌握正治的含义及临床运用 3. 了解反治的临床运用 4. 掌握扶正与祛邪的概念和应用原则 5. 掌握调整阴阳的法则 6. 熟悉三因制宜 7. 了解中医治疗八法	1. 通过讲授使学生掌握理论知识 2. 列举案例，引导学生选择正确的治则治法	1	
7	中药基本知识及用药护理	中药基本知识	1. 掌握中药的性能及配伍七情 2. 了解中药的配伍禁忌，中药的分类	1. 通过讲授使学生掌握理论知识 2. 通过视频或图片等展示常用中药	2	
		中药用药护理	1. 掌握汤剂的煎煮方法及用药后护理 2. 熟悉特殊中药的煎煮方法	1. 通过讲授使学生掌握理论知识 2. 通过视频或图片等展示汤剂的煎服方法	2	
8	养生与预防	养生	1. 了解养生的含义和中医的养生思想 2. 掌握中医养生的基本原则 3. 熟悉中医养生的常用方法	1. 通过讲授使学生掌握理论知识 2. 列举养生方面的故事，使学生了解中医养生的思想和作用 3. 列举案例，引导学生理解中医“治未病”的思想	1	
		预防	1. 了解中医的预防思想 2. 掌握中医预防的内容			
9	经络与腧穴总论	经络	1. 掌握经络的概念 2. 掌握经络系统的构成，十二经脉的分布、走向、交接规律及表里关系 3. 熟悉经络的生理功能及应用	1. 通过讲授使学生掌握理论知识 2. 通过数字化教学资源，展示经络的循行、分布 3. 应用经络腧穴模型帮助学生直观了解经络的循行和腧穴的定位	2	
		腧穴总论	1. 掌握腧穴的概念 2. 掌握腧穴的分类、作用及定位方法			
10	中医常用护理技术概论	按摩 刮痧 拔罐 艾灸	1. 了解按摩、刮痧、拔罐、艾灸技术的实施方法和主要作用 2. 掌握按摩、刮痧、拔罐、艾灸技术的注意事项和禁忌证	1. 通过讲授使学生掌握理论知识 2. 通过数字化教学资源展示常用技术	2	

续表

序号	教学项目		课程内容与教学要求	活动设计建议	参考学时	
					理论	实践
10	中医常用护理技术概论	按摩 刮痧 拔罐 艾灸	3. 熟悉按摩、刮痧、拔罐、艾灸技术操作前的准备工作 4. 掌握晕推的预防及处理	1. 通过讲授使学生掌握理论知识 2. 通过数字化教学资源展示常用技术		
11	头面部保健	按摩 刮痧	1. 掌握头面部保健技术的相关知识 2. 能正确对头面部保健所用穴位进行定位 3. 能运用头面部保健技术规范实施头面部保健	1. 教师采用边讲解边演示的方法，讲解相关知识及操作要点 2. 观看视频，使学生进一步熟悉操作流程和动作要领 3. 学生分组练习，教师点评、考核		4
12	颈肩部保健	按摩 刮痧 拔罐	1. 掌握颈肩部保健技术的相关知识 2. 能正确对颈肩部保健所用穴位进行定位 3. 能运用颈肩部保健技术规范实施颈肩部保健	1. 教师采用边讲解边演示的方法，讲解相关知识及操作要点 2. 观看视频，使学生进一步熟悉操作流程和动作要领 3. 学生分组练习，教师点评、考核		6
13	胸部保健	按摩 刮痧	1. 掌握胸部保健技术的相关知识 2. 能正确对胸部保健所用穴位进行定位 3. 能运用胸部保健技术规范实施胸部保健	1. 教师采用边讲解边演示的方法，讲解相关知识及操作要点 2. 观看视频，使学生进一步熟悉操作流程和动作要领 3. 学生分组练习，教师点评、考核		2
14	腹部保健	按摩 刮痧 艾灸	1. 掌握腹部保健技术的相关知识 2. 能正确对腹部保健所用穴位进行定位 3. 能运用腹部保健技术规范实施腹部保健	1. 教师采用边讲解边演示的方法，讲解相关知识及操作要点 2. 观看视频，使学生进一步熟悉操作流程和动作要领 3. 学生分组练习，教师点评、考核		6
15	背腰部保健	按摩 刮痧 拔罐	1. 掌握背腰部保健技术的相关知识 2. 能正确对背腰部保健所用穴位进行定位 3. 能运用背腰部保健技术规范实施背腰部保健	1. 教师采用边讲解边演示的方法，讲解相关知识及操作要点 2. 观看视频，使学生进一步熟悉操作流程和动作要领 3. 学生分组练习，教师点评、考核		6
16	上肢部保健	按摩 刮痧	1. 掌握上肢部保健技术的相关知识 2. 能正确对上肢部保健所用穴位进行定位 3. 能运用上肢部保健技术规范实施上肢部保健	1. 教师采用边讲解边演示的方法，讲解相关知识及操作要点 2. 观看视频，使学生进一步熟悉操作流程和动作要领 3. 学生分组练习，教师点评、考核		4
17	下肢部保健	按摩 刮痧	1. 掌握下肢部保健技术的相关知识 2. 能正确对下肢部保健所用穴位进行定位 3. 能运用下肢部保健技术规范实施下肢部保健	1. 教师采用边讲解边演示的方法，讲解相关知识及操作要点 2. 观看视频,，使学生进一步熟悉操作流程和动作要领 3. 学生分组练习，教师点评、考核		4

四 教学基本要求说明

（一）适用对象与参考学时

本课程适用于三年制高职护理和助产专业的学生。

建议总学时：68学时。

（二）教学要求

1. 师资条件　教师不仅有深厚的理论知识，还应具有较高的实践能力和教学能力。教师应定期到相关机构从事实践工作。

2. 课堂教学条件　多媒体教室、数字化教学资源、实物及教具模型。

3. 实训条件　参照课程所需设备加强实训室建设。建议师生比为1∶15～1∶20。

（三）教学建议

1. 教学方法　遵循“教为主导，学为主体”的原则，根据教学内容的特点与学生的可接受程度，灵活变换教学方法，如案例教学、小组讨论等。在中医常用护理技术教学中，建议实施“教、学、做、评”一体化的教学模式，以真实工作任务为驱动，按工作过程组织教学。学生采用小组互助式学习方法，提高学生的学习兴趣，增强学生的团队意识、合作意识。充分利用现代化教学手段，提高课堂教学效果。

2. 教学资源　加强数字化教学资源建设，建设课程网站，网站内容力求丰富，形式力求新颖，视听效果俱佳，提供在线测试和课程论坛，实现人机互动，师生互动。

3. 考核评价　采取过程考核与结果考核相结合，笔试与操作相结合，知识、技能、素质相结合等多元考核评价方式。过程考核主要依据学生课堂学习及完成作业情况、完成任务情况等；技能操作考核要保证教学与实际岗位工作的一致性。

（四）学时分配建议

教学内容		学时数		
		理论	实践	小计
上篇　中医护理基本知识（34学时）	一、绪论	1		1
	二、阴阳五行	2		2
	三、藏象	10		10
	四、病因病机	6		6
	五、诊法与辨证	7		7
	六、治则与治法	1		1
	七、中药基本知识及用药护理	4		4
	八、养生与预防	1		1
	九、经络与腧穴总论	2		2
下篇　中医常用护理技术（34学时）	十、中医常用护理技术概论	2		2
	十一、头面部保健		4	4
	十二、颈肩部保健		6	6
	十三、胸部保健		2	2
	十四、腹部保健		6	6
	十五、背腰部保健		6	6
	十六、上肢部保健		4	4
	十七、下肢部保健		4	4
合计		36	32	68

目标检测选择题参考答案

上篇　中医护理基本知识

绪　论

1. B　2. D　3. E　4. A　5. C　6. D　7. C

第 1 章

1. E　2. B　3. D　4. E　5. B　6. C　7. B　8. C　9. A　10. D　1. B　12. A

第 2 章

1. C　2. A　3. D　4. E　5. B　6. A　7. E　8. C　9. D　10. B　11. C　12. B　13. E　14. D　15. E　16. A　17. C　18. D　19. A　20. B　21. C　22. A　23. C　24. B　25. D　26. C　27. A　28. B　29. B

第 3 章

1. A　2. C　3. C　4. A　5. D　6. A　7. B　8. B　9. B　10. B　11. E　12. A　13. C　14. A　15. E　16. B　17. A　18. C　19. D　20. C　21. E　22. C　23. E　24. B

第 4 章

1. C　2. C　3. A　4. D　5. B　6. A　7. C　8. E　9. E　10. D　11. C　12. A　13. B　14. C　15. D　16. A　17. E　18. B　19. D　20. D　21. A　22. A　23. E　24. A　25. E　26. A　27. B　28. E　29. D　30. C

第 5 章

1. A　2. C　3. D　4. C　5. C　6. C　7. D　8. E　9. B

第 6 章

1. D　2. A　3. C　4. D　5. B　6. E　7. D　8. A　9. C　10. D　11. D　12. E　13. A

第 7 章

1. E　2. B　3. A　4. C　5. C　6. E　7. A　8. D

第 8 章

1. E　2. C　3. D　4. C　5. B　6. A　7. C　8. E　9. D　10. C

下篇　中医常用护理技术

中医常用护理技术概论

1. E　2. C　3. E　4. C　5. B　6. A　7. D　8. D　9. E　10. E　11. B　12. E　13. D　14. A　15. C　16. C

项目 1

1. C　2. D　3. E　4. C　5. C　6. E　7. B　8. A　9. D　10. D　11. C　12. E　13. B　14. A　15. C

项目 2

1. C　2. A　3. B　4. D　5. B　6. E　7. C　8. B　9. E　10. D　11. A　12. D　13. C

项目 3

1. B　2. C　3. C　4. A　5. B　6. C　7. E　8. D　9. C　10. B

项目 4

1. B　2C　3. D　4. B　5. C　6. A　7. E　8. A　9. D　10. E

项目 5

1. A　2. B　3. B　4. A　5. C　6. D　7. E　8. A　9. C

项目 6

1. C　2. D　3. B　4. D　5. A　6. C　7. A　8. B　9. E

项目 7

1. C　2. B　3. D　4. A　5. E　6. B　7. D　8. A　9. B